民国医家临证论丛

民国医家论金匮（第一辑）

上海市中医文献馆

总主编　贾　杨　毕丽娟

主　编　徐立思　王祎熙

主　审　卞嵩京　张再良

上海科学技术出版社

内 容 提 要

本书以《中国近代中医药期刊汇编》为搜集整理对象，将其中所涉对《金匮要略》的相关论述进行了系统梳理及适当筛选，筛选秉承学术性、时代性、指导性的原则，反映了民国时期中医学界人士对中医经典《金匮要略》的认识、理解及运用，对于现今具有一定启发和借鉴价值。本书为《民国医家论金匮》第一辑，主要包含了民国医家对《金匮要略》中《脏腑经络先后病脉证》《痉湿喝病脉证治》《百合狐惑阴阳毒病脉证治》《疟病脉证并治》《中风历节病脉证并治》《血痹虚劳病脉证并治》《肺痿肺痈咳嗽上气病脉证治》《奔豚气病脉证治》《胸痹心痛短气病脉证治》《腹满寒疝宿食病脉证治》《五脏风寒积聚病脉证并治》11篇的论述。

本书可供中医药学院校师生、中医临床医生及中医文献爱好者参阅。

图书在版编目（CIP）数据

民国医家论金匮. 第一辑 / 徐立思，王祎熙主编.
上海 : 上海科学技术出版社，2024. 9. --（民国医家临证论丛 / 贾杨，毕丽娟总主编）. -- ISBN 978-7
-5478-6768-6

Ⅰ. R222.39

中国国家版本馆CIP数据核字第20243MB411号

民国医家论金匮（第一辑）

主编　徐立思　王祎熙

上海世纪出版（集团）有限公司
上海科学技术出版社　出版、发行
（上海市闵行区号景路 159 弄 A 座 9F-10F）
邮政编码 201101　　www.sstp.cn
常熟市华顺印刷有限公司印刷
开本 787×1092　1/16　印张 17.75
字数 220 千字
2024 年 9 月第 1 版　2024 年 9 月第 1 次印刷
ISBN 978-7-5478-6768-6/R·3075
定价：108.00 元

编委会名单

总主编　贾　杨　毕丽娟

主　编　徐立思　王祎熙

编　委（按姓氏笔画排序）
　　　　王　琼　王祎熙　毕丽娟　杨枝青
　　　　张　利　陈　晖　胡颖翀　徐立思
　　　　蔡　珏

主　审　卞嵩京　张再良

丛 书 前 言

近代中国,社会巨变,从传统走向现代的大转变过程中,新思潮不断涌现。中医受到前所未有的质疑和排斥,逐渐被推向"废止"的边缘,举步维艰。客观形势要求中医必须探索出一系列革新举措来救亡图存,创办期刊就是其中的重要方式之一。中医界以余伯陶、恽铁樵、张赞臣等名医为代表,先后创办中医期刊近 300 种,为振兴中医学术发挥了喉舌作用。这些期刊多由名医创刊并撰稿,刊名即反映创刊主旨,具有鲜明的旗帜性,在中医界具有广泛影响力;期刊同时也是学术平台,注重发展会员、发布信息,团结中医界共同致力于学术交流。

近代中医药期刊不仅承载了近代中医学科的学术思想、临床经验和医史文献资料,全面反映了中医行业的生存状态以及为谋求发展所做的种种探索和尝试,客观揭示了这一历史时期西方医学对中医学术界的冲击和影响,也从侧面折射出近代中国独特的社会、历史、文化变迁。近代中医期刊内容丰富、形式多样,涵盖医事新闻、行业态度、政府法规、医案验方、批评论说、医家介绍、医籍连载,乃至逸闻、小说、诗词,更有难得的照片资料,具有重要的研究价值。所涉研究领域广阔,包括中医学、文献学、历史学、社会学、教育学等诸多学科,是研究近代中医不可或缺的第一手资料。以近代中医期刊为主体,整理和挖掘其中有学术价值和现实意义的内容,无论在研究对象、选题还是内容上,都具有系统性和创新性。鉴于近代医药期刊作为学术界新兴的研究领域,尚处于起步阶段,亟待形成清晰的研究脉络和突出的研究重点,学术界当给予更多的关注和投入,以期产生更多有影响力的研究成果。

　　然而由于年代久远、社会动荡，时至今日，近代中医药期刊多已零散难觅，流传保存情况堪忧，大型图书馆鲜有收藏，即使幸存几种，也多成孤帙残卷，加之纸张酥脆老化，查阅极为不便。由上海中医药大学终身教授段逸山先生主编的《中国近代中医药期刊汇编》(后简称《汇编》)，选编清末至1949年出版的重要中医药期刊47种影印出版，是对近代中医药期刊的抢救性保护，也是近年来中医药文献整理的大型文化工程。《汇编》将质量和价值较高的近代中医期刊，予以扫描整理并撰写提要，客观展示了近代中医界的真实面貌，是研究近代中医学术的重要文献，为中医文献和中医临床工作者全面了解、研究近代中医药期刊文献提供了重要资料和路径。

　　上海市中医文献馆多年来始终致力于海派中医研究和中医药医史文献研究，通过对《汇编》分类整理，从中挑选出具有较高学术价值的内容，加以注释评述，编撰成"民国医家临证论丛"系列丛书。2021年出版伤寒、针灸、月经病三种，2024年整理出版金匮、产后病、妊娠病、妇科医案、疟疾、本草、温病时疫、眼科，重点围绕理论创新、学术争鸣、经典阐述、临证经验、方药探究等主题展开研究，试图比较全面地反映近代中医药学术内涵和特色。

　　段教授认为，对民国期刊的整理研究工作要进一步深入下去，对这些珍贵的文献资料要深入研究，要让它们变成有生命的东西，可以为中医工作者所用，为现代中医药研究发展提供帮助。吾辈当延续近代中医先贤们锐意进取、勇于创新、博学求实、团结合作的精神与风貌，在传承精华和守正创新中行稳致远。希望本套丛书的出版，能为增进人民健康福祉，为建设健康中国做出一份贡献。

编　者

2024年6月

前　言

　　民国时期，西学东渐，中医学受到了前所未有的冲击。为了促进中医学界同仁学术经验的交流，谋求行业的生存空间，同时汲取西学长处，中医学界人士进行了前所未有的探索，创办学术期刊便是重要方式之一。近代中医药期刊是祖国传统中医与近代西方医学相互激荡又融会贯通的时代产物，折射出中医人对学术经典的坚守以及对范式变革的诉求。近代中医药期刊以其时效性、广泛性和真实性，既承载着近代中医的珍贵文献资料，又全面反映了当时中医行业的真实面目。

　　本书选取上海市中医文献馆馆员、上海中医药大学终身教授段逸山先生主编之《中国近代中医药期刊汇编》中所涉的《金匮要略》相关论述，筛选整理，汇编成册。本书收集期刊论文 100 余篇，根据篇目内容有所合并调整，按《金匮要略》原著上半部分 11 篇分门别类，每篇先列《金匮要略》原文（悉本明赵开美翻刻元邓珍本）以便查阅，继之期刊论文各家争鸣，再对该篇所涉病证略作拙按。本书旨在反映民国时期中医学界人士对中医经典《金匮要略》的认知、理解及运用，虽非诸条注释，但其点滴心得，仍有助于启发后学。从民国期刊可以窥见，彼时文风开放，百家争鸣，时常有针对行业大家学术观点不同看法的论文见刊，折射出彼时中医追求学术真理、敢于批判质疑的精神面貌。

　　鉴于水平有限，所纳之文或仅一隅，所撰按语或为一孔，难免缺漏偏识，希同道能窥一斑而知全豹，并批评指正。

编　者

2023 年 9 月

目　录

脏腑经络先后病脉证第一

【原文】

（1）问曰：上工治未病，何也？师曰：夫治未病者，见肝之病，知肝传脾，当先实脾，四季脾王不受邪，即勿补之；中工不晓相传，见肝之病，不解实脾，惟治肝也。

夫肝之病，补用酸，助用焦苦，益用甘味之药调之。酸入肝，焦苦入心，甘入脾，脾能伤肾，肾气微弱，则水不行；水不行，则心火气盛，则伤肺；肺被伤，则金气不行；金气不行，则肝气盛，则肝自愈。此治肝补脾之要妙也。肝虚则用此法，实则不在用之。

《经》曰"虚虚实实，补不足，损有余"，是其义也。余脏准此。

（2）夫人禀五常，因风气而生长，风气虽能生万物，亦能害万物，如水能浮舟，亦能覆舟。若五脏元真通畅，人即安和。客气邪风，中人多死。千般疢难，不越三条：一者，经络受邪，入脏腑，为内所因也；二者，四肢九窍，血脉相传，壅塞不通，为外皮肤所中也；三者，房室、金刃、虫兽所伤。以此详之，病由都尽。

若人能养慎，不令邪风干忤经络，适中经络，未流传脏腑，即医治之；四肢才觉重滞，即导引吐纳、针灸膏摩，勿令九窍闭塞；更能无犯王法、禽兽灾伤，房室勿令竭乏，服食节其冷热苦酸辛甘，不遗形体有衰，病则无由入其腠理。腠者，是三焦通会元真之处，为血气所注；理者，是皮肤脏腑之纹理也。

（3）问曰：病人有气色见于面部，愿闻其说。师曰：鼻头色青，腹中痛，苦冷者死(一云腹中冷，苦痛者死)；鼻头色微黑者，有水气；色黄者，胸上有寒；色白者,亡血也;设微赤非时者,死;其目正圆者,痉,不治。又色青为痛,色黑为劳,色赤为风,色黄者便难,色鲜明者有留饮。

(4)师曰:病人语声寂然,喜惊呼者,骨节间病;语声喑喑然,不彻者,心膈间病;语声啾啾然,细而长者,头中病(一作痛)。

(5)师曰:息摇肩者,心中坚;息引胸中上气者,咳;息张口短气者,肺痿唾沫。

(6)师曰:吸而微数,其病在中焦,实也,当下之即愈,虚者不治。在上焦者,其吸促,在下焦者,其吸远,此皆难治。呼吸动摇振振者,不治。

(7)师曰:寸口脉动者,因其王时而动,假令肝王色青,四时各随其色。肝色青而反色白,非其时色脉,皆当病。

(8)问曰:有未至而至,有至而不至,有至而不去,有至而太过,何谓也?师曰:冬至之后,甲子夜半少阳起,少阳之时阳始生,天得温和。以未得甲子,天因温和,此为未至而至也;以得甲子,而天未温和,为至而不至也;以得甲子,而天大寒不解,此为至而不去也;以得甲子,而天温如盛夏五六月时,此为至而太过也。

(9)师曰:病人脉浮者在前,其病在表;浮者在后,其病在里。腰痛背强不能行,必短气而极也。

(10)问曰:《经》云"厥阳独行",何谓也?师曰:此为有阳无阴,故称厥阳。

(11)问曰:寸脉沉大而滑,沉则为实,滑则为气,实气相搏,血气入脏即死,入腑即愈,此为卒厥,何谓也?师曰:唇口青,身冷,为入脏,即死;如身和,汗自出,为入腑,即愈。

(12)问曰:脉脱入脏即死,入腑即愈,何谓也?师曰:非为一病,百病皆然。譬如浸淫疮,从口起流向四肢者可治,从四肢流来入口者不可治。病在外者可治,入里者即死。

(13)问曰:阳病十八,何谓也?师曰:头痛,项、腰、脊、臂、脚掣痛。

阴病十八,何谓也?师曰:咳、上气、喘、哕、咽、肠鸣、胀满、心痛、拘急。五脏病各有十八,合为九十病。人又有六微,微有十八病,合为一百八病。

五劳、七伤、六极、妇人三十六病，不在其中。

清邪居上，浊邪居下，大邪中表，小邪中里。谷饪之邪，从口入者，宿食也。五邪中人，各有法度，风中于前，寒中于暮，湿伤于下，雾伤于上，风令脉浮，寒令脉急，雾伤皮腠，湿流关节，食伤脾胃，极寒伤经，极热伤络。

（14）问曰：病有急当救里、救表者，何谓也？师曰：病，医下之，续得下利清谷不止，身体疼痛者，急当救里；后身体疼痛，清便自调者，急当救表也。

（15）夫病痼疾，加以卒病，当先治其卒病，后乃治其痼疾也。

（16）师曰：五脏病各有得者愈，五脏病各有所恶，各随其所不喜者为病。病者素不应食，而反暴思之，必发热也。

（17）夫诸病在脏欲攻之，当随其所得而攻之。如渴者，与猪苓汤。余皆仿此。

金 匮 新 义

祝味菊[①]

脏腑经络先后病脉证第一

（一）问曰：上工治未病，何也？师曰，夫治未病者，见肝之病，知肝传脾，当先实脾，四季脾王不受邪，即勿补之；中工不晓相传，见肝之病，不解实脾，惟治肝也。夫肝之病，补用酸，助用焦苦，益用甘味之药调之。酸入肝，焦苦入心，甘入脾，脾能伤肾，肾气微弱，则水不行；水不行，则心火气盛；心火气盛，则伤肺；肺被伤，则金气不行；金气不行，则肝气盛。故实脾则肝自愈，此治肝补脾之要妙也。肝虚则用此法，实则不在用之。《经》曰"虚虚实实，补不足，损其余"，是其义也。余脏准此。

尤在泾曰："酸入肝以下十五句，疑非仲景原文，类后人谬漆注脚，编书

---

① 祝味菊（1884—1951）：晚年自号"傲霜轩主"，浙江山阴（今属绍兴）人，主张"发皇古义，融会新知"，为近代中西医汇通派代表人物之一，独创"伤寒五段"和"本体疗法"等思想。临床善用附子，人称"祝附子"，为沪上火神派代表人物之一。著有《伤寒质难》《伤寒新义》《病理发挥》等。

者误收之也。"极著卓见,当从。

注:人体各脏器之官能,在生理上实互相辅益,不能少有偏盛,苟有一脏器之官能亢进或减退,则其他各脏器当立受其影响,而成病理状态。各个脏器生理与病理之关系,即旧说五脏生克之理,固无待乎以玄学五运生克释之而后明也。治未病者,预防未病之脏器受已病脏器之影响而亦病也。肝病实脾者,以肝虚不能输胆汁,则消化器当受影响,故先事预防,以酸养肝之物质,以焦苦助胆汁之输化,以甘味增全身之营养也。肝实者其治法则相反,此即《内经》无虚虚实实,补不足损有余之义,知此则其他各脏器自当准以为法。

解:〔肝〕五脏之一,其官能大部作用,在分泌肝液(胆汁)入小肠而助消化。至肝气之说,则系指无意识之神经作用而言(见拙著《病理发挥》一二页)。

〔脾〕五脏之一,其官能旧说殊多错误。考之生理,则前人所谓脾土,泰半为小肠之工用,此点不可不办。脾之血管与肝相连,在生理上其重要如何,现在倘无详细证明,但其于消化排泄及血液循环,与肝脏当不无关联也。

(二)夫人禀五常,因风气而生长,风气虽能生万物,亦能害万物,如水能浮舟,亦能覆舟。若五脏元真通畅,人即安和。客气邪风,中人多死。千般疢难,不越三条:一者,经络受邪入脏腑,为内所因也;二者,四肢九窍,血脉相传,壅塞不通,为外皮肤所中也;三者,房室、金刃、虫兽所伤。以此详之,病由都尽。若人能养慎,不令邪风干忤经络,适中经络,未流传脏腑,即医治之;四肢才觉重滞,即导引吐纳,针灸膏摩,勿令九窍闭塞;更能无犯王法,禽兽灾伤,房室勿令竭乏,服食节其冷热,苦酸辛甘,不遗形体有衰,病则无由入其腠理。腠者,是三焦通会元真之处,为血气所注;理者,是皮肤脏腑之文理也。

注:人赖宇宙一切物质(五常)而生活,尤以空气(风)为重要。风、寒、暑、湿、燥、火,皆空气之作用,到人体利害,息息相关,一切病菌毒素(客气邪风),亦借空气以传播,故曰:空气虽能生万物,亦能害万物,如水之能浮舟亦能覆舟也。惟健康之人,全身脏腑经络无纤毫壅滞,血气流通,百病不生。

至人体致病之源,大别可为三因,曰内因,曰外因,曰不内外因,此中西医学同一之理。惟仲景以病之发于经络脏腑者为第一因,以病之发于外感者为第二因,以房室亏损同于外伤者为第三因,与近代学说微有不同耳。至病之中人,以经络为轻,脏腑为重,更当及时施治,勿贻后悔。本条大意,在示人以养生却病之大法。

解:〔导引〕谓按摩之一类也。

〔吐导〕谓呼吸调息也。

〔针灸〕谓针刺艾灸也。

〔膏摩〕谓不药敷摩患处也。

〔腠理〕谓人体细胞组织之间隙也。

(三)问云:病人有气色见于面部,愿闻其说。师曰:鼻头色青,腹中痛,苦冷者死;鼻头色微黑者,有水气;色黄者,胸上有寒;色白者,亡血也;设微赤非时者死;其目正圆者痉,不治。又色青为痛,色黑为劳,色赤为风,色黄者便难,色鲜明者有留饮。

按"腹中痛,苦冷者死"句,当作"腹中冷,若痛者死",观"又色青为痛"句可知。

注:此宗《内经》示医家之望诊法也。人体经脉气血,皆上达于面,鼻为明堂,乃面部之中央,呼吸之孔窍,故瞻其气色,可察周身之病情也。

解:〔鼻头色青〕谓静脉有郁血之象,因腹中冷,血压低降,或神经刺激,血液中毒也。

〔鼻头色微黑〕谓皮肤含异常之色素,因组织中水分太多(水气),或组织败坏也(劳)。

〔色黄〕谓胃肠寒,水湿郁滞,妨碍胆汁输泄,而发黄也。肠寒则蠕动力弱,故色黄者便难。

〔色白〕谓红血素缺少也。

〔微赤非时〕谓虚性兴奋,阳欲脱也。

〔目正圆〕谓神经麻痹,眼之运动肌变硬也。

〔色赤〕谓神经兴奋,头面充血也。

〔色鲜明〕即《内经》水病,人目下有卧蚕,面目鲜泽也。其理待证。

(四)师曰:病人语声寂然,喜惊呼者,骨节间病;语声喑喑然,不彻者,心膈间病;语声啾啾然,细而长者,头中病(病,一作痛)。

注:此示医家闻诊法也。病人欲言复寂,忽又惊呼,筋骨间痛不可忍时,呼气以缓神经之紧张也。语声低渺喑喑然不明,胸膈间有所阻碍也。发音啾啾然,小而悠长,头脑有病,不愿高声震动,致增痛楚也。

(五)师曰:息摇肩者,心中坚;息引胸中上气者,咳;息张口短气者,肺痿吐沫。

注:此示诊察病人之呼吸状态而断病情也。息而肩动摇者,胸中壅满,格阻气机也。呼吸时牵引胸中之气上逆者,必作咳呛也。呼吸不能续,且吐白沫者,肺痿也。

解:〔肺痿吐沫〕肺痿即近代所谓肺劳,因肺组织坏损而吐沫。沫者清薄之黏沫,与痰有别也。(详见第七篇九二条以次)

一·廿五·抄录

(六)师曰:吸而微数,其病在中焦,实也,当下之即愈,虚者不治。在上焦者,其吸促,在下焦者,其吸远,此皆难治。呼吸动摇振振者,不治。

注:此承上文,就气息以决人之生死,并示肺与别脏相关之诊断法也。吸气微而数急,因消化器官能障碍者,乃系实证也,下之则愈。然体虚者不可下,则为不治。因心脏衰弱而影响于肺者,其吸促,因肝肾衰弱而影响于肺者,其吸远,皆为难治。呼吸时全身筋脉振振然动摇者,虚脱之兆,故亦不治。

(七)师曰:寸口脉动者,因其王时而动,假令肝王色青,四时各随其色。肝色青而反色白,非其时色脉,皆当病。

注:此宗《内经》而示色脉合参之诊法也。夫脉证相合者为顺,脉证相反者为逆,此不易之大法。至以四时气候之变迁,谓人体五脏脉色亦当随之而有所应者,其说详于《内经》,此则但引肝之脉色为例耳。理涉玄奥,故不赘释。

(八)问曰:有未至而至,有至而不至,有至而不去,有至而太过,何谓也？师曰：冬至之后，甲子夜半，少阳起，少阳之时，阳始生，天得温和。以未得甲子，天因温和，此为未至而至也；以得甲子，而天未温和，为至而不至也；以得甲子，而天大寒不解，此为至而不去也；以得甲子，而天温如盛夏五六月时，此为至而太过也。

注：气候冷热变迁，关系人之生理状态者至切，气候变迁失常，则人将感而成病，故设为问答之辞以明之。古时中国幅员窄狭，其说当系以我国中原各省为准，现在世界交通，各人种之身温组织既有差别，而各地带之寒热变化亦迥异，则甲子阳生之说，视为例言可耳。

（九）师曰：病人脉浮者在前，其病在表，浮者在后，其病在里。腰背强不能行，必短气而极也。

注：此示脉同病异之辨证法也。初病之人，其脉浮者，为病在表。病久脉浮，兼有腰痛，背强，不能行，短气而极等证，此情血虚而阳气浮，病在里矣。

（一〇）问曰：《经》云"厥阳独行"，何谓也？师曰：此为有阳无阴，故称厥阳。

注：此设为问答，以释厥阳之义也。

解：〔厥阳〕谓虚性兴奋之现象也。

（一一）问曰：寸脉沉大而滑，沉则为实，滑则为气，实气相搏，血气入脏即死，入腑即愈，此为卒厥，何谓也？师曰：唇口青身冷，为入脏，即死；如身和汗自出，为入腑，即愈。

注：此示诊断卒厥生死之法也。凡卒然厥倒之病，以其脉沉大而滑为预兆，俗呼中风体质，正实邪实，血气相搏，发为冲血，固矣。然有入脏即死，入腑即愈之分，其故何也？曰：凡唇口青身冷者，为入脏，《经》云，厥不回者死也；身体暖和汗自出者，为入腑，《经》云，厥回者生也。

解：〔脉沉大而滑〕谓血管扩张，血压过高也（参看拙著《诊断提纲脉理》）。

〔唇口青身冷〕谓唇口静脉郁血，而全身毛细管贫血也。

〔入脏〕谓脑出血也。

〔身和汗自出〕谓肤表机能恢复也。

〔入腑〕谓脑初充血,血液随即环流入脏腑也。

〔卒厥〕谓卒然暴死也。其原为脑出血、脑充血、呼吸器或循环器之官能障碍,见此证之病甚多,如痰厥、气厥、中风、中暍、霍乱、痧、疫、瘴、疠等皆是。

(一二)问曰:脉脱入腑即愈,何谓也? 师曰:非一病也,百病皆然。譬如浸淫疮,从口起流向四肢者,可治,从四肢流来入口者,不可治。病在外者可治,入里即死。

注:此承上文示卒厥时之脉象,及诊断病之浅深趋势,而决生死之法也。

解:〔脉脱〕谓脉绝也。绝而复者生,不复者死。

〔浸淫疮〕即皮肤传染病之注称,《外台》所谓转广有汗、流绕周身者也。

(一三)问曰:阳病十八,何谓也? 师曰:头痛、项、腰、脊、臂、脚掣痛,阴病十八,何谓也? 师曰:咳、上气、喘、哕、咽、肠鸣、胀满、心痛、拘急。五脏病各十八,合为九十病,人为有六微,微有十八病,合为一百八病。五劳七伤六极,妇人三十六病,不在其中。清邪居上,浊邪居下,大邪中表,小邪中里。槃饪之邪,从口入者,宿食也。五邪中入,各有法度,风中于前,寒中于暮,湿伤于下,雾伤于上,风令脉浮,寒合脉急,雾伤皮腠,湿流关节,食伤脾胃,极寒伤经,极热伤络。

注:此示病理之大要也。阳病者表证也,阴病者里病也。文中数字,皆假定概约之辞,且含有《易》学气味者,在文字中不过一种排列法,于实际初无若何深理,置而不论可也。劳伤妇人,各为专科,故不与六淫外感同列也。

解:〔六微〕即六腑也。

〔清邪居上〕清邪者,雾露清轻之气也。清邪居上者,雾伤于上,其病在上之谓也。

〔浊邪居下〕浊邪者,水湿重浊之邪也。浊邪居下者,湿流关节,其病在下之谓也。

〔大邪〕谓六淫之气也。

〔小邪〕谓毒物微菌也。

〔䅤饪〕䅤同谷，饪熟食也。

〔宿食〕谓陈久之食物也。

〔风中于前，寒中于暮〕谓早风暮寒，足以伤人也（不必泥解）。

〔风令脉浮，寒令脉急〕急，紧也（详见拙著《伤寒新义》一四两页）。

〔极寒伤经〕谓寒极则神经麻痹也。

〔极热伤络〕谓热极则脉管破裂也。

（一四）问曰：病有急当救里救表者，何谓也？师曰：病医下之，续得下利，清谷不止，身体疼痛者，急当救里；后身疼痛，清便自调者，急当救表也。

注：此即《伤寒论》九十三条文，示治病缓急先后之法也（详见《伤寒新义》）。

（一五）夫病痼疾，加以卒病，当先治卒病，后乃治其痼疾也。

注：此承上文言。凡有沉痼旧疾，复感新病者，当先治其客贼未深之新病，后治其沉痼之旧疾，免滋贻误。其所以然者，以痼疾之邪，在脏腑经络，如油入面，攻邪恐伤正，补正恐益邪，泰半病存人存，病亡人亡，故宜缓治。至于外感新病，于人之生理变化尚微，及时施治，极易为功。若延误失治，一经传变，又将成为痼疾，故当速图也。

解：〔痼疾〕谓积久不愈之疾，如劳怯、痞隔、风痹、痿厥之类也。

〔卒病〕谓新感六淫之气而病也。

（一六）师曰：五脏病各有得者愈，五脏病各有所恶，各随其所不喜者为病。病者素不喜食，而反暴思之，必发热也（暴思之，娄全善作"暴食之"，是）。

注：此示饮食与生理之关系，当慎而有节也。脏腑之于饮食药饵，各有所宜，五脏病时，各投以所宜者则愈，然亦各有所恶，故常因服食其所恶而不喜者而病也。例如病者素不喜食之物，而暴食之，则肠胃不相得而发热也。

（一七）夫诸病在脏，欲攻之，当随其所得而攻之。如渴者与猪苓汤，余皆仿此。（《金鉴》云："'如渴者'之下，当有'小便不利'四字，必传写之遗也。脏者里也。"）

注：此示病邪之在里者，当诊其确系实邪，而有以据者，乃可攻之，例如渴而小便不利者，以猪苓汤利其水之类也。

（《新中医刊》1940年3月、5月、7月）

金 匮 杂 记

秦伯未[①]著述　秦又安校订

脏腑经络先后病脉证篇第一

（一）上工治未病

仲景以上工治未病为全书开场，即《内经》圣人不治已病之意也。所述补泻，均从生克立论，生克之旨，以《内经》气有余则制己所胜而侮所不胜，其不及则己所不胜侮而乘之，己所胜轻而侮之，三十二字，最为简要明畅。盖实者能传而虚者不传，虚者能受而实者不受，各家或辨真伪，或神生化，俱属费辞。

（二）三因

陈无择以六淫邪气所触为外因，五脏情志所感为内因，饮食、房室、跌扑、金刃为不内外因。仲景以风邪为主，故不从内伤外感为内外，而以经络脏腑为内外，其称因风气而生长，乃泛指六气言，亦即今之所称空气也。

（三）头中病

语声啾啾然细而长者头中病，"头"字《金鉴》改"腹"字是，盖其气起自下焦，从阴则细，道远则长，况其音为羽，当属之肾也。徐宗可谓头中有病，则惟恐音气之上攻，故抑小其语声，殊勉强；魏念庭、尤在泾注，亦敷衍。

（四）未至而至，至而不至，至而不去，至而太过

时有常数而不移，气无定刻而或迁，气之有盈有缩，为候之或先或后，人

---

① 秦伯未（1901—1970）：原名之济，字伯未，号谦斋，上海陈行（现属上海闵行）人。出身道医世家，自幼酷爱文学和医学。近代著名中医学家、医学教育家，与严苍山、章次公、许半农等创办中国中医学院。著有《秦氏内经学》《内经类证》《内经知要浅解》《清代名医医案精华》《中医临证备要》《谦斋医学讲稿》等。

在气交之中,往往因之而病,故有"未至而至,至而不至,至而不去,至而太过"之训,乃消息时病之权舆也。

(五)五脏病各有所得

以五味配五脏,迹近无谓,实含至理。惟周禹载从情性解释,乃得骊珠,其言曰:五脏配五味,理之正也。言理之自然而见其性也,即以见其情焉,如仲景言脏之各得者,得性之近也。《内经》则言欲,非以其情乎?仲景言所恶,亦以其性也。而复云不喜,亦即《内经》之所云苦,非以其情乎?然则五脏既各有性,则惟遂其性而情始洽焉。

(《中医指导录》1934 年 6 月)

《金匮要略》新论

姜春华[①]讲述　王绍整记录

脏腑经络先后病脉证

本篇后人多谓非仲景原文,然其中亦有可取者,乃择要释之。

(1)问曰:上工治未病,何也?师曰:夫治未病者,见肝之病,知肝传脾,当先实脾,四季脾王,不受邪,即勿补之;中工不晓相传,见肝之病,不解实脾,唯治肝也。夫肝之病,补用酸,助用焦苦,益用甘味之药调之。酸入肝,焦苦入心,甘入脾,脾能伤肾,肾气微弱,则水不行,水不行则心火气盛,心火气盛则伤肺,肺被伤,则金气不行,金气不行,则肝气盛,故实脾则肝自愈,此治肝补脾之要妙也。肝虚则用此法,实则不在用之。《经》曰"虚虚实实,补不足损有余",是其义也,余脏准此。

此节旧注本五行为说,殊无意义。此段可取者仅"上工治未病""四季脾王不受邪"及"虚虚实实,补不足损有余"数语耳。

---

① 姜春华(1908—1992):字秋实,江苏南通人,著名中医学家、教育家,中医藏象及治则现代科学奠基人。主张中医理论现代化,提倡辨证与辨病相结合,独创性地提出了"截断扭转"治疗观点,著有《肾的研究》《活血化瘀研究》《活血化瘀研究新编》《历代中医学家评析》等。

所谓上工治未病者，言病当预防，勿待病成方治，治之早则用力少而成功多。

所谓四季脾王不受邪者，言凡人食欲佳消化良则不易染病，脾指食欲与消化，王指其盛邪指病因也。此节言王不受邪者，盖身体健康者若有疾病，则食欲不振，消化不良，古人遂以为疾病之来乃脾不王之故也。

所谓虚虚实实者，谓虚者泻之是虚虚，实者补之是实实。"虚实"二字本为中医之术语，其包含亦颇复杂，兹约略言之。虚者，指体质之虚衰，全体或局部脏器因疾病而现衰惫不振者是也；实者，指体质强盛，全体或局部脏器因疾病而现亢奋发扬状态者是也。中医当以虚寒与实热连言以此故也。中医之虚实，在治疗上关系极大。如急性肺炎病人之咳嗽，可用泻下，不当用补，肺痨病人咳嗽，可用补益，不可泻下；又如急性传染病之发热可用表散，肺痨之热不可用表散，此皆虚实之异也。

又《内经》谓邪气盛则实，此指急性传染病而言。用急性传染病来势甚骤，古人以为邪入人体，正与邪争，邪在人体是谓实，如用表药下药凡足以阻遏病势者，皆谓之泻，盖热病在前驱期自无补益之理也，特殊情形例外。

又虚则补之，实则泻之，此语前句最适于慢性疾病，后句适于一般疾病。如神经衰弱者，中医谓之肾虚，虚则补之；脑充血者，中医之肝阳盛也，盛则泻之。

(2) 夫人禀五常，因风气而生长，风气虽能生万物，亦能害万物。如水能浮舟，亦能覆舟。若五脏元真通畅，人即安和。客气邪风，中人多死，千般疢难，不越三条：一者，经络受邪，入脏腑，为内所因也；二者，四肢九窍，血脉相传，壅塞不适，为外皮肤所中也；三者，房室、金刃、虫兽所伤。以此详之，病由都尽。若人能养慎，不令邪风干忤经络，适中经络，未流传脏腑，即医治之；四肢才觉重滞，即导引吐纳，针灸膏摩，勿令九窍闭塞；更能无犯王法，禽兽灾伤，房室勿令竭乏，服食节其冷热苦酸辛甘，不遗形体有衰，病则无由入其腠理。腠者，是三焦通会元真之处，为血气所注；理者，是皮肤脏腑之纹理也。

此节言保持健康之方法及疾病之原因。此节可取者"若人能养慎，不令邪风干忤经络,未流传脏腑,即医治之"及"才觉重滞,即导引吐纳,勿令九窍"……"入其腠理"三段。

所谓疾病之至来人之虚者,虚即指身体因某种原因而减低身体抵抗力之谓,古时生活简朴,故古人以此为戒,现代人事频繁,颇难办到,要之,宜加慎养之语固可取也。所谓未传经络者,古人以为此言疾病之进步程度,非真有如斯情形也。然有病早医,此言甚当。

所谓导引吐纳者,导引为自摩自捏,别人为之即为按摩。《庄子·刻意》篇云:"吹呴呼吸,吐故纳新,熊经鸟申,为寿而已。"道书口吐浊气曰吐,故鼻纳清气曰纳新,此言运动与深呼吸之作用,皆为有益之举。若为身体衰弱者,此法殊胜于医药也。

(3)问曰:病人有气色见于面部,愿闻其说。师曰:鼻头色青,腹中痛,若冷者死(一云腹中冷,苦痛者死);鼻头色微黑者,有水气;色黄者,胸上有寒;色白者,亡血也;设微赤非时者,死;其目正圆者,痉不治。又色赤为痛,色黑为劳,色赤为风,色黄者便难,色鲜明者有留饮。

此节中医之望诊法也,旧说根据五行五脏立说,殊不足取。要之,本节所述,为或然者,非必然者,其理有可通者,有不可通者。如色白为亡血,此理之可通也;赤非时成为虚性兴奋,亦未必死也,色黑或为肾病,然亦未必,其余多不可理解,兹不妄释。总之中医之诊断为全体的,非局部的,当留意全体之证候,此可参阅后世望诊诸书。

(4)师曰:病人语声寂然,喜惊呼者,骨节间病;语声喑喑然,不彻者,心膈间病;语声啾啾然,细而长者,头中病(一作痛)。

此节为中医之闻诊法。所谓骨节间病,似为关节炎证,病者因疼痛乃喜惊呼。旧说释为厥阴肝木,在志为惊,在声为呼,今寂寂而喜惊呼,知属厥阴,深入骨间,此极浅而易晓之事,《经》旧说一释,转令人莫测高深。

声喑喑者,或是声带炎,或是声带麻痹,仲景乃谓心膈间病,其故不可究,或因呼吸器病,仲景乃误谓心膈间病乎?旧注无可为说,乃曲解之曰,声有五脏之分,皆振响于肺金……今喑喑然不彻,是胸中大气不转,壅塞金气,均不能如空之音,一若肺真为金盾,敲之有音者。其说可笑,若是,此皆读书求之过深之病也。

（5）师曰：息摇肩者，心中坚；息引胸中上气者，咳；息，张口短气者，肺痿唾沫。

此节言呼吸器病有此证候耳。呼吸困难者则息摇肩（此皆于呼吸中枢之异常刺激，或肺自身的器械障碍，反射的努力呼吸之状态），若呼吸范围缩小（如肺结核已成多数空洞者），则短气。本节言张口短气而唾沫，仲景谓之肺痿，殆是肺痨病，古人云痿者，想象其为痿耳。

（6）师曰：吸而微数，其病在中焦，实也，当下之即愈，虚者不治。在上焦者，其吸促，在下焦者，其吸远，此皆难治。呼吸动摇振振者不治。

此节言息而数者实也，当下之，按息数之病，其故不一，如肺、肋膜、心脏或其他心肺之有郁血者，皆有此见证。今人下之，此必有实证可见，仲景未言及耳，若无实证，即不可下。云虚者不治者，必见其有心、肺、脑三脏衰惫之象，疾病至于心、肺、脑衰惫，则亦难矣，故仲景曰不治，然非必不治也。下述数证，皆不必然者。又本节之三焦，不过分胸腹为三部，无他意义。

（7）师曰：寸口脉动者，因其王时而动，假令肝之色青，四时各随其色。肝色青，而反色白，非其时色脉，皆当病。

此节以四时配五脏，以五脏合色脉，无大意义，不必深究。

（8）问曰：有未至而至，有至而不至，有至而不去，有至而太过，何谓也？师曰：冬至之后，甲子夜半，少阳起，少阳之时，阳始生，天得温和。以未得甲子，天因温和，此为未至而至也；以得甲子，而天未温和，为至而不至也；以得甲子，而天大寒不解，此为至而不去也；以得甲子，而天温如盛夏，五六月时，此为至而太过也。

此条无意义不必深究。

（9）师曰：病人脉浮者在前，其病在表；浮者在后，其病在里。腰痛背强，不能行，必短气而极也。

此节以前后分浮脉之阴阳而定表里，徐氏以为此仲景与论。按之生理，桡骨动脉在寸口较露，一按即得，多数热病因脉搏疾速之故，寸口之脉更易触知，古人遂以为脉在前者为表。若疼痛病者，较沉着，此或由内脏有充血炎症疾患,或因疼痛而影响于血管神经,按之遂若在后,故古人以为浮在后即主里病耳。然此亦不过推则古人之说,未必当古人之意,亦未必当于事实,也又病多有脉不浮者,不可以脉断表里病,当参以他证为是,古人言之颇,兹详不赘述。

(10)问曰:《经》云,厥阳独行,何谓也?师曰:此为有阳无阴,故称厥阳。

本节《经》云,《内经》《难经》皆无考,当阙疑。

(11)问曰:寸脉沉大而滑,沉则为实,滑则为气,实气相搏,血气入脏即死,入腑即愈,此为卒厥,何谓也?师曰:唇口青,身冷,为入脏,即死;如身和,汗自出,为入腑即愈。

本节卒厥者,卒倒无知也;入脏死者,古人以为五脏藏而不泻,血气入之,本不得还,故死;入腑生者,古人以为六腑传而不藏,血气入之乍满乍泻,故生。其实古人以死证属之脏病,以非死证属之腑病,所谓死证者多为心、脑、肺三脏之重笃现象耳。今考本节之证为脑贫血证,以口唇青身冷断为入脏者,则为心脏衰弱者多死故耳。

(12)问曰:脉脱,入脏即死,入腑即愈,何谓也?师曰:非为一病,百病皆然。譬如浸淫疮,从口起流向四肢者可治,从四肢流来入口者不可治。病在外者可治,入里者即死。

本节之“脱”字,小丹波以为语助,如《素问·方盛衰论》云脉脱不具,吴昆注云脉或不显也,可以为证(节录)。按此说甚是。本节举浸淫疮为例,意谓凡病毒者或其他原因之能使心、肺、脑衰弱者,皆不治耳,或以为脉脱者乃脉真脱也。夫脉由于心脏之搏动,心脑将血液压入脉管,遂可触知,若真心搏停止,则人早死矣,何有入腑乃愈乎?间有脉搏暂停者,然与此无关。又外病传里不治者,如败血病、脓毒证(今有化学疗法,此皆可治也)、破伤风等皆是。本条之“脉”字则可通矣,然古文必依己意更改。

(13)问曰:阳病十八,何谓也?师曰:头痛,项、腰、脊、臂、脚掣痛。阴病十八,何谓也?师曰:咳、上气、喘、哕、咽、肠鸣、胀满、心痛、拘急。五脏病如有十八,合为九十病。人又有六微,微有十八病,合为一百八病。五劳、七伤、六伤、六极、妇人三十六病，不在其中。清邪居上，浊邪居下，大邪中表，小邪中里。谷饪之邪从口入者也，五邪中人，各有法度，风中于前，寒中于暮，湿伤于下，雾伤于上，风令脉浮，寒令脉急，雾伤皮腠，湿流关节，食伤脾胃，极寒伤经，极热伤络。

本节《金鉴》云"曰十八，曰九十，乃古医者之文，今不可考，难以强释"，甚是。

此节"五邪中人"一段，旧注多穿凿之词，近人多谓此节不可能。

此段最浅显易解，一经道破，不值分文。所谓风中由于前者，因人行时，风迎面而来，易于觉得，其从后来之风，不易感觉，故曰风中于前。所谓寒中于暮，因人夜间睡觉易于感冒（且地面所受日之热气，逐渐消失，故夜间较日间为寒），以此古人遂谓之寒中于暮。所谓湿伤于下者，乃地而潮湿，人所见易干燥之物置于地面瞬即潮湿，且人足接近地面湿地多生关节炎，古人谓湿伤于下。所谓雾伤于上者，因有雾之际，目易见到，鼻易吸到，故曰伤上。所谓伤者，乃古人不识真病原，以诱因致病原故也。此皆极粗浅易浅之事，不知古今人何以不解。

（14）问曰：病有急当救里救表者，何谓也？师曰：病，医下之，续得下利清谷不止，身体疼痛者，急当救里；后身体疼痛，清便自调者，急当救表也。

本节言治病当分先后也。病为医妄下，泻下极易使心力衰弱，故急当救里。若无里证，当急救表也。

又治病当视疾病之个性与证候之缓急，不可概论也。

（15）夫病痼疾，加以本病，当先治其本病后，乃治其痼疾也。

本节教人治病知所先后也。痼疾者，其体质已衰弱，加以新病，易入恶境，故当急治新病。然体质强健者患病易复原，有痼疾者即不易复原，虽先治本病，亦不能使其急速复原也。

（16）师曰：五脏病，各有得者愈，五脏病如有所恶，各随其所不善为病。病者素不应食，而反暴思之，必发热也。

本节无意义。

（17）夫诸病在脏，欲攻之，当随其所得而攻之，如渴者与猪苓汤，余皆仿此。

本节尤注云无形之邪入传于脏,止有所据,水血痰食,皆邪薮也。如渴者水与热得,而热结在水,故与猪苓汤利其水而热亦除;若有食者,食与热得,而热结在食,则宜承气汤下其食,而热亦去。按此亦随证为治耳。所谓与某某为得者,指病原之存在(如宿食)及病理产物之未排除耳(如痰)。若此等一除,其病渐愈者,即谓之除其所得也。

(《中国医药月刊》1941 年 11 月)

金 匮 广 义

严鸿志[①]

脏腑经络先后病脉证篇

第一节

夫人在气交之中,无时不与风、暑、湿、燥、寒五行之气相战争,若五脏元真通畅,客气邪风,即不能干犯,若形体有衰,未有不为客邪所中。乃仲圣不曰四气,而独曰风气,非四气之不能害人,以风气为四时所最烈也。盖风气者,即空气也,天空之中,其气微则为空气,甚则为风气,能生万物,亦能害万物。西人不知此理,往往见病人寒热不休,欲其吸新鲜空气以补助之,不知病者内虚已甚,未受空气之益,而先受空气之害,其亦不思甚矣。夫空气无所谓新陈也,其所谓新陈者,以地方关系。若地方空旷,林木森盛,其空气每多清洁;若地方狭隘,人烟稠密,其空气必多不洁。且空气中含有一种微生物,最为疾病之媒介,人吸之每致受害,西人之说,理亦有诸。

乃仲圣提出"风气"二字,为全书之大主脑,诚以风为六气之一,有正有邪。正风者,从八方应时而来,相生和缓之主气也,人感之而不病;邪风者,从其冲后而来,相克冲烈之客气也,人触之而即病。五气有损无益,风则生

[①] 严鸿志(生卒年不详):名鸿基,字痴孙,清末民初医家,浙江慈溪东郊费家市(现浙江宁波费市村)人,精于医,并勤于著述。所著有《感证辑要》《女科证治约旨》《女科精华》《金匮广义》《女科医案》等。

长因之。由是而推，凡人致病之由，其大要三途：一者中虚，经络受邪，即入脏腑，为内所因之病也；二者中实，虽感于邪，脏腑不受，惟外病躯体四肢九窍，血脉壅塞，为外所中之病也；三者房室、金刃、虫兽所伤，非由中外虚实，感召其邪，是为不内外因之病也。千般灾难，终不外乎此，盖在人知所慎养矣。

徐忠可曰：内外因之说，仲景欲人知病之所感，有浅深分别施治，故后论中风，有邪在皮肤、邪在经络、邪在脏腑之分。后论经阻云，历年血积结胞门，寒伤经络，凝坚在上，则为肺痈之说，则此处内因之意，不从内伤外感为辨，而从病之浅深为辨可知。若四肢九窍血脉相传，壅塞不通，明指手痹、脚气、疠风、疥癫，一切痛痒小病而言，观下云才觉手足重滞，语气取其浅而易治可知。若房室其伤在内，而反列内因、外因之外，盖仲景之论，以风气中人为主，故以从经络入脏腑者为内为深，自皮肤流血脉者为外为浅，而房室所伤，与经络皮肤无相干涉者，为不内外因。谓病因于室，非客气邪风中人之比也，则宜专补其阴，而不得犯经络血脉可知。后人别用行经补血之药，治房室虚损，其误亦可知也。

按三焦乃人身内外之网膜，其根生于肾系，由肾系生出胁内之板油，又有板油，生出网油，联于肠胃、膀胱，其下焦油网中之夹室，是为精室、血海，前连脐，后连脊，上循胸前为大膈，后连于肝，上循腔子，至肺系，抵心为包络又上循于咽喉，其周身透出，包肉连筋，剥去皮毛，即是自膜者，皆是三焦之腠理也。凡脏腑肢体，内外气血交通之路，皆在乎此，以其膜有文理，故曰腠理。能明乎此，则病之路道全知矣。故曰腠者，三焦通会元真之处，理者，是皮肤脏腑之文理也。

第二节

此节颇有妙义，仲景特设问答以明治疗之法。中工只知见病治病，不知五行相克，病以次传之理，惟上工能知之，故曰假如见肝之病，知肝传脾，当先实脾为要，此论治肝之实也。若补用酸，助用焦苦，益用甘味之药以调之，此论治肝之虚也，故又曰虚则用此法，实则不在用之。又恐实脾之说，后人误会，故又曰四季脾王不受邪，即勿补之。再用《内经》虚虚实实，补不足损有余,以申明其义,何等简明,何等要妙。惟汉文古奥,注家往往误解,要在学者深思之耳。

夫肝之病,补用酸,助用焦苦,益用甘味之药调之,陈修园以谓其法备于乌梅丸中,此为特见。

脾能伤肾以下十一句,陈修园谓是述中工误认克制之说,以谓治肝补脾之要妙,尤在泾谓编书者误收,各据其说,理亦明晰。

(《三三医报》1924 年 6 月)

金 匮 释 义(一)

李超甫[①]口释　叶博泉、朱裘焕笔记

夫人禀五常,因风气而生长,风气虽能生万物,亦能害万物,如水能浮舟,亦能覆舟。若五脏元真通畅,人即安和。客气邪风,中人多死。千般疢难,不越三条:一者,经络受邪入脏腑,为内所因也;二者,四肢九窍,血脉相传,壅塞不通,为外皮肤所中也;三者,房室、金刃、虫兽所伤。以此详之,病由都尽。若人能养慎,不令风邪干忤经络,适中经络,未流传脏腑,即医治之;四肢才觉重滞,即导引吐纳,针灸膏摩,勿令九窍闭塞;更能无犯王法,禽兽灾伤,房室勿令竭乏,服食节其冷热,苦酸辛甘,不遗形体有衰,病则无由入其腠理。腠者,是三焦通会元真之处;理者,是皮肤脏腑之文理也。

前节谓治病务在未病处研求,使自然疗能旺盛以祛之,方为上工(良医)。此则言病之因,实由自身细胞之抵抗力薄弱而致也(内因)。

夫人禀五常,因风气而生长,风气虽能生万物,亦能害万物,如水能浮舟,亦能覆舟,可知人处气交之中,犹鱼之在水无异,人得空气而生,鱼得水而养。如人肺脏之呼碳吸氧,将肺胞周围毛细管之紫血,使之变红,由肺静脉流至心左上房,落下房,出大动脉拱,而喷行全体之微细血管,以濡育各组

---

① 李超甫(生卒年不详):岭南医家,1935 年创办台山中医学校。

织,由各组织分出之废料,再从血液吸收到微细血管,由静脉而输于心右上房,落下房,由肺动脉再上至肺,此种新代谢机能,如环无端。观此,则知人与空气,便有密切之关系也。

且四时之气候,变化不一,如春温、夏热、秋凉、冬寒,或有未至而至、至而不至、至而不去、至而太过者,倘人身之调节机能,如夏则放温机能亢盛,冬则放温机能低减等,以调节之,则病遂无由入其腠理,否则调节机能不能应付,便不难成病矣。夫病者何?即生活机能变态之谓也。若细胞之生活力通畅,则抗病机能强健,虽有大风苛毒,弗能害也。故近世沛登考否氏,谓人之病,不外三因,一病菌传入人体,二气候不适于人而适于病菌之发育,三人体自身抵抗力薄弱,不能御病,此三者如缺其一,即不能成病等语。且美国医师尔立乏司氏,亲历试验,曾于身体强健之时,饮霍乱菌一小杯而无恙,可知抵抗及气候,均与康健有绝大之关系。仲师早知此义,则斯篇所述,亦以内因为主,故曰:"千般疢难,不越三条:一者经络受邪入脏腑,为内所因也;二者四肢九窍,血脉相传,壅塞不通,为外皮肤所中也;三者房室、金刃、虫兽所伤。以此详之,病由都尽。"后贤陈念祖,将此三条路径,解作三因,而唐容川正之,谓本文只一个"因"字,何得名三因,究作何解乎?

盖神经脉络之虚,与脏腑器机之弱,固必生病,而六淫微菌之侵,由风气而入九窍皮肤,接睾疾传染而入四肢血脉,亦可以致病。倘若脏腑器机强健,与乎吸收空气佳良,然亦须无犯刑法,及虫兽之啮,方能全其寿命也。由此以观,可知病之由,若非生理之自然疗能抗毒素薄弱所致,以及接睾疾传染者,更无须犯王法,及金刃、虫兽等伤而致,卫护生命之道,尽于此矣。既明乎此,则再进而谈其预防之法,勿使病得入其腠理焉。

故其人能养慎,则元真通畅,人即安和,遂不令风邪干忤其神经脉络。然虽适中经络,如六淫之伤于皮腠起变化,未流传脏腑,即行以适当之疗法而愈,此应前一者一段。四肢才觉重滞,则循环不利,碳酸过多,于是即行导引吐纳以行之,针灸膏摩以泄之,勿令九窍闭塞而通快,此应前二者一段。再防禽兽、金刃以损其躯,则形体不伤,房室勿令以竭乏其精,则神气清爽,此应前三者一段。于是再从饮食以节其冷热,苦酸辛甘,不遗形体有衰,则病遂无由入其腠理矣。

然"腠理"二字,仲师自解曰,腠者,是三焦通会元真之处,理者,是皮肤脏腑之文理。而陈修园解为一身之空隙,又云内外井然不紊。唐容川则解为网膜,又解网膜作三焦,但反问仲师所云,腠是三焦通会元真之处,明言腠理是腠理,三焦是三焦,将何词以答乎,其自相矛盾,不攻自破。此二子者,亦不研究生理之过也。夫全体系细胞组成,而肌肉只分平滑筋(又名不随意筋)、横纹筋(又名随意筋)两种,是皮肤脏腑,皆是结缔织(又名纤维束)组合而成,其所云腠理者,是即生理学所谓结缔织也无疑。盖腠者,结缔织之空隙,为三焦淋巴管、汗管、脂肪管等,及细胞神经生活必要之机能通处(元真)。然各结缔织,可解剖而得见,纹理显然,是即所谓文理也。

是故不遗形体有衰,则细胞之抵抗力强,则足以杜外邪之侵,免内因之发也。虽或有病菌传入,亦不能逞其势力之处置,故疾病之发生与否,全视乎抵抗力之强弱以为衡。如万人同当风寒,而或感冒,或不感冒;万人同食一桌,而或伤胃,而不伤胃是。于是乎若形体有衰,则细胞之抵抗力弱,而起一种非生理之变化,则病邪乘袭,故《内经》云:"虚邪不能独伤人,必因身形之虚而后客之也。"旨哉言乎!

博泉按:唐容川辈,高谈网膜为三焦,为腠理,致后学者无不谓然,诚造害不浅矣。何以言之?《内经》云:"三焦者,决渎之官,水道出焉。"此可知三焦乃为吸收体内之渗出物,而为水道之通路,是故今人之所谓淋巴系统(即博医会所谓尽管),与古之所谓三焦者何异?倘谓网膜为三焦而为水道,能不人人为水肿(即组织为水所渗)等病夫乎?实则网膜之在于身体,其功乃为润滑组织,使无摩擦之败,最易明白者,如腱骨之滑膜,若其人行远路等,致滑膜干涩,便显状难举足,其余亦同此理,可明证也。《内经》又谓:"上焦如雾,中焦如沤,下焦如渎。"既如是,则可知淋巴系统之在上焦胸部,为淋巴干,以布津液之用;在中焦十二指肠部,则名吸液管,以吸收乳糜液之用;在下焦则落肾滤净水质,从肾化溺,落膀胱而出,其液质则从微丝血管归心过肺而成血。故《内经》谓:"清者下行,浊者上升。"如此,遂益证唐氏之谬误明矣,学者岂可而盲从之乎?抑尚有谬误者,饮食嗜味,在胃化糜粥,落小肠则均被吸液管吸收而去，而唐容川则矫扭造作，谓均由肠化液，传入网膜以达脏腑，何不思之甚耶？正所谓千虑一失也。

（《杏林医学月报》1932 年 1 月）

金 匮 释 义（二）

李超甫主讲　张浚晃锡棠笔记

脏腑经络先后病脉证篇（诊断学之一）

问曰：病人有气色现于面部，愿闻其说。师曰：鼻头色青，腹中痛，若冷者死；鼻头色微黑者，有水气；黄者，胸上有寒；色白者，亡血也；色微赤，非时者死；其目正圆者痉，不治。又色青为痛，色黑为劳，色赤为风，色黄者便难，色鲜明者有留饮。

此节系言诊断之望法，而设为问答也。夫《内经》有云："青如草滋者死，如翠羽者生；黄如枳实者死，如蟹腹者生；黑如炱者死，如乌羽者生；白如枯骨者死，如豕膏者生。"是色润者生，色枯者死，古人已详言之矣。然人之将死，及将来之痛，必有一种可认之颜色，见于面部，一望而知，是乎否乎？愿闻其说之所以然。师答曰：鼻高而易察，且《内经》以明堂者鼻也，兹先假鼻部而言之。如鼻头之色青，是蓝色之甚也，而碳酸积存，因淋巴管不能吸收，与水积腹中，腹部神经被遏，以致痛苦，加以造温机能衰弱，不能调济，血温低减，若苦冷战栗，则死矣。若其色微黑，是神经末梢不伸张而被压，氧气欠缺所致，神经末梢受压，故淋巴亦失功，不吸水而反积水，故曰有水气。倘若鼻头之色黄，非润非枯，浮水光露，系寒水积于胸膈之上，肺沫痰壅。若色白，系因失血过多，赤血球减少，营养欠缺。设其色微赤，亦夏天炎热之时，或与同样生理变化，如嗜酒等，其血上行之过，若非夏热，而在冬寒之时，乃是反射作用，则死也。

再不望其视觉器亦为要焉。盖脊髓劳，其瞳人缩小，条虫病，其瞳人散大，与乎中毒情形，均可助诊以定之，是察视觉不可缓言矣。假如病人之目正圆直视，加以抽搐之状，则难施治，是其视神经痿缩，瞳孔失放收之能，死期近矣。又如其目白轮变青蓝者，则又肚痛之兆；白睛变黑者，脸胞均黑之谓也，即仲景大黄䗪虫丸之两目黯黑，是有干血，必是房劳所伤，或素有体性之虚劳；若已经甚而赤，必因内部充血而上壅（古人谓之风，如中风之风）；若色黄，必便难，因肝病，胆管分泌不出，消化机能受累，故必便难，故肝热肝大等证，每多便难是也。其色鲜明，无加杂病，惟有眼水汪洋，卧蚕以起，系胸部有留饮之病也，哮喘证每多见之，肾脏炎水肿之先兆，尤易见之。

（《杏林医学月报》1936 年 1 月）

金匮释义（三）

李超甫主讲　张浚晃锡棠笔记

师曰：病人语声寂寂然，喜惊呼者，骨节间病；语声喑喑然，不彻者，心膈间病；语声啾啾然，细而长者，头中痛。

此节系言诊断之闻法，是言闻其语声而断其病之所在也。譬以头胸骨而示其意，亦以骤涩长而表其状，若闻体内之音，又非精于闻诊法不可。例如病人言语寂寂然无音，忽然有惊状，及单声疾呼者，骨节间病，知其病之痛苦，系属于骨节之间，如脊脑膜炎等，每有昏沉，骤尔项强，及惊呼者是。其言语之声音，喑喑然，欲言难言而不透彻者，心膈间病，知其病之在于心膈之间有痛苦，因声音之灵活，乃声带之了彻，尤关于肺气绅缩之敏捷，若肺部等处病以致累，言语每艰涩也。其言语之声音，啾啾然柔和细幼而长，延系头中病，知其病之痛苦，在于头部，因脑神经被惹必痛，不敢过于大力发言而兴奋刺激，故啾啾然悠扬而发语也。

师曰：息，摇肩者，心中坚；息，引胸中上气者，咳；息，张口短气者，肺痿唾沫。

此承上节申明察其呼吸定息而知其病也。

然欲知其所以，则当知呼吸中枢之生理。夫肺为呼吸中枢，又为三大死门之一，察呼吸定息，尤为诊断法中之最要者。盖一分钟成人则十六息为常,乳见则有三十五至四十四息者,过多过少,证知其为病也。诚以身体之中,氧化作用,不可或缺,故宜输氧气于体内,新陈代谢,碳酸发生,又宜驱碳酸于体外,于是呼吸作用起焉。其作用也,以肺脏为主,肺脏乃处于胸廓之中间,肋骨与膈肌之升降,为补助呼吸之要器,故肺脏膈肌肋膜等致病,每影响于定息,不特此也。而呼吸之种类,尤有内呼吸、外呼吸之分,其组织剧起之变化,亦有影响于呼吸者,兹先将其定息之诊,以断其胸廓内之病焉。

例如病人呼吸定息之际,其肩胛亦随之而动摇者,系心之部位,肺中有气实痰壅,气管枝栓塞,气泡障碍之故,因胸部壅实,肺脏受压,呼吸力薄弱,胸膈膈肌代其努力,故呼吸时牵涉于肩亦动摇。若呼吸定息之间,其气有欲出而不能出之状,急则努力上冲而出者,必咳。若呼吸定息时,张开其口,出入之气皆短少,必系肺叶痿缩,呼吸短促,肺体残气过量,其体征口吐涎沫。

依斯三者之分,骤观之似手概略。然其有慢性气管枝加答儿,息长而深摇肩以就者;又有肺体变质成结核(肺劳之类),而轻呼吸者,因稍用力呼吸,而气必上逆,以致频咳也;又有肺叶炎或痿缩,而留存残气过多(此残气有调和外入之冷气之功,过多则起反射作用),致急起呼吸作用,其气不能照常由鼻腔而入,须张开其口而异常吸入也。

(《杏林医学月报》1936 年 2 月)

金 匮 释 义 (四)

李超甫

问曰:有未至而至,有至而不至,有至而不去,有至而太过,何谓也?师曰:冬至之后,甲子夜半少阳起,少阳之时,阳始生,天得温和。以未得甲子,天因温和,此为未至而至也;以得甲子,天未温和,为至而不至也;以得甲子,天大寒不解,此为至而不去也;以得甲子,而天温如盛夏五六月时,为至而太过也。

此言六淫之邪,关于气候不良,而冬温、秋燥、风温、暑湿等流行性病,大抵不出乎此理。然六气者,即为空气之状态,而气温、气压、气流、湿度等是也。

民中古则分为六,曰风、寒、暑、湿、燥、火,大抵谓冷热补缺而成风,气候凛冽而为寒,热湿相蒸而成暑,热水相化而成湿,火燥于湿而成燥(《经》云苦温化燥),热出于木而成火(即热极生火),火含水内而为热。凡人之疾病,类多循乎其时候,故虽在同地之人民,其疾病与死亡之人数,亦由四时之变迁而不同,其原因基于气候之变化,及细菌发育蔓延之状况。如寒带地多呼吸器病,热带地多消化器病及传染病,温带地多由时季之变迁,而异疾病之种类,即夏季多传染病胃肠病,冬季多肺炎气管枝加答儿之呼吸器病是。然则仲景在诊断后而言气候,又岂不可以刻苦耐劳,而研究之乎? 其分气候也,则有未至、不至、不去、太过等论,职是,则同一风,或寒,或暑,或热,或湿,或燥,而有千变万化之理,此亦贯彻其病理所云"人禀五常,因风气而生长"之义欤? 故设问答明辨之。

问曰:有未至而至,有至而不至,有至而不去,有至而太过,何谓也? 师曰:欲知此理,则必先明气候之传变,始能知之。盖四时之气候,是次第生长收藏(春生,夏长,秋收,冬藏),温热凉寒(春温,夏热,秋凉,冬寒),如成功者去,将来者进,无时或息,方为合常。今假冬季以明言之,冬季之气候应寒,此为定例。但当冬至之后,六十日,甲子夜半时,则少小之嫩阳生,在嫩阳起生后,气候又应转温和,始适传变,何则? 欲知此理,又须明地球,于四时绕日(太阳)所行之方向,方能洞悉也。中国地势,处于北温带,冬季太阳(日)与地球之相对,是在赤道之南,是时因离日太远,故气候觉寒也。古人常说,物极必反,于是至相当之时,则又渐渐近于赤道而远去,当冬至甲子日时,则太阳而渐近,不比前日之远距,气候应为寒而渐温和,故曰冬至之后,甲子夜半少阳起,天将温和也。如是,所谓未至而至者,乃言冬至而未至甲子之日,气候应在寒冷之局,始合常律,倘反是而竟变温和,故曰此为未至而至也。所谓至而不至者,乃言冬至后,以至甲子之日,气候应由寒冷而转温和,方合节令,若未温和,故曰此为至而不至也。所谓至而不去者,乃言冬天之气候虽寒冷,但一至甲子日,应顺时而为温和,方合规律,至时若反大寒不解如故,故曰此为至而不去也。所谓至而太过者,乃言冬至后,以甲子之日,气候应温和,不可太寒,亦不可太热,至时若反如盛夏五六月之暑天气候,故曰此为至而太过也。

仲师虽举一冬天以言，但余亦可类推，学者一隅三反，自能得其实益也。何则？盖气候循序渐进，人体康健，生活机能亦循序渐进，人之衣服，亦知冬裘夏葛，以维护身体，否则骤热骤寒，或久热久寒，皆可以构成不良之空气。如空气过燥，灰尘飞扬，而且空气中之气体沃虫减少，不能杀菌消毒（空气中有消毒沃虫，人身有捕食细菌），以致病菌飞扬空中，随人呼吸入内，而生疾病。又如天久不雨，暑热过久，空气成分之氧气稀少，碳气暂多，更易致病，盖空气中之沙尘，系食盐、煤碳、淀粉等有机物质所成，倘被吸入气管，有一部分被纤毛之毡动，驱出体外，但还有一部分，往往穿肺细胞之上皮，或通过淋巴管，到淋巴腺，而成肺病，以形呼吸困难。又如降雨过久，或天久阴寒，而日光杀菌之力消灭，且人身体中，血行濡滞，亦每致病也。

夫如是，则仲景之论气候，其所以病人者，皆因不时而生，《内经》曰："虚邪贼风，避之有时。"旨哉言乎！

（《杏林医学月报》1936 年 3 月）

金 匮 释 义（五）

李超甫

问曰：病人脉浮者在前，其病在表；浮者在后，其病在里。腰痛背强不能行，必短气而极也。

此节示诊脉之活法，而定表里虚实之分，内寓有由表而里、由实而虚之义，不可概以浮脉而定表病也。

夫王氏脉法，是诊其浮沉以分表里，迟数以分寒热，有力无力以分虚实，但仲师于此不以浮沉分表里，独以在前在后而分之。或以为关前为前，关后为后，关前为阳，关后为阴。关前脉浮者，以阳居阳，故病在表；关后脉浮者，以阳居阴，故病在里。如此解释，仍恐难详其义。因其所谓腰痛背强不能行，必短气而极，是言初则脉浮，应得腰痛背强之表证，及其久也，其脉虽浮，必得短气之里证，而达其极点也。

盖其所云脉浮在前，其病在表，浮者在后，其病在里，此数语也，实乃同一之病。若初起脉浮则属表，久病脉虽浮亦属里也，所以然者，以仲师在气候之下而言，则可知此仍在六气系统之列。但六气之病，初起多属进行性，然凡属进行性病者为阳，故脉浮在前者，其病在表，如动物性管病之腰痛背强不能行等病是，以其属表阳也。若反是，由进行性病，而转变为退行性病（即阳病变阴而传里）。然凡属退行性病者为阴，故浮者在后，其病在里也，如植物性管病之短气等病是，以其属里阴也。噫！仲景之言，岂粗工所能妄解哉！

　　《内经》有曰："征其脉小，色不夺者，新病也；征其脉夺其色者，久病也；征其脉与五色俱不夺者，新病也。"有以乎？凡治病不辨新病邪实，久病正虚，缓急先后失序，鲜不免虚虚实实之弊，医者之罪也。然则脉浮为表，王叔和曾言之，观此一节，则脉浮岂尽属表乎？抑以寸口脉动，乃锁柱骨下动脉之分枝，同一脉管，同一分寸，而强解为关前为前，关后为后，于生理上颇难了解。讵知仲师说脉，是假脉以辨证，故其所言浮数之脉数见，而指风指寒，俱无一定，可想见矣。盖此节所言，是指风气表病而言也。但表病脉应浮，若久病气短，肺露虚脱之象，尚可以麻黄等剂发表乎？此无庸置辩者也。况末言腰痛背强，是指表病（太阳动物性管病状）。而回应脉浮之适应证，又言必短气而极，是回应久病脉浮之适应证，即《肺痿》篇之"上气肩息，其脉浮大者不治"之论，互勘自明。是医者岂可死于王氏脉法，以炫其术哉？

　　问曰：《经》云，厥阳独行，何谓也？师曰：此为有阳无阴，故称厥阳。

　　仲景设此节阳厥之问答，意在申明上条之意义，毋使后人有误解者也。前节言脉浮之在前在后，以分表里，但后人不识其义，泥于关前关后之说者，仲师早有如是之眼光，故在后连补一节曰厥阳独行，即不可以浮脉主表。倘脉浮无根而厥，乃是死证，不可不知也。然厥阳独行者，何曰？此有阳无阴，故称厥阳。如浮脉无根，灼热潮红，汗之则死矣。《经》曰：阴为阳之守，阳为阴之使。《千金方》曰：阴脉且解，血散不通，至阳遂厥，阴不往从是矣。

　　夫厥者，逆也，冷也，与体温沉降不同。仲景于此，有阳厥、卒厥、阴厥之别，其分三节，皆以"厥"字论之。是阳厥者，热极而厥也；卒厥者，卒尔晕倒，唇青身冷也；阴厥者，脉脱肢厥也。然其所以致厥之原理，皆血管收缩，神经之兴奋性或尚亢进,血管扩张,神经之兴奋性或仍减退,皮肤之温度,时升时降,因言温之散放量,亦不免处处之不同,故皮肤或苍白厥冷,或发赤灼热,或手冷体热,全身之温度不相一致,此系体温放散调节有碍之证。推而急病,血液营养机能障碍,影响颅脑贫血或充血,形成卒厥,亦基此理。总而言之,血液奔集皮肤,则浅层动脉因之而浮,奔集体内,因之而沉,体温放散调节有碍,则成厥状是矣。

(《杏林医学月报》1936 年 5 月)

金 匮 释 义(六)

李超甫

问曰:寸脉沉大而滑,沉则为实,滑则为气,实气相搏,血气入脏即死,入腑即愈,此为卒厥。何谓也?师曰:唇口青,身冷,为入脏,即死;如身和汗自出,为入腑,即愈。

此节专论卒厥脉证,而注意其倾向,以断死生之定论,再示人不可死读于脉法下也。夫浮脉既有前后之分,又有力无力之别,前叠论之,然沉脉有虚有实,又不可不详其理焉。

曰如寸口脉沉大而滑,沉大是邪挟血液,奔集于内,滑是热气亢张于中,于是病实血热,脉搏亢张,血壅逆脑,而卒倒神昏矣,故称曰卒厥。尽实实相对而壅塞,气血不能分力驱病,反而积聚为害,纵有血气强盛,有何益哉?故后贤有放血法,或大泻法也。若得此脉,病者之病,久不渐深,而有机转者,如病势不里进而外出,则有生机焉,故病虽重,亦能愈也。然欲知其然,能引证以明之,否乎?曰如病实血热时,尚有施治减血之方。倘病伤元真,生活力衰脱,而反见唇口青,身冷,体温低之死前征,则为入脏即死;如血热有所排泄,病亦随之而退,故身和汗自出,则为入腑即愈。

然而"脏腑"二字,非吃死五脏六腑而言也。其实脏者,疾病倾向于内进之代字;腑者,疾病倾向于外出之代名。观下节仲景自解,当知其义矣。仲景

《太阳》篇有曰："脉滑而厥者,白虎加人参汤主之。"可与此文参照。问曰:脉脱,入脏即死,入腑即愈,何谓也?师曰:非为一病,百病皆然。譬如浸淫疮,从口起流向四肢者可治,从四肢流来入口者不可治,病在外者可治,入里者即死。

此节指阴厥之证而言,教人于诊脉时,虽诊得其脉属于死兆,仍须察病之趋势,假脏腑之内外出入,以明辨病之深浅,因设词以问也。曰脉脱,诊得病人之脉,有虚脱之象。其生活机能,趋于退行性(入脏),即是将死之征;其生活机能,趋于进行性(入腑),即是将愈之兆。何所云然?师答曰:非为一病,百病皆然,又岂独内科病为然哉?无论百病中何证,皆作如是观也。兹以血毒证之浸淫疮言之,试若初起时从口部,是在内者也,流传而进行于四肢,是由内达外,可以施治(俗谓入口蛇之类);若初起从手足,是在外者也,寝假而蔓延至口部,系由外而入内,是血毒浸淫,其势不至自家中毒不止,故不可以药治。总而言之,从内而至外可治,从外而至内则死,故曰病在外者可治,入里者即死。照应上文,可知"脏腑"两字,乃是代名词,是假脏腑以明内外也,无疑矣。

如伤寒(肠室扶斯)一证,每有于第三周末,病忽危笃,昏迷冷汗,脉微欲绝(脉脱),危笃之际,间有渐渐转轻而愈者,亦即入腑即愈,入脏即死之谓也。又如梅毒发疔毒,菌由皮肤侵肝肾或脑,致成重恙,即亦入脏即死之类也。仲景不过假浸淫疮一端,以取譬而已耳,百病何独不然乎?

(《杏林医学月报》1936 年 8 月)

《次仲金匮要略》择录

谭次仲[1]

总论

夫病痼疾加以卒病,当先治其卒病,后乃治其痼疾也。(《脏腑经络》篇)

---

[1] 谭次仲(1887—1955):字星缘,广东佛山张槎人,近代岭南伤寒派名家之一。历任广西梧州中医学会会长、广东仁爱医院中医部主任、(香港)广东保元中医学校校长等职。提倡"中医科学化",主张中西医汇通,著有《医学革命论战》《中医与科学》《中药性类概说》《伤寒评志》《金匮削繁》等。

注：中医有合病、并病、兼病之说，合病与并病在中医理论上，微有分别，然实际上即今之所谓合并证也。例如小儿麻疹，经过有定期，一周后（即一星期）至十天而热度不退，或较增高，咳嗽如故，或如气喘，谓之合并肺炎，下利不止，谓之合并肠炎是也。若旧疾未愈，复增新病，谓之兼病，即《金匮》本条之义。痼疾乃旧病中之顽固者，故先治其卒病也。

问曰：病有急当救里，急当救表者，何谓也？师曰：病医下之，续得下利清谷不止，身疼痛者，急当救里；后身疼痛，清便自调者，急当救表也。（《脏腑经络》篇）

注：里即下利，表即发热，义详《伤寒论注》。本条恐下利能衰弱心脏，故先治下利，后乃治其发热也。倘病人有虚脱之虞时，固当如是，否则以表里两解之法，兼顾为佳，一按伤寒五定法为之。又流行性热病每续发下利，而肠炎下利，亦每续发体温增高，谓之续发证，此例至多。本条即续发证之义也，始终是一个病，故本条与上条意义迥殊。

（《中国医药月刊》1942 年 5 月）

肝病传脾论（《金匮参衡》之一）

陈无咎[①]

《金匮》曰：夫治未病者，见肝之病，知将传脾，当先实脾。中工不晓相传，见肝之病，不解实脾，惟治肝也。

窃谓《金匮》此段所举，可分为三段理论，应用揆度学术，互相对勘，即：一肝病传脾；二肝病不传脾而传他脏？三肝病或竟不传。

然《金匮》举病，悉本《内经》，若不熟读《内经》，对于《金匮》精义，容易误解，故读《伤寒》《金匮》，设未明了，应求诸《内》《难》。盖《难经》为解释《内经》而作，

[①] 陈无咎（1883—1948）：原名易简，又名淳白，字茂弘，号壶叟，又号无垢居士，自署黄溪，浙江义乌人。早年习儒，兼习法科，旁涉哲学、解剖、生理、病理、心理、物理、化学诸新学，善诗词，工书法，后习医，创"汉医学院"，治学主张洞古今传变，集中西之大成。著有《黄溪医垒丛书》《伤寒论蜕》。

《伤寒》《金匮》则为阐发《内经》而作,此为西方医学之真传。中华民族,自西徂①东,民族迁移,学术与俱,仲景撰集先贤遗论,专采特效方剂,即《内经·异法方宜论》所云"西方者,金玉之域……其治宜毒药,故毒药者亦从西方来"是也。

《内经·玉机真脏论》曰:"肝受气于心,传之于脾,气舍于肾,至肺而死。心受气于脾,传之于肺,气舍于肝,至肾而死。脾受气于肺,传之于肾,气舍于心,至肝而死。肺受气于肾,传之于肝,气舍于脾,至心而死。肾受气于肝,传之于心,气舍于肺,至脾而死。此皆逆死也。"又曰:"五脏受气于其所生,传之于其所胜,气舍于其所生,死于其所不胜,此言气之逆行也。"(此段理论与实验,已载在拙著《变之医学》中,姑不引)

是以欲得肝病传脾之正当解释,必须明白印证:一肝病何以传脾?二肝病何以不传他脏而独传脾?三肝病如何治疗,可以不传?

如此推究学理,方无遗误;如此勘验事实,方免冒从。盖病状之发生,依揆度之方法,有病机病原,病合病舍。洞识病机病原,而受病之因得,根据病合病舍,而病中之理明。此上工、中工之割席,亦中医、西医之异轨也。

何则,治病不明其受舍,不解其乘传,是习其常而不知其变也,是执其标而不揣其本也。比方肝受气于心,病传于脾,气舍于肾,至肺而死,在医学学说上,是为内夺,在治疗诊断上,是名逆传。故上工治肝病,先必啧脾,脾为鱼形,以动为啧,啧脾所以润肺,润肺所以健肾,脾为肺行其津液者也。脾络动踔,肺叶乃畅,呼吸平匀,肝胆自和,肾气下旋,不至上壅心脏。夫心肾相通之道,后在于脊椎,肾肺相通之道,前在于任脉,是为循环,而肝回管与脾之大络,实司其机。故治脾所以畅肺,畅肺所以巩心,巩心所以键肾,心巩肾柔,肺和脾啧,肝病自无不愈。

抑所谓实脾者,非补脾也,乃充实脾脏之功作,使下焦各脏器,勤于传化,比方导肾去湿、启肺通肠之类,直接、间接,皆其候也。

中工不晓相传者,不明受舍之原,不识乘传之变,见肝之虚也,惟知补肝,见肝之实也,只解泻肝。岂知肝虚者,血虚也,宜宁心以摄脾;肝实者,胆热也,

---

① 徂(cú):往。

应清胆而和络。钱仲阳云：肝有相火，有泻而无补；肾为真水，有补而无泻。尚属一端之见解，而非确当之象征，贰为偶然之对象，而非不变之定律。由斯勘验，可悟夫肝以下至是其义也一段，为后人纂入，非仲景原文也。否则沾沾执补用酸，助用焦苦，调用甘，必待真脏脉见，乃始治某脏，是临渴而掘井，斗而铸兵，不亦晚乎？故曰余脏准此（《金匮》无方，《参衡》有方，兹亦不赘）。

鄙人近著一书，题名《金匮参衡》，其旨趣如下：一引《金匮》原文，钩元提要，略其枝叶，是为主文。二引《难》《内》《千金》《外台》学说，附自己见知，发挥《金匮》精义，是为《参论》。三引医学上原理原则，对于原文，有所修正，是为《衡论》。

此篇乃演述稿本而成，先向《医界春秋》发表，求海内外同道，尽量督促，互相对勘，务使西方学说，为我注脚，不可使我学说，为他注脚，斯则鄙人撰述《参衡》之征绪也。

再上期本报蔡百星同仁，《痉瘛辨正》一篇，可谓聪慧之至，但犹有未尽。鄙意《伤寒》《金匮》原文，当是痉瘛湿暍，以痉与瘛对勘，湿与暍对勘，因后人传写递误，于《伤寒》脱一"瘛"字，在《金匮》脱一"痉"字。《千金》《外台》不敢修正，亦不敢更改，故痉瘛两存。至宋金成无己胆大如雷，援《金匮》之痉，改《伤寒》之瘛，遂令《内经》气厥论之柔痉，厥论之痉，都无下落。陈修园辈更属妄为，竟欲援本《伤寒》以改《内经》。故鄙人谓仲景"刚""柔"二字，不无语病，然固不料后医断章取义，至于斯极也。

《痉瘛》说一篇，留待下期登载，先此引伸大意。十八年八月一日黄溪居士识于丹溪学社百尺楼中。

（《医界春秋》1929 年 9 月）

《金匮》云五脏病各有十八合为九十病之研究

魏宗岱

陈注："三阴三阳，六气之传变无形也，五脏六腑之病证有形也。脏腑受风、寒、暑、湿、燥、火六淫之邪，分气分、血分及气血并受三端，三而六之，则为十八。"唐注："所谓十八、九十、一百八病，古必实有名目，今无考据。"《浅注》之说虽通，不必果合经旨。愚以为所谓五脏病各有十八者，此言其一脏之中，应有一十八病，五脏则合为九十病也。盖天有六气，人有六腑，地有五行五色，人有五脏五脉，而人之两手，脉分六部，其故何也？夫阴阳之道，三才之数，五六相合，所以阴阳变化，环转不息。故帝问岐伯曰：五脏之所生，变化之病形何如？答曰：先定其五色五脉，其病乃有别也。此言色青者，脉当弦，病在肝；色赤者，脉当洪，病在心；色黄者，脉当缓，病在脾；色白者，脉当涩，病在肺；色黑者，沉当沉，病在肾，此为顺也。若色青脉弦，病在脾，此为逆也。此言五色五脉之常，非论五色五脉之变也，其脉之变，有间色也。故《论疾诊尺》篇曰："黄色不可名者，病在胸中。"此言黄色之中，又有青赤白黑之相间，而合为六也。然其脉之变，亦有相间也。故《邪气脏腑病形》篇云："调其脉之缓急大小滑涩。"又云："凡此变者，有微有甚。"此言一脏而有六脉，复发微甚而变为十二脉也。例举心脏言之，其余各脏可考而知。心脉急甚者为瘛疭，微急为心痛引背，食不下，缓甚为狂笑，微缓为伏梁，在心下，上下行，时唾血，大甚为喉吤，微大为心痹引背，善泪出，小甚为善哕，微小为消瘅，滑甚为善渴，微滑为心疝引脐，小腹鸣，涩甚为瘖，微涩为血溢、维厥、耳鸣、颠疾。按心脏病数合之，则为十二病，若参之以六色，且足为十八病矣。如《经》所云："善调脉者，不待于色；善调尺者，不待于寸。"《论疾诊尺》篇云："尺肤热为病温；尺肤寒者为泄，少气；尺肤炬然先热后寒者，寒热病也。"又云："肘所独热者，腰以上热；手所独热者，腰以下热。"此皆以诊尺肤之法，而知其病。若按此数合之，亦足为十八病也。夫五脏之气血，生于胃腑水谷之精，注于脏腑之经隧，从手阳明之络而外布于皮肤；而五脏之血气，生于胃腑水谷之精，荣行于经脉之中，变见于手太阴尺寸之脉。故诊之于尺肤，然后可以知五脏之阳；诊之于脉，然后可以知五脏之阴，此所以尺肤与脉之相异也。夫虚邪之中身也，潇洒动形；正邪之中人也，微见于色，不知于身。故有病在气而见色者，有病在形而见于脉者，有病在气而见于尺肤者,有病在形而见于尺脉者。故《经》曰:见而知之命曰明,按而知之命曰神,问而知之命曰工。要之色也脉也尺也,能参合而行之,可以为上工,上工者十全其九,知斯三者,故能全其九十之数焉。是否有当,请质高明。

《金匮》云一者经络受邪入脏腑为内所因也,二者四肢九窍,血脉相传,壅塞不通,为外皮肤所中也

魏宗岱

凡邪之来,必先客于皮肤,弗治则传入于经,弗治则传入于脏,因脏气实,则溜于腑,然脏气虚者,邪即中之,又为外皮肤所中,其故何欤?盖人身之中,在外之皮肉筋骨为阳,脉络经俞为阴,在内之脏为阴而腑为阳。然则皮肉之与脏腑互相维系者,皆赖经络,大者为经,小者为络,内可通于脏腑,外可出于皮肤。皮有十二部,脉有十二经。《经》曰:凡十二经之络脉者,皮之部也。又曰:欲知皮部,以经脉为纪。夫经脉之气,从经脉出于孙络,从孙络而溢于皮肤,复从皮肤而入于肌肉筋骨,故《经》曰:其出者,从阴内注于骨。乃经脉之气由皮肤而入骨,其入于筋,入于肉,亦可知矣。然邪客于皮肤,入于肉则肉腐,入于筋则筋挛,入于骨则骨痛,入于髓则髓消,或随血脉流传,壅滞经络,四肢不用,九窍不通,或因劳力汗出,肌肉筋骨之气虚,而邪气客之。所谓外皮肤所中,其是之谓乎!或邪客于经,感虚乃陷,则留于筋骨之间,寒多则筋挛骨痛,热多则筋弛髓消,《经》谓陷下者灸之,其指斯乎!夫经络受邪入脏腑者,或内因情欲而伤五脏之神志,或因饥饱而伤六腑之气,故脏腑之气虚,而邪气客之,所谓内因,其斯之谓欤!总之皮肤之络脉,入于肌肉筋骨,入于经脉脏腑,源自两歧,各不相同,然邪所客于皮部则相同,所入于经络则相异耳。

《金匮》脏腑经络先后病脉证篇衍删之商榷

宋鞠舫[①]

仲景《伤寒论》原序云，为《伤寒杂病论》十六卷，虽未能尽愈诸病，庶可以见病知源。丹波元简曰：《伤寒卒病论》十卷，乃今所传《伤寒论》，即十六卷中之十卷；其六卷，则《杂病论》，或即今之《金匮玉函要略》。然《隋》及《旧新唐书·艺文志》中，无《金匮玉函》之名。林亿序《金匮玉函要略方论》云：今世但传《伤寒论》十卷，杂病未见其书，或于诸家方中载其一二。翰林学士王洙，在馆阁日，于蠹简中，得仲景《玉函要略方》三卷，上则辨伤寒，中则论杂病，下则载其方。臣奇先校正《伤寒论》，次校定《金匮玉函经》。今又校成此书，仍以逐方次于证候之下，又采散在诸家之方，附于逐篇之末，以广其法，以其伤寒文多节略，故断自杂病以下，终于饮食禁忌，凡二十五篇，除重复合二百二十六方，勒成上、中、下三卷，依旧名曰《金匮方论》。徐镕按《文献通考》二百二十二卷中，《金匮玉函经》八卷条下，晁氏曰：汉张仲景撰，晋王叔和集，设答问杂病形证脉理，参以疗治之方。仁宗朝王洙得于馆中，用之甚效，合二百六十二方，据此并前林序云，依旧名曰《金匮方论》，则王洙馆中所得，名曰《金匮玉函要略方》，系五代时改名耳，所以《通考》只云《金匮玉函经》也，是《金匮玉函经》，元时已无矣。夫《金匮玉函经》八卷，东汉张仲景祖书名也。《金匮方论》三卷，《伤寒论》十卷，似西晋王叔和选集撰次后，俗传书名也。又据晋皇甫谧《甲乙经》云：仲景论广《伊尹汤液》，用之多验。王叔和撰次仲景遗论甚精，指事施用，即今俗所传《伤寒论》《金匮要略》是也。且夫《金匮玉函》者，金玉而匮函之谓也，宝而藏之之义。清姚际恒著《古今伪书考》云：《金匮玉函经》，又名《金匮要略》，称汉张仲景撰，晋王叔

① 宋鞠舫(1893—1980)：名汝桢，以字行，别号赋梅花馆主人。浙江湖州人。通英、日文，善诗，喜藏书。创办《吴兴医药杂志》，并开设中医补习班，曾任吴兴中医师公会主任，中医支会主席。业医60余年，长于内、儿、妇科，学验丰富，医文并重，著有《伤寒卒病论简注》《简要诊断学》《内经新校义》《伤寒金匮汇纂注疏》等。

和集,案此非仲景撰,乃后人伪托者也。综上诸说,不问《金匮玉函经》《金匮玉函要略方论》《金匮要略》,决非仲景原文,为叔和选集撰次无疑。《伤寒》发现在前,尚有简错伪误;《金匮》发现较后,安有不简错伪误者乎?此所以《脏腑经络先后脉证篇》之有衍删商榷者也。据林亿序《金匮玉函要略方论》云:(上略)凡二十五篇。丹溪《局方发挥》云:或问曰仲景治伤寒一百一十三方,治杂病《金匮要略》二十有三门。今本仅二十二篇,三书篇数不同,犹东晋《古文尚书》与《汉书·艺文志》所载篇数及他书所载篇名不同,必非原本,时贤曹聚仁所谓从人事辨伪法也。胡适之曰:一代有一代之文字,一人有一人之笔法。若一经作伪,其文体即截然不同,颇易检查。兹篇文字,宛然《内》《难》文字(《内》《难》为伪书,前人著述甚多,兹不赘)。案《七十七难》曰:《经》言上工治未病,中工治已病者,何谓也?然所谓治未病者,见肝之病,则知肝当传之与脾,故先实其脾气,无令脾受肝之邪,故曰治未病焉。《八十一难》曰:《经》言无实实虚虚,损不足而益有余。本篇问曰上工治未病节,显然《难经》文体矣。若夫处脾则伤肾,火盛则伤肺,愈一肝而伤脾肾,正尤氏在泾所谓全者少而伤者反多,此非治未病,而实伤未病焉,岂有是理?程云来以"伤"字作"制"字看,明知"伤"字之难圆其说,而特为"制"字之曲解耳。尤氏以"酸入肝"以下十五句,明知不能曲解,径直言疑非仲景原文,类后人谬添注解,编书者误收之矣。病虚则用此法,实则不在用之句,以己之矛,攻己之盾,已至图穷匕见之境矣。十全为上,仅知治虚一法,可得谓之上工乎?

夫人禀五常节,"夫人禀五常"句之"禀"字,徐彬本、沈明宗本、《金鉴》本均作"秉",赵开美本作"才",足证此篇残简乖误,甚于《伤寒论》也。且《金鉴》本,此节在"问曰上工治未病何也"前。沈明宗曰:此条是书中之大旨,通部之纲领,前人误次编章,旨哉言乎!不仅此节为书中大旨,通部纲领,此实《金匮》之楔子凡例焉。然决非仲景原文,定为后人假托者也。夫《金匮》为治杂病之书,寻病之源,不外内因、外因、不内外因三因,故曰"千般疢难,不越三条",与陶弘景《肘后方》之内疾、外发、他犯,陈无择《三因方》之六淫邪气所触、五脏情志所感、饮食房室跌仆金刃所伤,文笔相似。《隋》及《旧新唐书》，无《金匮》之名，或晋魏六朝人之作，更焉知非叔和撰次仲景之文既竣，而为之楔子凡例耶？至导引吐纳，针灸膏摩，显然为庄老《内经》学说，仲圣治病，以汤药实施为主，断无此等空玄之说。至若"腠者是三焦通会元真之处，为血气所注；理者皮肤脏腑之文理也"等句，原为解说"腠理"二字，而三焦何在，真元何物，文理何指，仍属空玄，且唐容川氏所谓自唐宋后，无人能知腠理矣。故此五句，实兹篇之蛇足也。

问曰病人有气色现于面部节，四诊之望法也；师曰病人语声寂寂然节，乃四诊之闻法也；师曰息摇肩者与师曰吸而微数两节，亦属闻法，所谓闻呼吸也。凡候呼吸，不仅于耳，更当于目也。夫《金匮》为治杂病之书，四诊之法，当然异乎《伤寒》，故列举此凡例以为楔子。且《伤寒论》以痓湿喝为殿，仲景自注云，太阳痓、湿、喝三种，宜应别论，以为与伤寒相似，故此见之。陈修园曰："三者所因不同，而且《伤寒》太阳之气，与伤寒相似，故于《伤寒》后见之。"唐容川曰："此数语是仲景了结《伤寒》引起《金匮》一个小序，此篇之末，即是《金匮》之首，乃仲景教人要会通二书之意，由《伤寒》入《金匮》，从此过渡矣。"观此数语，则是篇之非《金匮》正文明矣。奈何《金匮要略浅注补正》，而仍未为之补正耶？时贤王和安之《金匮要略新注》，将此篇衍删，可谓独具只眼。"问曰：有未至而至，有至而不去，有至而太过"节，全属《内》《难》之文，故后代注家，如程云来辈，全以《内》《难》之文演义，虽云以经释经，而非仲景原文之证愈明矣。至若"脉浮者在前，其病在表，浮者在后，其病在里"句，均属《伤寒论》辨脉法、平脉法之文，《辨脉》《平脉》两篇之文，为叔和所缀，早为研究《伤寒》者所公认，则兹节之文，非仲景原文，无庸仆之赘述矣。"厥阳"二字，各家注释不同，无可率从，《内经》《难经》，均无所考，核经云之"经"字，不知所指何经，当为衍文无疑。问曰寸脉沉大而滑节，《金鉴》云："寸脉沉大而滑十八字，文理不顺，衍文也。"则此十八字之为衍文，《金鉴》已先我言之矣。血气入脏即死节，详申阳厥生死之义，为治厥之大纲，"血"字当是"厥"字之误，始与卒厥相合，程云来原作"血气"。问曰脉脱入脏即死节，无非承前节，详申入脏即死、入腑即愈之义，更以浸淫疮以喻百病也。"脉脱"二字，定有乖误。尤在泾曰：脉脱者，邪气乍加，正气被遏，经隧不通。脉如脱，非真脱也，盖暴遏之属。《经》曰"趺阳脉不出，脾不上下，身冷肤硬"，又曰"少阴脉不至，肾气微，少精血，为尸厥"，即脉脱之谓也。赵良曰："脱者去也，经脉乃脏腑隧道，为邪所遏，故绝气脱去，其脉而入于内。"唐容川训："细微散涣，均不过各云其是耳。""问曰，阳病十八，何谓也"节，《金鉴》云：曰十八，曰十九，曰六微，今不可考，难以强释。当时陈修园所谓此节言阴阳脏腑五邪之分合异同，经气时候原委，以及所当然者如彼，所以然者如此，学者于体认文字之外，则得之矣。五劳七伤六极妇人三十六病，各详《千金》《外台》。本篇原为衍删，而非为之注释，故从略。至清邪居上以下之文，繁衍丛坐，架床叠屋，不一而足，为叔和之文无疑。且䐸馄或作䐸饪，或作谷饪，或作谷馄，各本不同，而字典无"䐸"字，总核各说，即非全节乖误，必有一部分简误无疑矣。"问曰：病有急当救里救表者，何谓也"以下等句，为《伤寒》之文，而重见于此者，与下文"夫病痼疾，加以卒病，当先治其卒病，后乃治其痼疾也"节，所谓"病有标本、治有缓急，急则治其标、缓则治其本"之大经大法，非凡例楔子而何？"师曰，五脏病各有所得者愈，五脏病各有所恶，各随其所不喜者为病"一节，即《脏气法时论》所谓"肝色青，宜食甘；心色赤，宜食酸；肺色白，宜食苦；肾色黑，宜食辛；脾色黄，宜食咸"，《宣明五气论》所谓"心恶热，肺恶寒，肝恶风，脾恶湿，肾恶燥"，《灵枢·五味》篇所谓"肝病禁辛，心病禁咸，脾病禁酸，肾病禁苦，肺病禁甘"也，俱全属摄生之法，类医经之言，而非经方之言也。"病者素不应食，而反暴思之，必发热也"三句，当另列一条，《差后劳复病》篇曰："病人脉已解，而日暮微烦，以病新差，人强与谷，脾胃气尚弱，不能消谷，故令微烦，损谷则愈。"正与此条相发，皆病后看护法也。暴思之，娄全善作暴食之。夫诸病在脏欲攻之，当随其所得而攻之，此探病法也。"攻"字古训"治"，不尽训"攻下"也，所谓随其所合，以攻治之也。唐容川曰：得者合也，古训相得为相合。《内经》云五脏各有所合，此云在脏者当随其所合之腑，而攻治耳。"如渴者与猪苓汤，余皆仿此"十一字，定为叔和所补缀，实蛇足也，宜删。

　　自来注家，遵汉唐义疏之例，注不破经，疏不破注，随文敷饰。仲景之文,原为叔和所撰述,并补缀私意,转辗相授,致混而为一。及东人山田珍正,始定其朱紫,《金匮》一如《伤寒》。但不才腹笥①既俭,邺架②又虚,缀之如上,俾供商榷,若得抛砖引玉,幸甚!

(《中医世界》1934 年 12 月)

读《金匮》人禀五常节后

邓炽华　李佩珍

诸器官之活动及作用,失其平衡时,即生生理上之障碍及变化,形成各个模样之疾病。然诸器官何故失其均衡之状态,其故有三:一经络受邪,入脏腑,此为内所因;二四肢九窍,血脉相传,壅塞不通,此为外肤所中,为外所因;三房室、金刃、虫兽所伤,此为不内外因。

凡此三者,皆足使生理现象变态,实为万病之因由,逮有疑问,不得不剖析之:一经络何故受邪? 邪,究属何物? 二四肢九窍之血脉,何故突然壅塞不通,失其满传之作用? 三房室、金刃、虫兽,何故指为不内外因?

兹求其因,并释其故:

(一)邪为风、寒、湿、热、燥、火之总称。风性发挥,寒性潜藏,湿性胶黏,燥性亢燥,热性湿,火性炎,凡此六种原素,皆足客人肌肤中人经络。但尤关切要而先客于人者,厥为风,所谓百病始于感冒,而感冒之起因,乃六气中之风也。

故仲景开宗明义,即伸说风气之作用及其重要性,而后说明病之内、外因及不内外因,其言:"夫人禀五常,因风气而生长,风气虽能生万物,亦能害万物,如水能浮舟,亦能覆舟。若五脏元生通畅,人即安和,客气邪风,中人多死。"此为全书之主脑,亦即病之总。因"五常"二字,旧说释为五气,陈修园曰:人在五气中,其意殆以为五脏之气欤? 不知气体只有对立之型式(阴

---

① 腹笥(sì):腹中的学问。笥,书箱。
② 邺架:藏书处。

脏腑经络先后病脉证第一　|　39

阳气体),是所谓五气,亦不过指对立型式之气体,在各器官(五脏)内活动而已。

气体之活动,纯基于呼吸,呼出碳气,吸入氧气,以变换静脉为动脉,故空气实为人类生存之第一条件,即人体基于风气而生长也。

风之与气,应联作名词,不可划作两词解释,因风气本质,究属相同(气体在天文上分为四:一曰气温,二曰气压,三曰湿度,四曰风。风乃气体迅速之交流,即气体迅速之流动便是风)。其判别者,仅在流行迅缓之问题(风流行迅速,气温交流迟缓)。

人体虽因风气而生存,然亦因风气而疾病。盖人体之呼吸量及模型,原有一定;使空气突增,或突减,则呼吸模型,立呈强烈的迟缓的状态,而生疾病。且也人体有一定之散温,以调和及抵抗外袭之空气,如体温恒保持其平衡状态,而肌腠组织,又复严密,足以抵抗风寒,斯即人体安和而无疾病。设过客气邪风,使体温突然增减,肌腠散温力,即失常态,此时肤腠管孔,开阖失当,邪遂从肌腠而入经络矣。《内经》云:"邪之中人也,洒淅动形,起皮毛而发腠理。"须知风寒皆外邪,先客皮毛而后入于肌腠,即此之意。

总括一语,曰经络何故受邪?以体温失其均衡,致令肌腠之散温力,失其常态,邪循经络而入脏腑故也。换言之,五脏元真,未能善慎,邪风客于肌腠,因而经络受邪也。

(二)四肢九窍之血脉,壅塞不通,其病亦由于客气邪风之中人,前者邪由肌腠循经络传入脏腑,此处邪由皮肤中肢窍。肢窍既为风邪所闭,血管因受邪压迫,遂致血管壅塞不通,肢窍失其活动之作用。(唐容川谓:肢窍壅塞不通,真是不识仲景文法!)

(三)陈无择解释内外因、不内外因之方式,以为外因为六淫邪气所触,病从外来者;内因为五脏情志所感,病从内生者;不内外因为不从邪气情志所生,而被饮食跌扑金刃所伤者。此说就表面观之,极有道理,但拿来作仲景注脚,却格格不相入。盖仲景原文"一者,经络受邪,入脏腑,为内所因也",明明是受邪,焉能指为五脏情志所感,从内而生耶?陈修园谓:"仲景以客气邪风为主,故不以外感内伤为内外,而以经络脏腑为内外也。"此说诚是！总之，邪中经络，入脏腑者，为内因；邪中肢窍者，为外因；至房室、金刃、鸟兽之伤，既非风邪之感召，故不以内外而划分之也。

释因既竟，仲景更指示人们以预防方法，其法为：一关于内因诸病，适中经络，未脏腑，即医治之。二关于外因诸，四肢才觉重滞，即导引吐纳、针灸、膏摩、勿令九窍闭塞。三关于不内外因之病，无犯王法，禽兽灾伤，房室勿令竭。四关于卫生，服食，节其冷热苦酸辛甘。

如此，病何由而入腠理？或疑如何医治？何故必须针灸？何故节食冷热苦酸辛甘？此问题无边无际，实不能以简单之话答复之。然仲景汤治之法，不离汗、吐、下之三原则，而此三原则之变化，用乃无穷。或微汗，或发汗，或吐，或下，均适应其证之状态，及人体之虚实而处方。应汗不汗，不应汗而汗，其过相等；应汗而下，应下而吐，其妄一样。此仲景于《伤寒》及《金匮》中，对于坏病，有详细之展明及疗治方法。

何故必须针灸？则以肢窍中邪，药石较难通达，究不如针灸之刺穴，立奏厥功也。

饮入于胃，过冷过热，均足影响于胃之消化作用，肠胃化液，传入网膜，以达脏腑。过于嗜味，则徒刺激肠胃，而血液质量，亦因味之影响而改变也，故宜节。

（《杏林医学月报》1933 年 7 月）

读《金匮》诸病在脏条之研究

杨乔夫

《金匮》诸病在脏一节，经各大名家注释，未能折衷至当，难作南针之指。如唐容川先生所注，谓得者合也，《内经》云，五脏各有所合，此云病在脏者，当随其所合之腑而攻治耳云云，似乎专指五脏之病，必各随其所合之六腑而攻治者，则治脏病法，殊觉直捷了当，不难措手，此说未免印定后人眼目。他若陈修园、徐忠可、尤在泾辈，虽皆各有发明，亦恐难信今传后。鄙意以为脏者藏也,五脏者藏精而起亟,藏而不泻者也。是以六腑以通为补,可以直攻其邪,而五脏以补为泻,岂在攻下? 虽少阴有急下三条,然其第一条因其人胃火素盛,肾水素亏,故邪至少阴二三日,即口燥咽干,理当急泻胃火,以救肾水,是下者下其火,并非攻其脏也。第二条属于少阴实热,借阳明为出路,亦非直攻其脏也。第三条因其人阳气素盛,胃有宿食,所以邪入少阴后,即行转属阳明,而成胃实,虽属少阴下证,实则仍下阳明之燥实也。此即随其所得而攻之之意,而急下即所以存阴。然则《经》谓"诸病在脏,欲攻之,当随其所得而攻之"云云,明系攻其所因之邪,盖得犹因也。凡病必有所因,攻其因而标自去,故下文即承以如渴者与猪苓汤,即证明渴属脏热,而因于胃火素盛,积湿化燥,恐其不戢自焚,仲圣所以用猪苓汤生津液,清湿火,而渴自止,此与少阴急下将毋同。仲圣举此一端,以示隅反,故条尾结以"余皆仿此",谓患脏病而因于何邪,即随其所因之邪以攻之,何往而不利哉? 理甚明显,此一得之愚,未知有合圣经否? 聊当刍荛之献,就正于海内医家。

(《中医杂志》1924 年 9 月)

演讲《金匮》入腑入脏两节

吴玉纯[1]

拟仿演义话体讲解全书,才力不及,有志未逮,姑录一则,以质高明。

问曰:寸脉沉大而滑,沉则为实,滑则为气,实气相搏,血气入脏即死,入腑即愈,此为卒厥,何谓也? 师曰:唇口青身冷,为入脏,即死;如身和汗自出,为入腑,即愈。

问曰:脉脱入脏即死,入脏即愈,何谓也? 师曰:非为一病,百病皆然。譬如浸淫疮,从口起流向四肢者可治,从四肢流来入口者不可治。病在外者

---

① 吴玉纯(1865—1928):字文涵,原籍江苏江阴顾山,为黄门秀才,学医于江苏无锡名医张聿青之门。1903 年迁虞山镇(属江苏常熟)行医,颇具时望。曾主编《医学月刊》,与郭汇泰同辑《张聿青医案》六册。

可治,入里者即死。

　　以上两条,《金匮》原文,为卒然发厥者,分别其证之轻重死生也。假令人家来请云,有人病骤然目窜口噤,厥逆似死,即去诊视,厥尚未醒,正在惊惶之际,医者静心诊脉,其脉沉大而滑者,可断其为实证,非虚证也。实者何? 必有或痰或食,阻其气血循行之道,上逆而为厥也。然本条但言实气相搏,何以云或痰或食哉? 考《脉经》有云:"下手脉沉,便知是气。"脉滑为痰饮,又为宿食,故知本条"实"字,当即指痰食而言也。不然,实与气如何而相搏哉? 诊察之际,若见唇青身冷,则是气血阻闭,内脏之生机已绝,譬之堕溺之人,不顷刻而死矣。若或搐鼻取嚏,灌汤探吐,气机得通,身转温和,得有微汗,所谓邪从外达,入腑则愈也。然或诊其脉而不见大滑,沉取并无,是为脉脱,其将如之何哉? 然脱者,非虚脱之谓也,乃气道阻闭,其脉一时脱绝,所谓伏脉也。故凡中风急证,见浮大或细微之脉者,必多不救。若脉伏者,是其气道骤然闭阻,气道一通,脉即出矣。故伏脉仍是实证,非虚证也,故亦入脏即死,入腑即愈也。

(《绍兴医药月报》1925 年 1 月)

【编者按】

　　本篇为《金匮》开篇之首,论述脏腑经络及治病先后之总则,一般认为是《金匮》全书概论,具有纲领性意义。近代持错简重订派观点者认为,本篇疑非仲景文字,多为仲景弟子执经问难之文,或为汤液弟子改宗岐黄后,羼入《内》《难》脏腑经络、阴阳五行之论。如第 1 条"上工治未病……见肝之病,知肝传脾,当先实脾"句,原是《难经·七十七难》之缩文。虽肝病传脾之说,于临床亦有指导意义,然此当为临床实践观察所得,而非五行生克理论推衍所获。故五行之中,有部分符合临床实际,而非全部。五行生克理论,为临证唯物论上升至机械唯心论所致,其过当责之宋明理学融入中医,始有诸多理论观点建立,而中医原本朴素唯物、格物致知之法,日渐式微,要在学者细细鉴别。若言"肝之病,补用酸……酸入肝",诸酸之药皆可补肝治肝,则硫黄味酸温,可治肝乎? 凌霄花味酸微寒,虽鳖甲煎丸用之治胁下疟母,可补

脏腑经络先后病脉证第一　| 　43　|

肝乎？或言五味子味酸温，今人所谓根据现代药理分析，用以降低谷丙转氨酶，改善肝功能，此有如入寺庙而念《圣经》者，一粲！

　　本篇条文虽非仲景自撰，然亦有不少可取处。第2条"千般疢难，不越三条"，内所因、外所中、房室金刃虫兽伤，为后世陈无择《三因极一病证方论》开创"内因、外因、不内外因"三因之论奠定基础。第14条"病有急当救里、救表者……病医下之，续得下利清谷不止，身体疼痛者，急当救里；后身体疼痛，清便自调者，急当救表也"，此条亦出《伤寒论》91条，为表里先后之大法。第15条"夫病痼疾，加以卒病，当先治其卒病，后乃治其痼疾也"，亦强调旧病复加新病时，当先治其新病。这些条文，颇有临床指导意义。而今世医，治病不分表病里病，不分新疾沉疴，用药庞杂，喜用大方，此皆为不读仲景书之过也。

痉湿暍病脉证治第二

【原文】

（1）太阳病，发热无汗，反恶寒者，名曰刚痉(一作痉，余同)。

（2）太阳病，发热汗出，而不恶寒，名曰柔痉。

（3）太阳病，发热，脉沉而细者，名曰痉，为难治。

（4）太阳病，发汗太多，因致痉。

（5）夫风病下之则痉，复发汗，必拘急。

（6）疮家虽身疼痛，不可发汗，汗出则痉。

（7）病者身热足寒，颈项强急，恶寒，时头热，面赤目赤，独头动摇，卒口噤，背反张者，痉病也。若发其汗者，寒湿相得，其表益虚，即恶寒甚。发其汗已，其脉如蛇(一云其脉浛)。

（8）暴腹胀大者，为欲解。脉如故，反伏弦者，痉。

（9）夫痉脉，按之紧如弦，直上下行(一作筑筑而弦，《脉经》云：痉家其脉伏坚，直上下)。

（10）痉病有灸疮，难治。

（11）太阳病，其证备，身体强，几几然，脉反沉迟，此为痉，栝蒌桂枝汤主之。

栝蒌桂枝汤方

栝蒌根二两　桂枝三两　芍药三两　甘草二两　生姜三两　大枣十二枚

上六味，以水九升，煮取三升，分温三服，取微汗。汗不出，食顷，啜热粥发之。

（12）太阳病，无汗而小便反少，气上冲胸，口噤不得语，欲作刚痉，葛根汤主之。

葛根汤方

葛根四两　麻黄三两，去节　桂二两，去皮　芍药二两　甘草二两，炙　生姜三两　大枣十二枚

上七味，吹咀，以水一斗，先煮麻黄、葛根，减二升，去沫，内诸药，煮取三升，去滓，温服一升，覆取微似汗，不须啜粥，余如桂枝汤法将息及禁忌。

（13）痉为病（一本"痉"字上有"刚"字），胸满口噤，卧不着席，脚挛急，必齘齿，可与大承气汤。

大承气汤方

大黄四两，酒洗　厚朴半斤，炙，去皮　枳实五枚，炙　芒硝三合

上四味，以水一斗，先煮二物，取五升，去滓，内大黄，煮取二升，去滓，内芒硝，更上火微一二沸，分温再服，得下止服。

（14）太阳病，关节疼痛而烦，脉沉而细（一作缓）者，此名湿痹（《玉函》云中湿）。湿痹之候，小便不利，大便反快，但当利其小便。

（15）湿家之为病，一身尽疼（一云疼烦），发热，身色如熏黄也。

（16）湿家，其人但头汗出，背强，欲得被覆向火。若下之早则哕，或胸满，小便不利（一云利），舌上如胎者，以丹田有热，胸上有寒，渴欲得饮而不能饮，则口燥烦也。

（17）湿家下之，额上汗出，微喘，小便利（一云不利）者死；若下利不止者，亦死。

（18）风湿相搏，一身尽疼痛，法当汗出而解，值天阴雨不止，医云此可发汗，汗之病不愈者，何也？盖发其汗，汗大出者，但风气去，湿气在，是故不愈也。若治风湿者，发其汗，但微微似欲出汗者，风湿俱去也。

（19）湿家，病身疼发热，面黄而喘，头痛鼻塞而烦，其脉大，自能饮食，腹中和无病，病在头中寒湿，故鼻塞，内药鼻中则愈（《脉经》云病人喘，而无"湿家病"以下至"而喘"十一字）。

（20）湿家身烦疼，可与麻黄加术汤发其汗为宜，慎不可以火攻之。

麻黄加术汤方

麻黄三两,去节　桂枝二两,去皮　甘草一两,炙　杏仁七十个,去皮尖　白术四两

上五味,以水九升,先煮麻黄减二升,去上沫,内诸药,煮取二升半,去滓,温取八合,覆取微似汗。

(21)病者一身尽疼,发热,日晡所剧者,名风湿。此病伤于汗出当风,或久伤取冷所致也。可与麻黄杏仁薏苡甘草汤。

麻黄杏仁薏苡甘草汤方

麻黄去节,半两,汤泡　甘草一两,炙　薏苡仁半两　杏仁十个,去皮尖,炒

上剉麻豆大,每服四钱匕,水盏半,煮八分,去滓,温服。有微汗,避风。

(22)风湿,脉浮身重,汗出恶风者,防己黄芪汤主之。

防己黄芪汤方

防己一两　甘草半两,炒　白术七钱半　黄芪一两一分,去芦

上剉麻豆大,每抄五钱匕,生姜四片,大枣一枚,水盏半,煎八分,去滓温服,良久再服。喘者,加麻黄半两;胃中不和者,加芍药三分;气上冲者,加桂枝三分;下有陈寒者,加细辛三分。服后当如虫行皮中,从腰下如冰,后坐被上,又以一被绕腰以下,温令微汗,差。

(23)伤寒八九日,风湿相搏,身体疼烦,不能自转侧,不呕不渴,脉浮虚而涩者,桂枝附子汤主之。若大便坚,小便自利者,去桂加白术汤主之。

桂枝附子汤方

桂枝四两,去皮　生姜三两,切　附子三枚,炮,去皮,破八片　甘草二两,炙　大枣十二枚,擘

上五味,以水六升,煮取二升,去滓,分温三服。

白术附子汤方

白术二两　附子一枚半,炮,去皮　甘草一两,炙　生姜一两半,切　大枣六枚

上五味,以水三升,煮取一升,去滓,分温三服。一服觉身痹,半日许再服,三服都尽,其人如冒状,勿怪,即是术、附并走皮中,逐水气,未得除故耳。

(24)风湿相搏,骨节疼烦,掣痛不得屈伸,近之则痛剧,汗出短气,小便

不利,恶风不欲去衣,或身微肿者,甘草附子汤主之。

甘草附子汤方

甘草二两,炙　白术二两　附子二枚,炮,去皮　桂枝四两,去皮

上四味,以水六升,煮取三升,去滓,温服一升,日三服。初服得微汗则解,能食,汗出复烦者,服五合。恐一升多者,服六七合为妙。

(25)太阳中暍,发热恶寒,身重而疼痛,其脉弦细芤迟。小便已,洒洒然毛耸,手足逆冷,小有劳,身即热,口开,前板齿燥。若发其汗,则其恶寒甚;加温针,则发热甚;数下之,则淋甚。

(26)太阳中热者,暍是也。汗出恶寒,身热而渴,白虎加人参汤主之。

白虎人参汤方

知母六两　石膏一斤,碎　甘草二两　粳米六合　人参三两

上五味,以水一斗,煮米熟汤成,去滓,温服一升,日三服。

(27)太阳中暍,身热疼重,而脉微弱,此以夏月伤冷水,水行皮中所致也。一物瓜蒂汤主之。

一物瓜蒂汤方

瓜蒂二十个

上剉,以水一升,煮取五合,去滓,顿服。

金 匮 新 义

祝味菊

痉湿暍病脉证并治第二

(一八)太阳病,发热无汗,反恶寒者,名曰刚痉(痓,即痉)。

(一九)太阳病,发热汗出,而不恶寒者,名曰柔痉。

注:上二条,即以辨伤寒、中风之法,辨痉病之刚柔也。痉病刚柔之辨,于治法关系极巨,故首揭于此,此示要领耳。

解:〔痉〕谓项背强直,或角弓反张等,肌肉牵引,举止不随之证也,乃邪

犯脑及脊髓神经而发。其原因有由于血气衰败者,多系他病治误所传变,此属内因,如二一条、二二条、二三条、二七条之证,及妇人产后、小儿慢惊等;有由于痰湿壅遏、营养不良、外感风寒者,此属外因,如二八条、二九条、三〇条之证,及小儿急惊等。惟二类各有刚柔,无汗恶寒者曰刚,有汗不恶寒者曰柔,刚者表实也,柔者表虚也。仲景治痉,重在分刚柔,不在别原因,此又学者所当知也。

〔太阳病〕谓外感表证也(详见拙著《伤寒新义》太阳篇)。

(二〇)太阳病,发热,脉沉而细者,名曰痉,为难治。

注:此示痉病坏证之脉证。发热而脉及沉细,正衰邪盛,故为难治也。

(二一)太阳病,发汗太多,因致痉。

注:此示伤寒太阳病,因发汗失度,血液消耗太多,神经失其营养,而成痉病也。

(二二)风家下之则痉,复发汗,必拘急。

注:太阳中风,自汗表虚,更下之,则气血徒伤,转变而为痉病。治之不得犯虚虚之戒而用汗法,否则阴竭阳亦亡,四肢即将拘急也。

(二三)疮家虽身疼痛,不可发汗,汗出则痉。

注:疮家虽身疼痛,确系太阳伤寒者,亦不宜用麻黄汤发汗,因已血亏,汗伤血液,必致转变而成痉病也。

(二四)病者身热足寒,颈项强急,恶寒,时头热面赤目赤,独头动摇,卒口禁,背反张者,痉病也。若发其汗者,寒湿相得,其表益虚,即恶寒甚。发其汗已,其脉如蛇。

注:此示痉病之证象。病者身热足寒、头热、面赤、目赤者,气血浮越于上,身温不能下达也;颈项强急,独头动摇,卒口禁,背反张者,脑或脊髓神经受邪,肌肉收缩也,当依痉病之法为治。若单发其汗,则正虚邪盛,病将增剧而恶寒反甚。血液因汗耗损,脉管不充,故屈曲似蛇行也。

解:〔寒湿相得〕寒者,汗出阳虚,体温低降也;湿者,病邪也。阳虚则抵抗力弱,病邪乃得以滋蔓,故曰寒湿相得也。

(二五)暴腹胀大者,为欲解。脉如故,反强伏者痉(欲解,湖南主席何芸樵所刻古本《伤寒什病论》作"未解",是)。

注:此条"暴腹胀大"上,必有阙文,意即某病暴见腹胀大,而其脉如故者,为病未解。如其脉反弦伏者,将转成痉病也。文意虽如此,然阙文之证不可知,理终难明,姑存疑待证。

(二六)夫痉脉,按之紧如弦,直上下行。

注:此示痉病脉紧与伤寒脉紧之辨。痉为营养不良,运动肌收缩变硬之证,故脉管亦硬化而成强紧直坚之象,虽脉沉细者必兼见,故特揭出于此也。

(二七)痉病,有灸疮者,难治。

注:病者有灸疮,则筋肉业经被火而伤耗其营养,今转成痉病,其气血虚损达于极点,不言可知,故曰难治。

(二八)太阳病,其证备,身体强几几,然脉反沉迟,此为痉,栝楼桂枝汤主之。

栝楼桂枝汤方

栝楼根一两　桂枝三两　芍药三两　甘草二两　生姜三两　大枣十二枚

上六味,以水九升,煮取三升,分温三服,取微汗。汗不出,食顷啜热粥发。

注:此示因外感而成柔痉之证治也。太阳病其证备,身体强几几者,即《伤寒论》十四条、卅一条之证,惟脉不浮而反沉迟,为不同耳。此营卫不和,血不养经之象,故以栝楼桂枝汤布津解肌也。

解:〔身体强几几〕谓肌肉时作牵引之象也(见拙著《伤寒新义》十二页)。

(二九)太阳病,无汗而小便反少,气上冲胸,口噤不得语,欲作刚痉,葛根汤主之。

葛根汤方

葛汤四两　麻黄三两,去节　桂枝二两,去皮　芍药二两　甘草二两,炙　生姜三两　大枣十二枚

上七味,㕮咀,以水一斗,先煮麻黄、葛根,减二升,去沫,内诸药,煮取三

升,去滓,温服一升。覆取微似汗,不须啜粥,余如桂枝汤法将息禁忌。

注:此示因外感而成刚痉之证治也。太阳病备具,全身蒸发及排泄机能闭止,水气潴留,上冲胸膈,运动肌麻痹,口噤不能语言,此刚痉初起之象也。宜急以葛根汤开腠理、舒筋格以解之。

(三〇)痉为病,胸满口噤,卧不着席,脚挛急,必齘齿,可与大承气汤。

大承气汤方

大黄四两,酒洗　厚朴半斤,炙,去皮　枳实五枚,炙　芒硝三合

上四味,以水一斗,先煮二物,取五升,去滓,内大黄,煮取二升,去滓,内芒硝,更上火征一二沸,分温再服,得下止服。

注:此示因胃肠实滞而成痉者之证治也。胸满,即气上冲胸之互文;卧不着席,即角弓反张;脚挛急、齘齿,即运动肌强急之甚者。是皆阳明燥结,津液不布之故,此痉之实也,宜承气当下之。

解:〔齘齿〕切齿也,肠胃不和者,多见之。

(三一)太阳病,关节疼痛而烦,脉沉而细者,此名湿痹。湿痹之候,小便不利,大便反快,但当利其小便。

注:此就一三条湿伤于下,湿流关节之义,而示湿病之脉证及治法也。湿之为病,不外蒸发及排泄机能障碍之故,其因排泄机能障碍者,以小便不利,脉沉,为其辨也。大便反快,即泄泻之意。治当利其小便。若脉浮而恶风寒,则为寒湿相搏,蒸发机能障碍之证,又当从汗解矣。

解:〔湿痹〕痹者闭也,谓湿邪闭阻经络而为病也。

(三二)湿家之病,下身尽疼,发热,身色如熏黄也。

注:此示湿家之特征也。久患湿病,阳郁不能输化,邪滞经络,则皮肤现熏黄之色也。

解:〔熏黄〕谓如烟熏之状,黄中带黑而不阴润也。此为寒湿之征,参评第三条。

(三三)湿家,其人但头汗出,背强,欲得被覆向火。若下之早则哕,或胸满,小便不利,舌上如胎者,以丹田有热,胸中有寒,渴欲得饮,而不能饮,则口燥烦也。

注：此示湿家之变证也。病湿之人，阳郁熏蒸，则头汗出，湿邪客于经络则背强，表邪未解则恶寒。设医不察而误下之，胸中阳气复伤，则或哕，或胸满，小便不利也。若舌上见似苔非苔之状者，此寒湿凝聚中宫，而成上寒下热之证，口虽因津液不升而烦渴干燥，但被中寒格拒，纵欲饮亦不能饮也。

解：〔哕〕见拙著《伤寒新义》六七页。

〔胸满〕见拙著《伤寒新义》十七页、十九页。

〔如胎〕胎即苔。若热邪入胃，则舌上或黄，或黑，或芒刺，或干硬、成燥裂，皆胎也。如胎者，舌上湿滑而白，似胎而非胎也，此寒湿凝聚胸膈之征也。

〔丹田有热〕脐以下曰丹田，谓仅小腹一部尚觉暖热之意也（与胸寒相对而言，幸勿作有热邪解）。

（三四）湿家下之，额上汗出，微喘，小便利者死；若下利不止者，亦死。

注：此示湿家误下后之死征也。湿病以发汗利小便为正治，今误下之，其证变如上条者，尚有挽救于万一之法。今虚阳浮脱于上而见额上汗出，微喘，脏器官能败坏，而见小便自利，大便泄泻，是下厥上渴，故均死也。

（三五）风湿相搏，一身尽疼痛，法当汗出而解，值天阴不止，医云此可发汗，汗之病不愈者，何也？盖发其汗，汗大出者，但风气去，湿气在，是故不愈也。若治风湿者，发其汗，但微微似欲出汗者，风湿俱去也。

注：此言治风湿之法，因当发汗。然其发汗之方，则与感冒风寒者有别，并当知湿邪重浊黏滞，且与空气之燥湿相因，空气湿则人体之湿不易蒸发，故设为问难之词以明其理，使医者遇此等证，偶治不救，不致惶惑失措也。

（三六）湿家病，身疼发热，面黄而喘，头痛鼻塞而烦，其脉大，自能饮食，腹中和无病，病在头中寒湿，故鼻塞，内药鼻中则愈。

注：此示用药贵在中病即止也。病者腹中和无病，病在头中寒湿，仅以辛香开发之药，纳诸鼻中，使其肺气通畅，腠理开，则寒湿之邪解，不必投以汤剂，致有伤脏腑之正气也。按此条所揭，当系体质强实之人，偶为寒湿之邪所困，自身抵抗力强，故身疼发热脉大，上窍闭塞，清阳郁阻，故面黄而喘，

鼻塞而烦也。纳鼻之药,方阙,朱奉仪及《王氏准绳》俱用瓜蒂散。

瓜蒂散方　瓜蒂,上一味,为末,吹鼻中。

解:〔鼻塞〕寒湿凝滞,鼻咽扁桃体涨大,致呼吸闭塞也。

(三七)湿家身烦疼,可与麻黄加术汤,发其汗为宜,慎不可以火攻之。

麻黄加术汤方

杏仁七十个,去皮尖　白术四两　麻黄三两,去节　桂枝二两,去皮　甘草二两,炙

注:自此以下凡五条,皆示湿家之治法。身烦疼者,病在表,法当汗解,宜麻黄加术汤,令微汗以蒸发湿邪则愈。但不得以火攻之法,迫劫取汗,致病不除反生他变也。

解:〔火〕见拙著《伤寒新义》七页"被火"下。

(三八)病者一身尽疼,发热,日晡所剧者,名风湿。此病伤于汗出当风,或久伤取冷所致也,可与麻黄杏仁薏苡甘草汤。

麻黄杏仁薏苡甘草汤方

麻黄半两,去节,汤泡　甘草一两,炙　薏苡仁半两　杏仁十个,去皮尖,炒

上锉麻豆大,每服四钱匕,水盏半,煮八分,去滓,温服。有微汗,避风。

注:上条示寒湿之治法,此条则示风湿也。寒湿、风湿之分,文中仅在发热日晡所剧者一语,然寒湿脉沉,风湿脉浮,寒湿无汗,风湿自汗,不可不知也。

(三九)风湿脉浮,身重,汗出,恶风者,防己黄芪汤主之。

防己黄芪汤方

防己一两　甘草半两,炒　白术七钱半　黄芪一两一分,去芦

上锉麻豆大,每抄五钱匕,生姜四片,大枣一枚,水盏半,煎八分,去滓温服,良久再服。喘者,加麻黄半两;胃中不和者,加芍药三分;气上冲者,加桂枝三分;下有陈寒者,加细辛三分。服后当如虫行皮中,从腰下如冰,后坐被上,又以一被绕腰以下,温令微汗差。

注:此承上条示风湿病变之治法也。身重,汗出,恶风者,自身蒸发机能亢进,仍不足以排除全身之湿邪,反令表不固而营冲失调也。故宜黄芪实

卫，佐以除湿之药，增加排泄机能，使邪从水道解，免伤卫外之阳也。

（四〇）伤寒八九日，风湿相搏，身体疼烦，不能自转侧，不呕不渴，脉浮虚而涩者，桂枝附子汤主之；若大便坚，小便自利者，去桂枝加白术汤主之。

桂枝附子汤方

桂枝四两，去皮　生姜三两，切　附子三枚，炮去皮，破八片　甘草二两，炙　大枣十二枚，擘

上五味，以水六升，煮取二升，去滓，分温三服。

白术附子汤方

白术二两　附子枚半，炮去皮　甘草一两，炙　生姜一两，切　大枣六枚

上五味，以水三升，煮取一升，去滓，分温三服。一服觉身痹，半日许再服，三服都尽，其人如冒状，勿怪，是则术、附并走皮中，逐水气未得除故耳。

注：此示风湿病变之证治，即《伤寒论》一八四条、一八五条之文也（详见拙著《伤寒新义》中）。

（四一）风湿相搏，骨节疼烦，掣痛不得屈伸，近之则痛剧，汗出短气，小便不利，恶风不欲去衣，或身微肿者，甘草附子汤主之。

甘草附子汤方

甘草二两，炙　附子二枚，炮去皮　白术二两　桂枝四两，去皮

上四味，以水六升，煮取三升，去滓，温服一升，日三服。初服得微汗则解，能食汗出复烦者，服五合。恐一升多者，服六七合为妙。

注：此示湿家阳虚邪盛之证治，即《伤寒论》一八六条之文也。骨节疼烦，掣痛不得屈伸，近之则痛剧者，水湿不能排泄，凝滞于关节之间也；汗出短气恶风者，皮肤、肺脏排泄机能陷于衰疲之状也；小便不利者，泌尿机能障碍也；设水湿停蓄，外薄于肤表，则身微肿也。此皆阳气大虚之证，急当固阳祛湿为主，正复则邪除矣（参见拙著《伤寒新义》）。

（四二）太阳病，中暍，发热恶寒，身重而疼痛，其脉弦细芤迟。小便已洒洒然毛耸，手足逆冷，小有劳，身即热，口前，开板齿燥。若发其汗，则其恶寒甚；加温针，则发热甚；数下之，则淋甚（《伤寒论》作"口开前板齿燥"，诸家注本亦同，宜改）。

注：此概论中暍之脉证，禁忌及病变，而示辨证之法也。发热恶寒，身重而痛者，病在表也。脉弦细芤迟，小便已洒洒然毛耸，手足逆冷，小有劳，身即热，口开前板齿燥者，皆皮肤放散太过，津液阳气俱伤之故也。故不可再以汗下温针等法，以重虚其虚，致成坏病也。

解：〔中暍〕即热病，谓气候热度超过身温，人体蒸发机能亢进，身温与水分消失过多所成之病也，有表虚、表实之别。直接受气候高热影响，放温太过自汗者，为表虚。仲景曰："太阳中热者，暍是也。"放温亢进之际，复感凉风冷风，皮肤已呈收缩之反应者，为表实。《内经》曰："今夫热病者，皆伤寒之类也。"中国气候热度，超过身温时期，多在夏日，故《内经》曰："先夏至之日为病温，后夏至之日为病暑。"暑，热也，《说文》："暍，伤暑也。"故中暍一称中暑，或暑病也。

〔发热恶寒〕谓放温机能亢进，耗散太多，皮肤官能衰疲，不能抵抗空气压力之刺激也（参看拙著《伤寒新义》二页"恶寒""发热"二解）。

〔身重而疼痛〕谓蒸发机能亢进，阴气微弱，运动肌衰疲也。

〔脉弦细芤迟〕谓放温太过，津液阳气俱伤也（详见拙著《诊断提纲脉理》）。

〔小便已洒洒然毛耸〕谓身温随排泄以耗散，皮肤受连带影响，洒洒然毛耸而感寒慄也。

〔四肢逆冷〕谓放温太过，四肢阳微也。

〔小有劳身即热〕谓皮肤官能衰疲，易被激动也。

〔口开前板齿燥〕谓水分消失，口津不布也。

（四三）太阳中热者，暍是也。汗出恶寒，身热而渴，白虎加人参汤主之。

白虎加人参汤方

知母六两　石膏一斤，碎　甘草二两　粳米六合　人参三两

上五味，以水一斗，煮米熟，汤成去滓，温服一升，日三服。

注：此示中暍之正治也。人体因气候过热，蒸发机能亢进，皮肤弛缓而疲劳，故汗出恶寒；放温过多，水分缺乏，故身热而渴。当以白虎加人参汤解热生津益气，以治之也。

（四四）太阳中暍，身热疼重，而脉微弱，此以夏月伤冷水，水行皮中所致也，一物瓜蒂汤主之。

一物瓜蒂汤方

瓜蒂二十个

上锉，以水一升，煮取五合，去滓顿服。

注：此示先中于热，复伤冷水，水气留于腠理皮肤之中，身热疼重，与瓜蒂汤以散水气也。

（《新中医刊》1940 年 7 月、11 月、12 月，1941 年 1 月）

金 匮 杂 记（一）

秦伯未

仲景于热盛津燥者，率以白虎加人参为治，故中暍用之，消渴亦用之。近人遇此等证，率以生地、石斛、麦冬、花粉为治。试比类以观，优劣何如？

（《中医世界》1930 年 12 月）

金 匮 杂 记（二）

秦伯未

麻黄汤为伤寒主方，而加术即治湿家身烦疼，非麻黄之能祛湿，乃外感寒湿，汗出则愈，仍以寒为主，表为准也；故内湿发黄，便用茵陈五苓。

一身尽疼，发热日晡所剧者，名曰风湿，用麻杏苡草汤，仍麻黄汤之变方也。夫既称曰风，桂枝为正，今反去桂用麻，何耶？盖痉家非风不成，虽有寒亦附于风，湿痹无寒不作，虽有风亦附于寒，此一定之理。惟脉浮虚而涩，则宜桂枝附子汤，不得复用麻黄大发矣。

风湿证，用麻杏苡草，旨在取其微汗，用防己黄芪，旨在振其卫阳而驱湿下行。审辨之诀,全在汗出、不汗出,汗出则风已不留,其恶风即属表虚,故不须麻黄出之皮毛之表,而仗防己驱之肌表之里,不须杏仁开泄肺气,而仗黄芪充实卫气矣。

(《中医世界》1931 年 2 月)

金 匮 杂 记(三)

秦伯未著述　秦又安校订

痉湿暍病脉证并治第二

(一)刚痉柔痉

刚痉、柔痉,即太阳病之伤寒中风,以证有颈项强急,甚则反张,故不名风寒而名之曰痉,且明其证由外感也。若《内经》肺移热于肾,传为柔痉,则属于内伤矣。

(二)湿家身烦疼

外湿当辨之于身烦疼,内湿当辨之于小便不利。仲景所言,侧重外湿,故十一条中,言身烦疼者九见,而以"微微似欲汗出者,风湿俱去"为治法之提纲,与痉病之偏重外感相贯。

(三)麻黄加术汤

麻黄汤为伤寒主方,而加术即治湿家身烦疼,非麻黄之能祛湿,乃外感寒湿,汗出则愈,仍以寒为主,表为准也;故内湿发黄,便用茵陈五苓。

(四)麻杏苡草汤

一身尽疼,发热日晡所剧者,名曰风湿,用麻杏苡草汤,仍麻黄汤之变方也。夫既称曰风,桂枝为正,今反去桂用麻,何耶?盖痉家非风不成,虽有寒亦附于风,湿痹无寒不作,虽有风亦附于寒,此一定之理。惟脉浮虚而涩,则宜桂枝附子汤,不得复用麻黄大发矣。

(五)防己黄芪汤

风湿证,用麻杏苡草,旨在取其微汗,用防己黄芪,旨在振其卫阳而驱湿下行。审辨之诀,全在汗出不汗出,汗出则风已不留,其恶风即属表虚,故不须麻黄出之皮毛之表,而仗防己驱之肌表之里,不须杏仁开泄肺气,而仗黄芪充实卫气矣。

(六) 白虎人参汤

仲景于热盛津燥者,以白虎加人参为治,故中暍用之,消渴亦用之。近人遇此等证,率以生地、石斛、麦冬为治,试比类以观,优劣何如?或曰:此中吴淮阴之毒,不知淮阴于胃热率用白虎,气阴虚者加人参,至血分始用玉女煎,界限甚清也。

(《中医指导录》1934 年 6 月、7 月)

《金匮要略》新论(一)

姜春华讲述　　王绍整记录

痉湿暍病脉证第二

(一) 痉

《金匮》之痉病,包含破伤风、脑脊髓膜炎、脑膜炎诸病,以其述证不详,多不能确断。某条所述,即为某病,虽在今日症状具备之下,尚须行病理化验,方能下确实诊断。总观《痉》篇诸条,其主要证候为发热、头项强急、口噤、背弓反张诸候,《金匮》以发热而有头项强急、口噤、背弓反张之一者,即名之曰痉,盖痉本强急之义,今见某一部之强急,遂名之曰痉,古人以证名病,不得不尔耳! 然痉病以科学的医学观之,实包含破伤风、脑脊髓膜炎、脑膜炎诸病也。

(1) 太阳病,发热无汗,反恶寒者,名曰刚痉。

(2) 大阳病,发热汗出,而不恶寒,名曰柔痉。

按:上二条所谓太阳病者,观之《伤寒论》,知太阳病者,实为急性传染病初期证候群之代名,其含义以科学的医学观之,约有三义,一发热也,二稽留性热型也(时发热),三急性传染病之初期也。

上二条证候不完具，既无痉候，而列之于痉病，又名之曰痉，其故何欤？以意逆之，此必痉病之初期证候也，以急性传染病初期，多有恶寒发热者。痉病既为急性传染病，其初期虽无前驱，但亦有恶寒发热之证候。古人无法诊断疾病之属性，故于初期难可诊断，待其本病特有证候显露时，乃因其特有证候而名之。此二条之证候，尚未露端倪，何以辨其刚痉、柔痉？若以恶寒与不恶寒辨，何以别于伤寒、温病？若以无汗与有汗辨，亦何别于伤寒、中风？《活人书》云："伤风之候，头痛发热脉缓，汗出恶风。"《三因方·叙伤风论》："寒泣血无汗恶风，风散气有汗恶风，为不同。"今此二条，何所据而知其为痉病耶？此必在痉病特有证候显露之后，而论其初起时耳！

（二）湿病

湿病诸条，包括流行性感冒、急性关节炎、淋浊性关节炎、急性肌肉风痹、尾耳氏黄疸等病，凡此诸病之证候，除一小部份与《内经》之湿证相同外，余多不同，未知《金匮》作者所本。

（1）太阳病，关节疼痛而烦，脉沉而细者，此名湿痹。湿痹之候，小便不利，大便反快，但当利其小便。

太阳病者，恶寒发热也，关节疼痛而烦者，颇似急性关节炎证，然其他急性传染病亦有骨节疼痛者，且脉沉细，亦非关节炎之特征，则此条之证候未必为急性关节炎也。《金匮》作者何故以本篇证名曰中湿？又何故名曰湿痹耶？殆其骨节疼烦较甚乎？然本条并未言明，则此条不必属之关节炎，亦不必属之急性传染病，即以为湿痹之证候如是可矣。

尤在泾释本条云："中湿者，亦必先有内湿，而后感外湿，故其人平日土德不及，而湿动于中，由是气化不速，而湿侵于外，外内合邪，为关节疼烦，为小便不利，大便反快。治之者必先逐内湿，而后可以除外湿，故曰当利其小便。"按尤氏之说，全出想象，内外湿之说，前不见于《内》《难》，后不见于汉唐，内湿究为何物乎？依尤氏说，平日土德不及，在中医学上，土德不及为胃肠机能之衰弱，食欲不振，消化不良之证，此证绝无招致骨节烦疼之可能与理由。若以内湿为某一脏器之分泌过甚或某一脏之炎性渗出物，如黄疸之为胆管炎者，气管枝炎之痰分泌多者，在中医学上，固皆属于湿，亦可释之为内湿，但有此种内湿之病者,学者曾见其必患外湿,如关节炎等之证乎是?可以知尤说之非矣!丹波元坚谓尤说甚谬,皆尚理论不重事实之空言也。条末云小便不利,大便反快,不利与反快为古代语,所谓不利者,言不多也,所谓反快者,言泄泻也。泄泻者,往往小便少,利小便亦可使大便稠,则末句之但利小便,纯为小便不利大便反快说耳!丹波元坚《述义》云:"大便反快句,诸注未妥(中土旧注多谓泻)。愚意快者快调和平之谓,言小便不利者,津液偏渗大肠,法当濡泻,而今湿邪壅闭,水气内郁,不敢漏泄,故使大便反如平也。"又自注云:"注家多以濡泻解'快'字,然泻利数行,岂得云之快?且小便不利者,势必泻利,则不宜下'反'字,故知前注之非。"按丹波咀嚼文字,遂钻入牛角尖矣。

又本条之证,既称之为湿,后世因之,其实未可确断为何病也。后世将急性传染病之有骨节烦疼者,亦称之曰湿,以为不同于伤寒,《医说》引《信效方》云:春夏之交,人病如伤寒,其人汗自出,肢体重痛,转仄难,小便不利,此名风湿,非伤寒也。阴雨之后,卑湿或引饮过多,多有此证,此实春夏间急性传染病也。古人以为不同于伤寒者,以其有《金匮》所述之湿证,而又有阴雨卑湿引饮等原因,此诸原因,虽非真病原,但因居地气候之不同,往往影响于证候者有之。故同一之肠窒扶斯,在夏秋多称湿温,在冬季则称伤寒,在北方多称伤寒,在江南多称湿温,此皆居地时令气候使其证候,稍有殊异,而生出如许分别故也。

(2) 湿家之为病,一身尽疼,发热身色如熏黄也。

本条之证,颇似尾耳氏黄疸(Weil)。尾氏黄疸者,初起战栗而发高热,眩晕倦怠,头痛,旋发谵妄,发病后第三或四日,则现黄疸,其黄疸加剧甚为迅速,其黄于隆热后十日至十四日始渐消散。本病为散在性,间有流行于狭小之区域者,夏季最盛,多见于三十岁左右者,其病原为一种螺旋虫。本条之症状虽亦不详具,但因其发热身疼而黄,颇似尾耳氏黄疸,若其他之黄疸,多无高热也。

程氏云:"阳明瘀热,则黄色鲜明如橘子;太阴寒湿,则黄色黧暗如烟熏。"《溯源集》云:"身如橘子色者,湿热停蓄所致,属阳黄。此一身尽疼,已属寒湿之邪,流于关节,而身色如似熏黄,即阴黄之属也,当于寒湿中求之。"

按本条之证，既身疼发热，其为阳证可知。旧时学者，拘于湿属寒邪，又以其黄不鲜明，释为阴邪寒湿，此种解释，殊与本条证候不合，皆不可从。

（3）湿家，其人但头汗出，背强，欲得被覆向火。若下之早则哕，或胸满，小便不利，舌上如胎者，以丹田有热，胸上有寒，渴欲得饮而不能饮，则口燥烦也。

本条言湿家，词意含糊，此湿家指身疼烦欤？指色如熏黄欤？抑皆具之欤？（后人于类似此等文字时，赞为古奥，颂为质朴）本条既无特殊症状，难断为何病。

本条"若下之"以下，尽为误下之变证。若下之早则哕，往时学者多将此句煞住，其实下述各证，皆当连读，不可读断。丹波元坚云："按此湿郁之甚者，医者误下以为坏证。"此说与余同见。若下之云者，盖未有可下之证，本不可妄下，今妄下之，遂使病者变证丛生。又古人以汗、吐、下三法为治病之方法，若汗之或吐下之，而病不愈，则以为不中与；若其转剧，则以为误治。病固有误治而加剧者，但疾病之本身必有如是之过程者，即不投药亦必加剧。古人对于疾病性质不明，遂有不应得之过失加于医者，《伤寒》《金匮》中有若干条不可汗、不可下、不可吐之条文，即由于此种错误而产生。

《溯源集》云："舌上如苔者，若热邪入胃，则舌上或黄，或黑，或芒刺，或干硬，或燥裂，皆苔也。"此云如苔者，乃湿滑而色白似苔，而非苔也，按此即后世所谓之湿证苔也。然《金匮》之苔为误下而说，非湿证本有此苔，后人以后世之湿苔释之，大误！

丹田在脐下二寸，此处泛指下焦而言，意以为下有热耳！

（4）湿家下之，额上汗出微喘，小便利者死；若下利不止者亦死。

本条之湿家，未知何病额上汗出微喘，小便利，未必为死证。今云死者，乃偶然性，非必然性。下利不止者亦死，此则为必然性，而非偶然性矣。

又本条之微喘，疑为下后之小循环郁血。

病无下证，妄投下剂，致诱起肠炎，遂利不止，利不止则体中水分消失过多，血液稠厚，循环发生障碍，循环发生障碍，故危及生命也。

（5）风湿相搏，一身尽疼痛，法当汗出而解，值天阴雨不止，医云此可发汗,汗之病不愈者,何也?盖发其汗,汗大出者,但风气去,湿气在,是故不愈也。若治风湿者,发其汗但微微似欲出汗者,风湿俱去也。

本条为想当然之说。

所谓治风湿者发其汗,但微微似欲出汗者,未知其所用方药,有何分别?观其下列风湿诸方,或用麻黄,或麻、桂并用,未见其有取微似汗之方法,如之何而使病者微似汗乎?岂同一药物,由医者意志可以变更其作用耶?或者曰《伤寒论》桂枝汤、麻黄汤服法有覆温取微似汗之法,可以彼释此,然本篇中并无此嘱咐,安可曲意为之辩乎?疾病有非一药而可以愈者,医者见其一药不愈,乃归其过于其他事项,今因汗而不解,遂误归其过于汗大出,不知此病之去否,无关于大汗小汗也。

(《中国医药月刊》1942 年 2 月)

《金匮要略》新论(二)

姜春华　单培根

(6) 湿家病,身疼发热,面黄而喘,头痛鼻塞而烦,其脉大,自能饮食,腹中和无病,病在头中寒湿,故鼻塞,内药鼻中则愈。

本条证名之曰湿,殊无理由。成氏云:"湿家不云关节烦疼,而云身上疼痛,是湿气不流关节,而外客肌肉也。"既非关节之疼痛,即不可以名湿,今乃名之为湿,成氏亦知其不可,于是释为湿客肌肉。

本条之证,颇似流行性感冒。流行性感冒之病原菌甚小,与结核菌同长,一个孤立,或两个连结,流行于春、秋、冬三季,其潜伏期约二三日,无前驱证,突然恶寒战栗,继之以热,常头痛脊痛,四肢及肩骨部疼痛。此病症状,约可别为三种:一气管枝炎性,其证鼻喉气管及气管枝均发炎证,鼻黏膜充血,刺痒灼热,喷嚏鼻塞,分泌增加,炎证侵及喉头气管,气管枝部,则声音粗糙,嘶嗄,胸骨后部发痒,咳嗽;二胃肠性,发呕吐下痢,食欲消失,嘈杂,疝痛,以及发黄疸、脾肿等;三神经性,为气管枝炎性之并发症,惟神经症状较剧,病人头痛、背痛、四肢关节痛、神经痛(疑《金匮》作者以流行感冒混入湿中,即以此故),以及不眠、精神亢奋、眩晕、失神等。本条之症状,曰身疼发热,曰头痛鼻塞,曰自能饮食,腹中和无病,殆属于气管枝炎性流行感冒也。

(7) 湿家自烦疼,可与麻黄加术汤,发其汗为宜,慎不可以攻之。

麻黄加术汤方

麻黄三两,去节　桂枝二两,去皮　甘草二两,炙　杏仁七十个,去皮尖　白术四两

上五味,以水九升,先煮麻黄,减二升,去上沫,内诸药,煮取二升半,去渣,温服八合,覆取微似汗。

本条戒人勿用火攻。火攻之法,今无用之者,可以勿论。

本条方用于急性关节炎等之骨节疼痛有效。

(8) 病者一身尽疼,发热日晡所剧者,名风湿。此病伤于汗出当风,或久伤取冷所致也,可与麻黄杏仁薏苡甘草汤。

麻黄杏仁薏苡甘草汤方

麻黄去节,半两,汤泡　甘草一两,炙　薏苡仁半两　杏仁十个,去皮尖,炒

上锉麻豆大,每服四钱匕,水盏半,煮八分,去滓温服。有微汗,避风。

本条之"发热日晡所剧者"句,若连读则为身体全日疼痛,终日有热,惟至近夜,其热更高;若"发热"二字作一逗,"身疼"亦作一逗,则为身疼而发热,至近夜则甚,发热至夜更甚,与发热身疼之近夜更甚,大不相同,前者近乎急性传染病,后者近乎痛风也。痛风之病,发热轻微,关节之疼痛夜剧,而日间殆无,本条之病,颇与之相似。

本条之方,对于急性传染病痛风,皆可应用。

(9) 风湿,脉浮身重,汗出恶风者,防己黄芪汤主之。

防己黄芪汤方

防己一两　甘草半两　白术七钱半　黄芪一两一分,去芦

上锉麻豆大,每抄五钱匕,生姜四片,大枣一枚,水盏半,煎八分,去滓温服,良再服。喘者加麻黄半两;胃中不和者,加芍药三分;气上冲者,加桂枝

三分;下有陈寒者,加细辛三分。服后当如虫行皮中,从腰下如冰,后坐被上,又以一被绕腰以下,温令微汗,差。

身重在中医系统上,列之于湿。

本条方对于急慢性关节炎均有效。

(10) 伤寒八九日,风湿相搏,身热疼烦,不能自转侧,不呕不渴,脉浮虚而涩者,桂枝附子汤主之。若大便坚,小便自利者,去桂加白术汤主之。

桂枝附子汤方

桂枝四两,去皮　生姜三两,切　附子三枚,炮,去皮,破八片　甘草二两,炙　大枣十二枚,擘

上五味,以水六升,煮取二升,去滓,分温三服。

白术附子汤方

白术二两　附子一枚半,炮,去皮　甘草一两,炙　生姜一两半,切　大枣六枚

上五味,以水三升,煮取一升,去滓,分温三服。一服觉身痹,半日许再服,三服都尽,其人如冒状,勿怪,即是术、附并走皮中,逐水气未得除故耳。

本条之伤寒八九日,乃指恶寒发热(或有无汗证)而言,以其身体烦疼,故谓之风湿相搏。

附子作用,据东洞《药征》及余云岫之考证,知古人常用于骨节疼痛,桂枝古人亦惯用于骨节疼痛。白术后世多用于大便溏者,今大便坚,反用白术,故丹波元简云:"去桂加白术之义,未得其详。"但古方常用白术于风湿之病,不拘于大小便之如何也。又疑桂枝有激刺作用,不适宜于渴者,故前证用之;大便坚,疑有微渴证,故不用,其或然欤?

方后云"一服觉身痹,其人如冒状者",附子中毒也,古人谓之瞑眩。

(11) 风湿相搏,骨节疼烦,疼痛不得屈伸,近之则病剧,汗出短气,小便不利,恶风不欲去衣,或身微肿者,甘草附子汤主之。

甘草附子汤方

甘草二两,炙　附子二枚,炮,去皮　白术二两　桂枝四两,去皮

上四味,以水六升,煮取三升,去滓,温服一升,日三服。初服得微汗则能食,汗出复烦者,服五合。恐一升多者,服六七合为妙。

本条证骨节疼烦,掣痛不得屈伸,近之则痛剧,则极似急性关节炎病也;短气者,关节炎之合并呼吸或循环器病也;浮肿者,关节炎之合并循环系病也。按急性关节炎之病,多见于卑湿之处,与时节颇有关系,天气寒冷,阴晴,燥湿变易不常之际多见(故旧时认为湿,又察为兼寒)。本病之发生,始则恶寒,继发高热,经数时十数时间,乃发关节肿痛,食欲不振,口渴。所犯之关节以膝、足、股、肩、肘、手诸关节为最多,罹病之关节,其主要之变化,为滑液膜炎,故疼痛不能运动,皮肤过敏,以微物触之,亦大作痛(近之则痛剧也),其关节腔内之紧张,患部皮肤红光亮,皱襞涨平,且有炎性浮肿,以指压之,洼然陷下,痕迹宛然(《金匮》之历节篇亦含此病)。本病之赓续,约一二星期,体温渐渐下降,关节之疼痛肿胀潮红等亦减退。本病循环系之合并证最多发者为心内膜炎,并发者体温复升,心脏部觉有刺啮样疼痛,心悸亢进,呼吸促迫,脉搏频数,甚者起脉搏结滞(第十条之浮脉而涩颇似)、浮肿紫蓝色等,有陷于脏麻痹而死者,心囊炎亦屡见之,心肌炎亦屡见,脉搏不整而微弱,四肢末梢浮肿(本条之身微肿,疑即心脏性肿)。呼吸器系合并证较少于循环系。

本条方既可用于后段证,亦适用于前段证,盖附、桂既治骨节之疼痛,又有强心退肿之效也。

(三)暍病

(1)太阳中暍,发热恶寒,身重而疼痛,其脉眩细芤迟。小便已,洒洒然毛耸,手足逆冷,小有劳,身即热,口开前板齿燥。若发其汗则其恶寒甚,加温针则发热甚,数下之则淋甚。

本条言太阳中暍者,乃夏日之急性传染病也。观其发热恶寒、身重而疼痛,即急性热病之证也。小便已而毛耸者,不独中暍,他病多有,即强康者亦有便已毛耸,或微标者。小有劳身即热者,多见于热病之恢复期。口开前板齿燥者,为当然之事,康健者若张口露齿,须臾齿即燥,本无须郑重提出,此处盖见其热甚而用口呼吸,遂特别提出耳。"若"字下诸证,为误治之或然证,无须理会。

(2)太阳中热者,暍是也。汗出恶寒,身热而渴,白虎加人参汤主之。

白虎加参汤方

知母六两　石膏一斤,碎　甘草二两　粳米六合　人参三两

上五味,以水一斗,煮米熟汤成,去渣,温服一升,日三服。

旧时学者,以中热亦即中暑,近时学者,遂释为日射病。然现代医学上之日射病,乃因高温而致之脑充血,其病相当于后世学派之中暑或暑风,而不同于《金匮》之中暍。学者试以现代医学上之日射病(中暑),与《金匮》暍病三条文相对,有相似乎?《内经》言热病者皆伤寒之类也,余曰:中暍者,热病之类也,非日射病也。又后世学派之中暑,不但为日射病,亦有由于身体过劳而致之脑充血,如疾走登山、负重等皆能致之,故旧医书谓中暑有动静之分,静而得之为阴暑,动而得之为阳暑。

本条方解热解渴,为对证疗法。

(3) 太阳中暍,身热疼重,而脉微弱,此以夏月伤冷水,水行皮中所致也,一物瓜蒂汤主之。

一物瓜蒂汤方

瓜蒂二十个

上剂,以水一升,煮取五合,去滓,顿服。

丹波元简云:"按此方与证不对,恐是错出。"按:证为恶寒发热身疼,则亦急性传染病也。独水行皮中诸语不可解,岂有肿胀之证乎?瓜蒂为吐药,未知何故用于此证。

（《中国医药月刊》1942 年 4 月、6 月）

论《金匮》痓病三方

单培根[①]

《金匮》之痓,乃急性传染病之以神经系统症状为主证之病也,以其云太

---

① 单培根(1917—1995):字根土,法名慧本,浙江嘉兴人。7 岁入私塾读书,17 岁从医师陈仲南学中医,1936 年从上海陆渊雷函授,1938 年开始在嘉兴行医。曾在上海《国医导报》、北京《中国医药》及《新中华医学》撰写医学论文,在医学界有很大影响。

阳病,知是急性传染病,故说者以为是流行性脑脊髓膜炎与破伤风。然有以所列瓜蒌桂枝汤、葛根汤、大承气汤三方,不可以治此二病,斯则余窃惑焉。

三方中之瓜蒌桂枝汤,有一先决问题,当先予以考定,然后乃可研究讨论此三方是否可治此二病。今本《金匮》所载瓜蒌桂枝汤方,为瓜蒌根、桂枝、芍药、甘草、生姜、大枣六味。东洞翁谓此方当有葛根,其说甚是。我更有得而证者,本方桂枝汤原方加瓜蒌而已,则当云桂枝加瓜蒌汤,如何名瓜蒌桂枝汤?如茯苓四逆汤,不止四逆汤加茯苓,更加人参;桂枝人参汤,不止人参汤加桂枝,更增甘草之量。要知古方之命名,皆有规则,不如后人之漫然。今既名瓜蒌桂枝汤,则不止桂枝汤加瓜蒌显然矣。然则本方当的既脱误,当有葛根也明矣。

三方可分二类,瓜蒌桂枝汤、葛根汤为一类,同是太阳解表方,但其证有有汗、无汗之异;大承气汤为一类,阳明攻里方也。夫伤寒之法,病势在表则汗,在里则下,汗之与下,皆所以排除病毒也(阳明攻里为排去特殊代偿废料,然特殊代谢废料,亦可以"病毒"二字包括)。今流行性脑脊髓膜炎、破伤风,皆为细菌为患之急性传染病。然则有太阳证当汗,有阳明证当下,汗下以排除其病毒,岂非正对之治?《金匮》瓜蒌桂枝汤条云,太阳证,其证备,病原既皆是细菌为患,病候又太阳证全备,乃以为不可用太阳方,则是他种急性传染病,可以汗下以排除其病毒治,而流行性脑脊髓膜炎与破伤风二急性传染病,虽有太阳证、阳明证,亦独不可以汗下以排除其病毒治,中医之对证疗法,岂不根本推翻?中医又安在其有治急性传染病之能力也?谓中医不能治传染病,此则事实证明其不然者,即此一端,已足证明疑葛根汤等三方,不能治流行性脑脊膜炎、破伤风二病之说为非是。然我更有积极的正面的证明,读者试毕我说,当知我言之非谬。

治破伤风之方药,古今独推荆芥,华佗愈风散,为治破伤风最着成效之方。荆芥者,解表发汗之药也。近余无言君传一方,用蝉衣一味,蝉衣亦表药也,且其以得汗为药效之微,而其汗也臭秽不堪。然则破伤风之宜解表发汗,昭昭然矣,则用葛根等二方,岂非正合其治?

葛根汤、瓜蒌桂枝汤二方,以葛根为主药也,葛根主治项背强几几也。

项背为脊髓之位,病毒侵犯脊髓,则项背为之强,甚者反张如角弓矣。急性传染病之项背强,岂所谓津液不达其部之肌肉神经失于濡养之故哉?谓由于津液不达失于濡养,未免舍正而由曲,弃大而取小矣。我谓葛根者,益治病毒犯脑脊髓之证之专药也。《本草经》言其功用曰:消渴,身大热,诸痹,解诸药。非明之谓,葛根为治急性传染病之神经系统病状之专药欤?曰消渴身大热,知为热病,曰解诸毒,知能解病毒,曰诸痹,是各种神经系统症状也。葛根解热毒,其功盖甚著,《伤寒类要》以治数种伤寒,《圣惠方》以治时气头痛壮热,又以治解中鸩毒气欲绝者,《肘后方》以治诸药中毒,发狂烦闷之病,古方专用葛根治者颇夥。苏恭云:猘狗伤,捣汁饮,并末敷之。夫猘狗伤,亦细菌为患之传染病,病毒专侵犯脑脊髓者,而本药能治之,非葛菌为治急性传染病之神经系统症状之专药欤?又《广利方》,治金创中风,痉强欲死,生葛根四六两,以水三升,煮取一升,去滓分服,口噤者灌之,葛根明能治破伤风也。《金匮》以葛根汤、瓜蒌桂枝汤治痉,对证无谬,后人不知应用,坐使良方埋没,致千年后,反有疑《金匮》之误者,岂不可惜哉!

葛根二方,已言如上,兹再言大承气。葛根二方与大承气,虽皆治流行性脑脊髓膜炎与破伤风,然破伤风多葛根之治,而流行性脑脊髓膜炎则多为大承气之治,葛根方为破伤风之的对方,大承气亦为流行性脑脊髓膜炎之的对方。曹颖甫先生好以大承气治脑膜炎,如其医案云:"西医所称脑膜炎,主证有二,一为角弓反张,一为满头皆痛。自予论之,皆阳明悍热之气,壅滞不行,随而上衡于脑也。所谓角弓反张者,即《金匮》痉篇卧不著席证,所谓满头痛者,乃阳明悍气入脑为之也,要知二者皆为大承气证……"不徒此也,更有证者,仲景以脉迟为大承气证,曰阳明病脉迟云云大承气汤主之。脑膜炎者,其脉迟,故知宜大承气,一证也。仲景曰:"伤寒六七日,目中不了了,睛不和,无表里证,大便难,身微热者,此为实也,急下之,宜大承气汤。"无里证,大便不过难而非不大便,身不过微热,徒以目中不了了睛不和,知其脑症状急,即当急下,脑膜炎之脑症状,急剧甚矣,可不急下乎?此又一证也。顾大承气攻下,何以能治脑膜炎?我读渡边熙之书,恍然得悟其故,渡边熙之言走马汤曰,能诱导脑炎脊髓液入于肠管中,大承气之治脑脊髓膜炎,益亦犹是也。病脑脊髓膜炎者,本苦脑内压力太高,脑症状之重,半由于此。以承气攻下,诱导脑脊髓液入于肠管,则脑内压力减低,而病证为之轻瘥。西医之治脑脊髓膜炎,亦不外此目的,彼以油脊髓液为治脑膜炎最有效之疗法,抽脊髓炎亦不过减其脑内压力而已。彼被以手术取,我以药力夺,斯为异耳。或者疑脑脊髓膜中之液,何以能入于肠管?此在今之解剖生理学上,似乎难通。然当知人体是整个的,能调剂的,试观浆液性肋膜炎中医以十枣汤下之而病愈之事实,可以信矣。肋膜中之炎性渗出物,能下之而去,则脑脊髓膜中之炎性渗出物,自亦能下之而去。西医之治浆液性肋膜炎,亦用穿刺术。中西医之疗法,为道不同,其趣则一。或者以肋膜与肠,脑脊髓膜与肠,无直接相通之管,而谓能导彼处之液,由处出,终是可疑。我请试问肋膜之中,脑脊髓膜之中,如许病毒,如许液分,何从而来?彼从何道而来?无从何道而来,当亦可从何道而去。人体之中,无处不有血管、淋巴管,亦无处不有血液、淋巴液之流通,然则其来其去,岂曰无这哉?

且也,狂犬病亦是急性传染病,病毒侵犯脑脊髓,发为脑脊髓系统病者,其验方有二:一为人参败毒散加紫竹根,是亦解表发汗之方也;一为大黄桃仁地鳖虫之方,是亦攻下之方也。狂犬病,与流行性脑脊髓膜炎、破伤风,同为急性传染病之病毒侵犯脑脊髓,以脑脊髓系统状为主证者。狂犬病之治法,既不能外《伤寒论》之法,流行性脑脊髓膜炎、破伤风之治法,岂不能依《伤寒论》之法?此亦可证《金匮》以葛根等三方治痉为非误。

（《中国医药月刊》1942年2月）

《次仲金匮要略》择录

谭次仲

痉病

《金匮》云:病者身热足寒,颈项强急,恶寒,时头热面赤目赤,独头动摇,卒口噤,背反张者,痉病也。又曰:痉为病,胸满口噤,卧不着席,脚挛

急，必齘齿。(《痉湿暍》篇)

注：痉病即流行性脑脊髓膜炎。本类合痉病、疟疾、鼠疫、霍乱四证，均有特异之症状，可资辨认，故古人得以识别其个性，而纪述详明也。

本证之主要症状为卒然发热、头痛、牙关紧闭、四肢抽掣、角弓反张、头向后屈、扳使向前则抵抗甚力、时向左右动摇、不能俯首、间有斗牙等，若重证则变间歇性痉挛而为强直性痉挛，成卧不著席矣。本证之原因为脑膜炎球菌，若破伤风为破伤风杆菌，化脓性脑膜炎为化脓菌，结核性脑膜炎为结核菌，三者之原因与本证迥别，而抽筋证候，则极相类。唯有应注意者，破伤风传染之路径，颇易寻按，例如创伤、产后、初生儿断脐等，均有创处为该菌进入之机会。又化脓性脑膜炎则当审头部有无外伤，中耳有无化脓，及两侧有无耳下腺炎等。若结核性脑膜炎，则其来也，缓发于小儿，均可为鉴别之一助也。再者本证多一时流行，而此三者则不由于流行，是亦为鉴别之要点。

昔人谓痉病不离太阳，仲景本草亦屡言之。考太阳之部位从头至项，上额交颠，挟脊抵腰，循身之背，说出《内经》，可与本证病部合勘。

本证的治法，惟用解热剂，寒凉，及镇坠收敛等诸平脑剂，或以诱导疗法之泻下剂等，均仲景法也。本篇主用大承气汤者，因本证每大便秘结，但大承气厚朴辛温，且分量太多，不得为妥善。又主栝楼桂枝汤及葛根汤，二汤虽能解热，但亦辛温，非急性炎症所宜，且两方之桂枝，于解热外，兼有兴奋及健胃之二作用(详《伤寒论》第五回疏二)，凡急性发热而用桂枝，亦大概不得为妥善之药也。然本证以解热平脑通下立法，即伤寒之第一定法，在中医固不可易也。

本证俗称急惊，至慢惊属小儿肠炎，主要为下利等胃肠症状，虽有发热，与本证迥别。顾世俗亦以惊风称者，因小儿脑质发育未全，肠病下利，亦间有发四肢抽搐等脑状故也。兹仿仲景解热平泻下之意，处方如下。

方一

羚羊角_{磨冲,三钱} 芦根_{先煎,一两} 银花伍钱 连翘伍钱 防风四钱 荆芥三钱 黄芩三钱上煎顿服，为成人量，小儿随年龄折减，用一半或用三分之壹，并加勾藤三钱，地龙干二条，蝉退六只，亦佳，本方为解热平脑法，按满二十岁为成人。又本方除去羚羊，只用所余六味，乃一切急性解热绝效通剂，再参药性概说解热剂（平脑法参照《伤寒》十八回疏五）。

方二

锦军四钱　芒硝后下，三钱　炙草二钱

上煎顿服，为成人量，即仲景调胃承气汤，为泻下法，小儿减半。

方三

锦军二钱　石膏六钱　骨龙三钱　牡蛎三钱　寒水石六钱　赤石脂六钱
白石脂六钱　紫石英六钱　滑石六钱　炙草二钱　防风三钱

上煎顿服为成人量，小儿酌减一半，或用三分之一。此即仲景风引汤（修园断为仲景所制），去干姜而以防风代桂枝者。又高热者，本方宜加石膏减龙牡。本方为轻泻平脑解热法。

方四

鸦片膏去水后秤足五厘（凡鸦片膏烧去水作烟泡为干膏，厘数用中国厘戥计算，且此药宜注意，材杂者寡效，宜选用）。

上和甘草末适量为散剂，或小丸数粒分，三次内服，每四五小时服一次，为成人量，小儿必要注意查照拙著《中医与科学之药性毒量表》，折合无误，因为麻醉平脑剂，解痉（即抽搐）有卓效，而过量则危险也（本类择录至此）。

（《中国医药月刊》1942 年 5 月）

读《金匮》杂记

顾振呼

一、痉

《金匮》载痉，皆外感之痉也，以无汗、有汗分刚柔，实即寒多、风多之辨。寒主肃厉而无汗，无汗则表实邪盛，其痉必急，即属刚痉；风主疏泄而有汗，有汗则表虚邪疏，其痉乃缓，即属柔痉。故刚柔者，急与缓之意也，寒与风之别也。刚痉无汗，身强直而劲急；柔痉有汗，但拘挛而濡缓。若夫误汗津伤、产后血枯、跌仆破伤、肝风内发诸痉，或因筋脉失营，或缘内风煽动，不同外感，安论刚柔？痉病脉无正体，自其邪从太阳来，则既属外感，脉体当浮；但痉多挟湿，湿寒重者，脉或从阴而偏迟偏紧；风湿重者，脉多从阳而为缓为弦；况人之禀赋不殊，形有衰盛，气亢者脉即盛洪，阳微者脉亦细弱。原文曰痉脉按之紧如弦，直上下行者，是道其常也；曰太阳病发热，脉沉而细者，名曰痉，为难治者，此少阴阳衰也，曰太阳病，其证备，身体强，几几然，脉反沉迟，此为痉者，此液亏营卫涩也，是皆道其变也。《活人书》云痉证发热恶寒与伤寒相似，但其脉沉细迟弦细，而项背反张为异，此以沉迟弦细为痉病固定脉，其实误也：

　　太阳病发热，脉沉而细者，名曰痉，为难治。尤注沉为风得湿而伏，细为阴气适不足，故难治，指沉为邪伏脉，细为阴虚脉，以沉细分两层解，实亦似是而非。夫风性轻浮，善行数变，风令脉浮，无得湿遽伏之理，且太阳病发热者，邪得太阳之标化而发热也，既得太阳之标化而发热，则邪在太阳之表可知，既邪在太阳之表，则沉之不得主为邪伏脉，而应主里虚脉，又可知矣。要知脉之鼓击，全恃正气而转移，毕竟邪因正虚而邪脉见沉，则表证见沉，脉郁不扬，亦当沉而击指，究无沉而细者，此盖与太阳伤寒中尺迟同例，不得因尺迟而谓为邪伏于里也。故脉沉而细者，沉为里虚，细为阳衰，纯系少阴真阳内虚。特以证则乍见太阳标，脉已全露少阴虚，邪未入而正先夺，正不胜邪，斯引为难治耳。

　　《金匮》痉方只三，栝楼桂枝汤、葛根汤、大承气汤是也。栝楼桂枝汤主太阳痉，太阳经脉最表，自足上行，循背脊而连头项，因有发热恶寒、项背强几几然诸证，桂枝本太阳主剂，加入蒌根生津，所以解经邪而通太阳津气，化阳益津，令柔以养筋也。葛根汤主阳明经痉，阳明经脉，行身之前，由胸中而上抵头额，挟口环唇，邪在其经，因有气上冲胸、头摇动、卒口噤、身体强、几几然诸证，葛根汤主解阳明经邪，以通其经隧也。大承气主阳明腑痉，其证胸满口噤、卧不着席、脚挛急、必龄齿，阳明胃腑，主津液以润宗筋，而利机关,邪入挟瘀热食滞,传结不通,津液暴绝,致关窍内闭,筋脉外挛,而猝然成痉,与小儿食厥致痉相同,大承气本伤寒阳明胃实主方,惟急下其邪,胃气得通,津液以布,宗筋润而机关利,痉必自止矣。

二、湿

《金匮》载湿,皆外来之湿也,曰湿痹,曰湿家,曰风湿,曰太阳病,皆是也;其于证则别关节疼痛,一身尽痛,或不能转侧,或不得屈伸,以及二便之利否,汗之有无,脉之或沉或浮,所以明在表在里、偏虚偏实之机也;其于治则风湿外来,主微微似欲汗之表散法,湿寒着内,主但当利小便之内渗法。《金匮》湿证诸方,凡分三系:一麻黄系,麻黄加术汤、麻杏苡甘汤是也;二附子系,桂枝附子汤、甘草附子汤、白术附子汤是也;三黄芪系,防己黄芪汤是也。其间错综变化,略一增损,便各神其用。苟能因证以类方,因方而悟证,互相考据,则仲师心法,不难探取。

麻黄加术汤,即麻黄汤加白术;麻杏苡甘汤,即麻黄汤去桂加苡;皆主身疼无汗之证,为风湿相抟、表病偏实之方。夫麻黄汤为太阳发汗峻剂,湿非急汗所能去,因有加术与去桂加苡之佐,即令微微似欲之旨也。考麻黄加术汤证,但云湿家身烦疼,其为寒湿侵表而未入于里可刻。"烦"字作"不安"解,身烦疼者,身疼不安也,身烦非心烦烦热之意。因方以测其证,殆犹太阳伤寒麻黄证之挟湿者也,故需麻黄汤散寒,加术以去湿耳,术得麻、桂而不致走里,麻黄、桂得术而不偏多汗,互相掣肘,化峻汗为缓汗法也。麻杏苡甘汤证,则一身尽疼,发热日晡所剧。一身尽疼者,湿得风而横,与周痹、行痹同情,较身烦疼为广扩。发热晡剧者,日晡乃阳明主旺,邪入其经,得其旺而热乃剧。是风湿抟太阳之表,而蒸阳明之热矣。故虽用麻黄之发散,必去桂枝之温烈,加入苡仁之轻清化湿,得杏仁而兼降热蒸,尤无须白术之甘温滋热矣。此寓轻渗于汗法,较加术汤之纯乎走表为歧异。

桂枝附子汤,即桂枝汤去芍加附;白术附子汤,即桂枝附子汤去桂加术;甘草附子汤,即甘、术、桂、附也。三方皆治风湿相抟之偏虚证,与麻黄系二方,有表里虚实之不同焉。桂枝附子汤证云,伤寒八九日,身体疼烦,不能自转侧,不呕不渴,脉浮虚而涩,此风湿相抟之表证也,然不主麻黄加术汤者,以八九日脉浮虚涩,邪在肌表而卫气已亏,故取桂枝汤去芍加附,振卫阳以化其邪也。白术附子汤证,则兼大便坚,小便利,为津液暗渗,里证渐滋,表证而渐兼里者,故加白术以温运脾阳,去桂枝畏旁泄津液也。若甘草附子汤证,则骨节烦疼,掣痛不得屈伸,近之且痛剧,此风湿已入骨节,较身体烦疼不能自转侧者为深重矣,况又汗出短气,小便不利,恶风不欲去衣,或身微肿,则邪既深入,表阳又微,内外之阳俱弱,营卫之行已泣,邪因虚陷,较大便坚、小便利之液亏者更大异,故需桂、附之温通肾阳,以振营卫,甘、术之专运脾阳,俾化湿困,是双通脾肾之峻剂也。姜之横,枣之滞,则在舍例。统观三方,桂枝附子汤纯治表虚邪也,白术附子汤治表兼顾里也,甘草附子汤,纯治里虚邪也。表则姜、桂并行,表兼里则姜存桂去而主术,纯里则桂独在而姜乃去,其间似以姜、桂为转移者,此无他,桂之辛,得姜而猛于横行走表,得甘、术则转能内固耳。按桂枝附子汤,与桂枝加附子汤,相差只一味白芍,桂枝加附子汤治伤寒漏汗不止,其功即在白芍,而成之在桂、附也,桂枝附子汤治风湿邪恋表虚,则功在桂、附、生姜,而辅成者甘、枣也。彼用芍之酸,则桂、附转为固阳止汗之品,此去白芍,则桂、附正壮卫发汗之剂,加减只一味,效力可相反,此制方神妙处,即仲师心法处。防己黄芪汤为风湿脉浮身重汗出恶风主方,汗出恶风,卫气虚也,脉浮身重,邪在表也,质言之,即卫虚之风湿证也。此而用麻黄加术与桂枝附子汤,不亦重虚其表,进甘草附子汤,不更太兼乎里,是以仿玉屏风意,加甘草之缓和,以防风换防己之宣络,俾甘术得黄芪而卫气益,腠理固,然后防己之宣痹通络者,襄之而风湿俱去矣。此双补一通,为固卫托邪之法,且风湿因卫虚而留恋者,猛于宣则反不达,过于固每益逗留,此用甘草,佐防己则不失微微似欲之意,宣而不伤其卫,佐芪、术又共成甘温缓补之方,补而转托其邪,乃万举万当、至高微妙法也。服后如虫行皮中者,正正胜邪却、气行湿化之验耳。

三、暍

《金匮》载暍三条,列方只二,言约意该,治实尽乎暍矣。后世创阴暑、阳暑,言愈多,理愈晦,仲景书何等明了,提纲絜领,明其理自可化用无穷。如曰"中热者暍是也,汗出恶寒,身热而渴,白虎加人参汤主之",此暑热中伤,内外皆热,清法也。曰"太阳中暍,身热疼重,而脉微弱,此以夏月伤冷水,水行皮中所致也,一物瓜蒂散主之",此寒束暑伤,外寒挟湿,散法也,清也散也。表里两大法门,非尽暍之治乎?夫暑而纯热,中人也骤,热伤气而直中肺金,暑挟湿寒,伤人也迟,寒伤形而先入太阳,故一则但云中热,一则标揭太阳。白虎加参,即清无形之暑热伤肺气;一物瓜蒂,即散有形之湿寒伤太阳。其曰"伤冷水者",冷字水字,当作两层读,冷谓寒,水谓湿,寒湿外伤太阳,皮中自有水寒之气矣。凡散水寒之剂,即一物瓜蒂法也。

(《中医杂志》1927 年 3 月)

驳陈修园《金匮浅注》

沈筱卿

《金匮》痉湿暍篇第四五节:"病者身热足寒,颈项强急,恶寒,时头热,面赤目赤,独头动摇,卒口噤,背反张者,痉病也。若发其汗者,寒湿相得,其表益虚,即恶寒甚。发其汗已,其脉如蛇。""暴腹胀大者,为欲解。脉如故,反伏弦者,痉。"

《浅注》解此节之痉为太阳痉,不知刚、柔二痉,乃太阳伤寒、中风之变证,非痉病本证也。痉本肝病,《经》云风气通于肝,肝主筋,肝受风热,则筋脉抽搐而成痉厥矣。此节所论,乃厥阴肝痉,非太阳痉也,何也?太阳痉,当项背强几几,不当颈项强急,颈为少阳胆经所过之处,少阳与厥阴相表里,脏病及腑,故颈项强急。又目为肝窍,胆脉起于目锐眦,肝胆之风热上升,故目为之赤也。《浅注》解脉如蛇为强直之脉,变屈曲如蛇,屈曲者,左盘右折也,蛇形直而不曲,《经》所谓曲如蛇行者,肝之真脏见,为死脉,非痉脉也。痉脉直上下行,蛇形直,头尾者,寸尺小而关脉大也。痉病发汗后,阴阳两伤,阳伤则寸小,阴伤则尺小,邪小而腹大,脉如蛇在肝,故关脉大也。暴腹胀大者,肝邪传脾也,《浅注》解以"转忧为喜,冀其为欲"解,即首篇入腑即愈之义,况胀为有形之实证,大承气汤,即对病之良方矣。乃诊其脉如故,仍是如蛇之象,试问腹胀大,胃病耶? 脾病耶? 若为胃病,则邪已入腑,病当解矣,何以脉仍如故耶? 修园不知肝邪传脾,肝病虽欲解,而脾病已甚,肝脉在左关,脾脉在右关,肝邪传脾,病仍见于关部,是以脉如故也。若脉不如故,反伏弦者,脾邪传肾,少阴痉也。《浅注》解此为变而又变之痉,试问太阳痉为何痉? 一变为何痉? 再变为何痉? 质之修园,能不哑然自笑欤?

(《神州医药学报》1914 年 10 月)

驳唐容川《金匮补正》

沈筱卿

《金匮》痉湿暍篇第二十三节:"太阳中热者,暍是也。汗出恶寒,身热而渴,白虎加人参汤主之。"

容川云:"津生于气,气者,下焦水中之阳,化水为气,而上出于口,则为津,有津则口不渴,气出皮毛,则为卫气,以卫外为固,则不恶寒不汗出也。故主人参,秉北方水中之阳,化气为津为卫,知膏清热以下行,人参化气以上达。"容川此论,自表面观之,似真理充足,孰知其于经旨,迄未发明。所谓水中之阳者,肾阳也,肾阳化气以卫外,肾阳不足,则卫阳虚而恶寒,须用附子以救肾阳,非白虎加人参汤所能治也,白虎治阳明热病。太阳中暍,所以汗出者,病已转入阳明,表里俱热,故汗出,恶寒者,热伤气也,《经》云壮火食气。肺气伤,故恶寒,身热而渴者,邪已深入胃腑也。故用白虎汤以清热,加人参以补气生津。容川未明恶寒之原因有二。《经》云肾生气,卫气出于下焦,此言卫气之体也;肾阳虚,则卫气不能卫外而恶寒,当用附子以救阳。《经》又云心营肺卫,此言卫气之用也;肺气伤,不能运气以卫外,故亦恶寒也,当用人参以补气。容川但言水中之阳,非肾阳乎? 试问太阳中暍,能用附子否耶?

（《神州医药学报》1914 年 10 月）

《金匮》论之唐注概说

曹立诚

《金匮》论痉病,只载栝楼、葛根、承气三方,唐容川注谓均是治痉之变病,而以误汗误下亡血伤津为痉之止病。立诚读之,早生疑窦,后经业师卜锡霖指示解释,特为文辩论于后,以就海内方家指正。

《经》云:"诸痉项强,皆属于湿。"夏禹铸曰:"痉病皆由风湿而成,湿为本而风则标。是痉有刚痉、柔痉之别,无正病、变病之分,而大旨要不外乎内因与外因。"吾读《金匮》论痉篇中,首言致痉之由,继言痉病之象,终乃立栝楼、葛根、承气三方以治之。唐容川注谓是治痉之变病,非治痉之正病,余窃以为不然。夫痉病非无因而成者也。足太阳之脉,起目内眦,与足少阴之脉,皆循项缘脊,挟脊走足,故凡见有颈项强急、头痛面赤等证,无不从太阳而起。李士林所谓太阳中风,重感寒湿而变痉者也。《金匮》痉门,专为痉病而立,伤寒病见痉象,即当以治痉之法治之。栝楼、葛根、承气三方,是即仲圣治伤寒之痉病也。故凡伤寒而见杂病者,无不从杂病而治,何必分其为正病变病乎? 仲圣于三方之外,未另立方,以明伤寒痉证,由于外因,不同于内因者耳。若因误汗误下,去血过多,致伤真阴,阴伤血燥,则强硬之病作矣。景岳所谓病在血液者也,盖膀胱为津液之腑,少阴为精血之脏,阴血伤则水不涵木,肝阳鸱张,二经之筋病矣,致有戴眼反折、头摇口噤等证。治法当以补气血为主,如十全、大营煎、小营煎之类是也。唐氏未明内因、外因之说,而以正病变病注之,借宾定主,未免失仲圣之旨矣。

（《光华医药杂志》1936 年 11 月）

痉湿暍三种应列太阳篇论

沈德修[1]

国医自罹西医奴隶派之迭次摧残,几费经营,始克一日千里,是仇视我者,正鼓励我也。同人等日以中西合化为快,不责妄肆攻击,其度非不宏矣。无如肤浅者流,愈亲之,反愉疏之,使吾党互相研究,俾国医为世界冠,则若辈未必不俯首帖耳,向我乞怜矣。虽然,其进行之道,果安在哉?

盖吾国医药,肇自岐黄,成于仲景,荒渺无凭者,姑置无论。惟仲景《伤寒》一书,其精邃不可思议,惜流传既久,难免错误。如《太阳》篇,首中风,次伤寒,又次温病,竟将痉、湿、暍三种,概为抹煞。多数注者,从而和之,匪特抛却痉、湿、暍三种,并谓温病为借宾定主,不可与中风、伤寒并列,岂不谬哉?近陆氏《伤寒今释》曰:"太阳病中,有不恶寒之证,别于伤寒中风,名之为温病风温也。"其立言如此,是谓中风伤寒,为太阳正病,温病风温,亦为太阳正病。以余释之,不独温病风温,宜列《太阳》篇,即痉、湿、暍三种,亦宜列《太阳》篇,非创论也。盖盐山张锡纯氏有云:"温病治法,均载《伤寒论》中。"(另有专论)余细玩痉、湿、暍三种治法,原不出《伤寒论》外。叔和王氏编次《伤寒论》,竟于《太阳》篇,遗漏痉、湿、暍三种,毋乃智者千虑之一失也。或曰:不然,《伤寒论》专治伤寒书也,中风病,尚属连类及之,何有温病哉?又何有痉湿暍哉?余曰:子何迂拙乃尔!仲圣有序撰用《素问》《难经》作《伤寒论》,自是以二书为宗旨。一曰热病皆伤寒类也,一曰伤寒有五,由此观之,则亦淫中人,皆可以伤寒称之,盖广义也。惟发热无汗,身体疼痛,脉阴阳俱紧者,乃狭义之伤寒。彼发热汗出恶风,脉浮缓之中风病,本中冬令之寒风,与春、夏、秋三时之贼风不同。故论中凡称中风者,或兼挟寒之风;惟称伤寒者,不仅伤寒,风与暑、湿、燥、火,均在其中。叔和王氏于《太阳》篇,

---

① 沈德修(生卒年不详):1930年任武汉中医公会委员。

遗漏痉、湿、暍三种,自知不合,特于结尾补之曰:"伤寒所致,太阳痉、湿、暍三种,宜应别论。"其旨不甚显哉!注者因痉、湿、暍等条,详于《金匮》,并将《伤寒》结尾之痉、湿、暍三种删去,不知其用意何在也。如谓痉、湿、暍,均属杂证,宜列《金匮》,何以痉、湿、暍等条,皆称太阳病乎?既称太阳病,自应列《太阳》篇也,此其一。若以条下未立主方,不宜列《太阳》篇,师盖示人因证用药,不可拘也。夫温病条下未立主方,既可列《太阳》篇,岂痉、湿、暍条下未立主方,独不可列《太阳》篇乎?此其二。且《金匮》全书,冠六经之名目者不数觏[1],惟痉、湿、暍,皆称太阳病,是他证非太阳病,惟痉、湿、暍,乃太阳病,此其三,有斯数者,则痉、湿、暍三种,应列《太阳》篇也,有断然者。

至痉、湿、暍三种讲义,自有各家解释,兹不赘,所恳者当代国手,编《伤寒》教授,将痉、湿、暍等条,列中风、伤寒、温病之后,庶较附于结尾更妥也。若《金匮》所立各方宜从略,效前温病条例可耳。夫如是,则《伤寒》之次序不紊;夫如是,则国医之声价愈增。未几报载上海医师公会(西医),向国民会议提议,要呈请中央,将西医改为国医云云,是余前谓若辈俯首帖耳,向我乞怜之言验矣。同人等其共勉之。

(《医界春秋》1931 年 10 月)

痉湿暍证皆太阳病论

徐召南[2]

百病之生,虽有内因、外因、不内外因之分,总不能离乎六经。太阳经行身之表,凡六淫之邪,皆不能离皮毛而犯经络脏腑。太阳首当其冲,故不独痉、湿、暍三证可冠以太阳病,即风寒燥火,亦不得谓非太阳病也。《难经》所以列伤暑、温病于伤寒,亦伤于太阳寒水之意也。夫发汗为太阳第一要法,

---

① 觏(gòu):遇见。
② 徐召南(生卒年不详):字伯英,清末民初名医,广陵(今江苏扬州)人。著有《评注产科心法》《重订古本难经阐注》等。

外邪客于表者,莫不始于闭汗,皆可一汗而解。故《内经》言"因于暑,动则喘喝,静则多言,体若燔碳,汗出而散"及"湿上盛而热,治以苦温,佐以辛甘,以汗为故而止",正与长沙冠太阳病于痉、湿、暍证密合也。

(《医学杂志》1923 年 6 月)

《金匮》痉病篇之研究

任济康[①]

痉者强直劲硬之谓,乃燥病也。本文曰:"太阳病发热无汗,反恶寒者,名曰刚痉。"又曰:"太阳病发热汗出,而不恶寒者,名曰柔痉。"此言外感致痉之因。《医门法律》云:"痉反病,强直反张病也,其病在筋脉,筋脉拘急,所以反张,其故在血液,血液枯燥,所以痉挛。"此言内伤阴液致痉之因。可见外感内伤,皆足致痉明矣。兹关于《金匮》痉病之原文,加以详述之。

仲景对于本病之原因,说得甚详,其曰:"太阳病发汗太多,因致痉。"又曰:"夫风病下之则痉。"可知仲景对于于痉病之原因,亦主张阴伤液劫。然其所分刚、柔二种,不知所取何义,历代注家,均无正确之解释,葫芦依然,与后学以莫大的影响。以笔者之意解释之,其所列葛根、桂枝加栝楼、大承气三方及所主症状,虽属同病,而病情轻重悬殊。葛根证与桂枝加栝楼证,是属外感证兼见痉证,是乃轻证;大承气证,乃真正之痉病,是乃重证,与近代流行性脑膜炎相仿佛。从何知之? 可以其原文证之。其曰刚者,太阳病发热,恶寒无汗,麻黄证之简称也,与痉亦无涉,如太阳病之刚证,兼见背反张、脚挛急、头摇口噤之痉病者,其治法宜易麻黄而改葛根法,方中仍用麻、桂,太阳之刚证未去也,加甘、芍、葛根甘酸化阴,养荣生津,舒筋清热,治其兼见之病也。其曰柔者,太阳病发热,不恶寒汗出,桂枝证之简称也,与痉无涉,亦如太阳之柔证,兼见背反张、脚挛急、头摇口噤之痉病者,其治法宜桂枝加

---

① 任济康(生卒年不详):1940 年上海新中国医学院第四届毕业生。

栝楼法,方用桂枝,太阳之柔证仍在也,加栝楼之清热润燥,和荣生津,治其兼见之病也。

其原文又曰:"痉为病,胸满口噤,卧不着席,脚挛急,必龂齿,可与大承气。"夫大承气乃峻下猛攻之剂,可见此证之邪热已归肾腑。然其胸满口噤、卧不着席、脚挛急、龂齿诸证,巧与近世流行性脑膜炎证相吻合,若进以大承气,可奏急下存阴之诱导疗法,减低脑部之炎证及血压,惟是否一定能挽命于顷刻,即笔者亦怀疑不决。

然痉病既有真假之分,真者即指脑膜炎而言,假者即指感冒证而言,然则其病证之初起末期,何以别之? 查脑膜炎有化性、结核性、流行性数种,是篇提及者,乃流行性也,初起必由头疼而续发恶寒身重,后脑部剧痛拒按,继则热度高升,项部强直,角弓反张,卧不着席,手足挛急,神昏谵语。假性(感冒性)者,乃纯粹之外感证,初起形寒发热,咳嗽鼻塞,头疼作胀(未必限于后脑部),间或牵涉神经者,而兼见头项强痛之轻微痉证,与真性(脑膜炎性)之严重痉证,岂可同日而语? 诊断时以此鉴别。

如此分拆详述,谅读者总可眉目一清。惟有执古不化之经方派者,每遇流行性脑膜炎时,辄书大承气以进,自夸深得长沙之秘,不知治脑部之羚羊、犀角等,却着灵效,反乘而不用,胆大妄为,冒险之事,莫此为甚。又有强以痉病解释脑膜炎者,不知痉病范围至广,脑膜炎乃此证之一,岂可削足就履耶?

(《新中医刊》1939 年 3 月)

《金匮》痉病之检讨

英　华

痉湿暍病脉证

第十八节——太阳病,发热无汗,反恶寒者,名曰刚痉。太阳病,发热汗出,而不恶寒,名曰柔痉。

第十九节——太阳病,发热,脉沉而细者,名曰痉,为难治。

第二十节——太阳病,发汗太多,因致痉。

第二十一节——夫风病,下之则痉,复发汗,必拘急。

第二十二节——疮家,虽身疼痛,不可发汗,汗出则痉。

第二十三节——病者身热足寒,颈项强急,恶寒,时头热,面赤目赤,独头动摇,卒口噤,背反张者,痉病也。若发其汗,寒温相得,其表益虚,即恶寒甚。发其汗已,其脉如蛇。

第二十四节——暴腹胀大者,为欲解。脉如故,反伏弦者,痉。

第二十五节——夫痉脉,按之紧如弦,直上下行。

第二十六节——痉病有灸疮,难治。

第二十七节——太阳病,其证备,几几然,脉反沉迟,此为痉,栝楼桂枝汤主之。

第二十八节——太阳病,无汗而小便反少,气上冲胸,口噤不得语,欲作刚痉,葛根汤主之。

第二十九节——痉为病,胸满口噤,卧不著席,脚挛急,必齘齿,可与大承气汤。

痉病十二条,现在将条文不解,备列一格,以供参考,先就其整个痉病来解释之。这里的痉病,是脑脊髓中枢神经的病,我们可以拿《金匮》的原文,分为七点,来证明如下。

(一) 中医所云的痉病症状,究属何病?

痉者乃强急也,其主要症状有四种:一背反张,二口噤,牙关紧,三项强,四脚挛急,抽筋。

巢氏《病源》《千金方》以及明清迄乎近代,所述之疾病,均指上列四证之疾病而言,于《金匮》中,亦可证明痉为以上四证无疑,举例如二十三节、二十八节及二十九节是为明证矣。

以上举例之三条,均为《金匮》之原文,观此三条,可知痉病之主要症状,为项强、背反张、口噤、脚挛急,此四者,皆为脑脊髓中枢神经之病,然则中医所云之痉病,其为脑脊髓中枢神经脑脊髓膜炎及破伤风等之疾病无疑矣(因脑脊髓中枢神经病,可分为二种:一脑脊髓膜炎;二破伤风,破伤风之菌,分泌毒素,由创口而侵犯中枢神经,即能发生痉挛之症状)。

(二) 仲景曾否将太阳病的项背强,与痉病的项背强弄错?

其实仲景甚明了痉与太阳病之症状,同为项背强,而定脉浮者为太阳病,脉沉迟者为痉病。我们知道仲景诊断的能干,这是决不会弄错的。《金匮》曰:"太阳病,其证备,身体强,几几然,脉反沉迟,此为痉。"于此即可证明矣!

(三) 解释者之错误

《金匮》所云痉病的症状,明明是脑脊髓中枢的病,而是脑脊髓膜炎及破伤风,《金匮》的痉病,既是脑脊髓病,《金匮》痉病的症状,是脑脊髓病的症状,这本来是很对的。有人却解作《金匮》痉病的症状,是末梢神经的病,误以为《金匮》不该将脑脊髓病的症状,放到末梢神经的病中去淆混,他于是说仲景不能将脑脊髓病和末梢神经病区别,以为仲景错误之点。殊不知仲景所说的痉病,就是脑脊髓的病,而不是末梢神经的病呀! 仲景根本没有错误,这其实是误解者自己的错误呢!

(四) 误解的原因

误解者为什么说《金匮》的痉病,是末梢神轻的病,而不是脑脊髓中枢神经的病? 可是,这究竟什么缘故呢? 当然错误者亦有错误的见解,因为他见《金匮》治疗痉病的方剂,是与治太阳病末梢神经疾患的方剂相吻合,因而推想到《金匮》痉病的项背强,与太阳病的项背强,同为末梢神经的疾病,而不是脑中枢的疾病,这就是误解《金匮》痉病是末梢神经病的原因。

(五)《金匮》痉病的方剂,可否治脑脊髓膜炎及破伤风一类的疾病?

要知《金匮》治痉的方剂,可否治上述二病,先要明白上述二病的现在治疗方法。

现在对于破伤风,已发明有破伤风血清,可以注射,在军队中,一时没有血清时,也可以用硫酸镁的溶液来代替。破伤风虽已有较为特效的药,能原因治疗,但也非必效,也须参用对证疗法以辅助之,如水杨酸吗啡等。

脑脊髓膜炎,在并无特效药发明的时候,惟有用对证疗法了,所以仲景对于痉病初起,用发汗解热剂葛根汤、栝楼桂枝汤,也是可以的。在脑脊髓膜炎初起,发热恶寒的时候,因尚无特效药以治之,惟有采用对证药,在这个时候,西医们用的是发汗解热阿司匹林,国医何尝不是如此? 痉病中的葛根汤、栝楼桂枝汤,岂不是与阿司匹林一样的能发汗解热吗? 如此看来,仲景用发汗解热的方法,又何尝会错呢? 误解者以为脑脊髓的病,是不应该用同末梢神经一样的方法来治疗的,所以说仲景是错了! 其实仲景在二三千年前的时候,只有对证疗法,他亦知道用葛根汤与栝楼桂枝汤治疗痉病,是不一定会好的。不过,若能减低病人的热度,也暂时可以使病证轻快缓和的。

(六) 用发汗解热剂的时期

葛根汤与栝楼桂枝汤两方,不过用于痉病之初期。用栝楼桂枝汤时,须在口噤、背反张、脚挛急、项强四主要症状未发现的时候,方才可以用之,此是脑脊髓膜炎初起时的症状。用葛根汤亦是在痉病初起,不过除太阳病的症状以外,仅仅加上口噤的症状时,才可用之,此即破伤风初起时之症状。因为初起的时候,病势尚在轻松之时也。至痉病症状完备的时候,则以上二方,均不可用,此时惟有应用大承气汤。但是大承气汤能否切实治愈,仲景也无相当把握,故曰,可与大承气汤。根据《金匮》原文以推想之,仲景之用葛根汤及栝楼桂枝汤者,也不过用于痉病之初期耳。

热度愈高,其病愈剧,因痉乃是神经病,若热高时,神经也愈兴奋,所以病势愈剧。在初起的时候,用了发汗能热剂,是有益无害的,即使不能完全治愈,于身体也无损伤。

葛根汤在《伤寒》中,固然可以治末梢神经的病,但是在《金匮》中,用以治痉病之初起,也有缓和其症状的效果,并非痉病的禁剂。误解者以为治痉病不该用葛根汤及栝楼桂枝汤,是错了,要知上二方,非绝对不能治痉病,更非绝对为痉病之禁剂,用解热剂于发热的病,有什么不该呢?!

(七) 结论

可分为二点如下:一《金匮》的痉病是脑脊髓中枢神经的病,《金匮》痉病的疾状,是脑脊髓膜炎及破伤风等病的症状。二《金匮》痉病的方剂,可用于脑脊髓中枢神经的病,就是可用以治脑脊髓膜炎破伤风初起的病。

（附）栝楼桂枝汤

栝楼根二两　桂枝三两　芍药三两　甘草二两　生姜三两　大枣十二枚

葛根汤

葛根四两　麻黄三两　桂枝二两　芍药二两　甘草二两　生姜三两　大枣十二枚

大承气汤

大黄四两,酒洗　厚朴半斤,炙,去皮　枳实五枚,炙　芒硝三合

（《新中医刊》1939年7月）

痉厥湿暍证之我见

赵子刚

痉者,筋病也。六气咸能致痉,首犯太阳,以太阳为一身之外藩,其脉起于目内眦,上额交巅,还出别下项,夹脊抵腰中。患痉则筋脉拘急,项强背反张者,缘邪犯太阳筋脉故也。《经》曰:"诸痉项强,皆属于湿。"又曰:"诸暴强直,皆属于风。"张介宾曰:"血液枯燥,故筋挛,以是知痉之为病,肇于湿,化于风,成于燥。证虽险恶,治之得法,亦可向愈。顾痉、湿、暍三者合为一编,其中必有精义存也。"考喻嘉言曰:"春分以后,秋分以前,阳少相火,少阴君火,太阴湿土,合行其政。天之热气下降,地之湿气上升,暑、湿、热三气交蒸,种种病变,由是丛生。痉、湿、暍三者,实有连带之关系,故曰,与伤寒相似又宜应别论也。"喻氏以热、湿、暑三气列为一门,最得仲景之旨。独是湿热之病人,外窜经脉则为痉,内窒膻中则为厥。今之痉者每与厥并见,而仲圣不言及为厥,以《金匮》所论,尚属伤寒范围,邪偏在外。然观痉之重者,身热、足寒、面赤、头摇、口噤,其去厥,盖止一问耳。若与《伤寒论》太阳篇第七条,误发风温汗,若被火者,剧则如惊痫时瘈疭,此类而观,则痉与厥相差之点,其义亦可恍然悟矣。

（《文医半月刊》1936年8月）

读《金匮》痉证论书后

彭承中

　　痉，筋病也。筋生于肝，肝主风而藏血，血不足则风生而病痉。又《经》云：阳气之精者养神，柔者养筋。阳气者肾之所生，而运行津液以荣养周身之筋焉。使津少而筋燥，则痉病亦于是乎生。由是观之，痉也者，血枯津少而成者也。然津血之枯少，一由火热之无制，二由汗下之非宜，况产后金疮之去血已多，又何堪过当之汗下乎？至疮家之脓，亦津血之所化，故名虽去脓，实去无形之津血，其不宜汗下也。可以类推，若火热之无制，纵无外感之触，而火极风生，尚有内燔之虑，乃又重之以外感，继之以汗下，津血既亡，火焰愈炽，其为胸满口禁、卧不著席、齘齿脚挛急之种种危状，可以预必。虽然少阳、阳明、两关津液，而阳明又为水谷之海，宗筋之主，今欲医治痉证，则二经重矣。然厥阴主风，若津血虽亏，而无贼风之外袭，肝风之内炽，亦只能自为他证，而头摇背反之种种风象，决无由见。况筋生于肝，赖血以养，血脱尚有筋脉挛急之证，况又济之以风乎？故陈修园之《医学从众录》，以痉与癫痫、厥逆、瘫痪各证同论，而归之厥阴，示人于乌梅丸、风引汤，求其治法洵为卓见。是厥阴之于痉证，则又重矣。且不观痉证死候之眼小目瞪，危候之口噤，轻证之项背几几、独头动摇，何一非肝与筋之病耶？《内经》云：诸暴强直，肢痛缭戾，里急筋缩，皆属于风。此岂非肝生风之谓耶？虽然痉之为证，风固重矣，而火则又甚焉，彼胸满口噤，内火上炎矣，齘齿少阴火亢矣，温病热入肾中则痉，及痉病腹满二便闭，此热极生风，毫无忌惮矣。太阳病其证备，身体强几几然，脉不浮数而沉迟，汗出不恶寒，此痉之柔者也；太阳病无汗恶寒，而小便反少，气上冲胸，口噤不得语，此痉之刚者也；太阳病中风而痉，若有灸证，风火交煽，真阴立亡，此痉之难治者也；痉病胸满口噤，卧不著席，脚挛急齘齿，此痉之危者也；产后恶露不尽，少腹硬急成痉，此痉之挟瘀者也；金疮微伤，去血少而亦成痉，以其人素热，风得乘而为祟，此痉之挟热者也；疯犬咬伤，风毒入腹成痉，此痉之挟毒者也；小儿痫热盛成痉，此痉之挟痰者也；溃疡去脓过多，为风所袭而痉，此痉之挟虚者也；风、寒、湿杂揉成痉，此痉之挟寒湿者也；过汗表虚，汗不止成痉，此痉之伤寒者也。总之除有挟成痉以外，而为痉之正证者，大致不离上热下寒之状。彼足寒、足挛急、小便少，皆气不下行，以致下寒之证也；头热目赤面赤，气上冲胸而满，口噤不得语龂齿，皆气反上逆，以致上热之证也。而治之者，若有兼则视兼证治之，若无兼则补血降火平肝，乃一定不易之法门。又思痉证之成，以血之枯，津之少，故前贤医治之法，动以汗下为戒，然瓜蒌桂枝汤、葛根汤、小续命汤、桂枝合补血汤，皆发汗法也，大承气汤，乃大下法也，何又不顾及津血乎？不知邪盛能耗正，故发汗不可缓；火炽必亡阴，故下热最为急。无非以汗下之得宜，不但不至耗津血，反以保津血；汗下之非宜，不但不能去邪热，而适以亡血津。由是观之，痉之成也，成于体之偏者一，成于邪之侵者一，成于医之错者又其一。噫！体偏邪侵吾何力焉？若成于医之错者，苟非天良灭绝，何可不懔懔危惧乎？

（《医界春秋》1934 年 12 月）

补《金匮》柔痉之治法

王祥瑞

太阳之为病，脉浮头项强痛而恶寒，有汗者桂枝汤主之，无汗者麻黄汤主之，是桂枝与麻黄，同为治太阳正病之两大法门，而其区别，只在汗之有无耳。据此则太阳之变证治法，亦当因其汗之有无，以加减麻、桂二汤也。《金匮》痉病篇，仲景惟立一刚痉之法，而治柔痉之方阙焉。余每以有病无方为憾，继思仲景之用意极深，可于无方中以求方也。夫痉病之来源，乃因平素阴虚，外邪引动内风，郁成热证，虽当初起之际，见有太阳症状，而同时亦不无阳明证之表现，故无汗之刚痉，同乎太阳伤寒也。仲景于桂枝汤内加麻黄之辛窜，以解太阳之表，用葛根之辛凉，以散阳明之热，双方并进，为千古不易之法。有汗之柔痉,亦类乎太阳中风也,仲景虽未出方,然即其用意而推演之,则桂枝汤加葛根即可,盖其可活营卫以祛表虚之邪,又可解肌肉以清阳明之热也。虽然,余犹有论焉。阴虚者,痉病之远因也;风寒者,痉病之近因也。故刚、柔二痉,虽首当解散表邪,而尤须照顾阴津,审慎发汗之念,岂可忽略耶? 彼湿留经络,与血虚不能养筋,以及阳虚卫弱之痉,是皆当随证加减,万不得食古不化,刻舟求剑也。

(《现代中医》1935 年 3 月)

对于《金匮》治痉病用葛根汤大承气汤之疑点

俞培元

太阳病之所贵乎,麻、桂二汤解肌发表者,因太阳初受邪,达之向外,使从皮肤宣泄,其道最近,其势最顺,麻桂所以协助体温之反抗,使风寒迅速外发也。然伤寒治法之惟一要点,在顾全津液,津液亏,则热炽而无以承其制,故用麻、桂,皆取微似有汗,切忌大汗淋漓。未用承气之先,必须考虑周详,慎之又慎,皆所以防虚虚也。然亦有当汗不汗,当下不下,热向内攻,津液干涸,津液愈涸,热愈鸱张,延髓受影响,神经紧张,则挛急、龂齿、角弓反张等凶象备至。用香药引热入脑,或汗之再汗,津液受劫,热势愈亢,亦有此种现象。是即西籍所谓延髓炎、脑膜炎,中籍所谓痉病也。若是,则痉之病因,可得而知者,为延髓受病,神经紧张之故,延髓所以受病,由于热甚,热甚由于液干,液干由于发汗太过。若见此种病象,即可知其热已甚,液已干。热已甚,液已干,而犹用葛根汤之汗,大承气之下,窃甚疑之。若在痉病将见未见之时,急汗急下,即所以退热存津液,犹可说也。今无汗,小便少,气上冲胸,胸满、口噤,卧不着席,脚挛急,必龂齿,是痉病全见矣(无汗小便少,与诸证并提,疑亦热甚液干之故。尤注为风寒湿甚,与气相持,不得外达,亦并不下行云云,疑未妥洽)。痉病全见,而犹一味汗下,绝不用清热养阴、虫类熄风之药于其间,得毋犯虚虚之戒乎?《经》文明言"太阳病,发汗太多,因至痉"

"风病下之则痉,复发汗,必拘急""疮家虽身疼痛,不可发汗,汗出则痉",是痉病之属于热甚液干,绝无疑义。柯氏断为燥病,云不热则不燥,不燥则不成痉矣,有明证也。热无可热,燥无可燥,病危矣,势亟矣,犹不舍本而治标,得毋有硬长莫及之憾乎?再三思之,殊乏理路可以探索,吾故疑《金匮》此节,非仲景原文。世有明达之士,继起而讨论之,亦研究之一助也。

(《中国医学月刊》1928 年 11 月)

【编者按】 ···

本篇论述痉、湿、暍三病之证治。

痉者,《说文》"强急也",以项背强急、口噤不开,甚则角弓反张为主症。痉病之因,有外感、内伤二端,外感包括风寒、风热等,内伤则有阴虚、血虚、内风、破伤风之分。《金匮》本篇所论之痉,以外感为主。4、5、6 三条,点明痉之成因,如太阳病,发汗不误,误在太过,或风家误下,复发其汗,重伤津液,或疮家当用清热解毒之法,而误用辛温发汗,耗伤津液,皆能成痉。刚痉者,表实无汗,恶寒,为重感于寒,而见痉病症状;柔痉者,表虚汗出,不恶寒,为风邪化热,外伤筋脉。其治可分三条,一中风,一伤寒,一温病。栝蒌桂枝汤治伤寒之刚痉,葛根汤治中风之刚痉,承气汤治阳明里实之刚痉,而柔痉未出方治,然以阴津亏耗,养血润燥、生津增液诸法,启发后世。及后温病学家,于痉病治疗,代有发明,以补《金匮》之未及,然基础仍不离《金匮》也。

湿病邪在肌肉关节,以发热身重、骨节烦疼为主症。湿有外湿、内湿之分,而《金匮》本篇论湿,其条文题首曰湿家、风湿、太阳病、伤寒等,虽或兼阳虚,或兼里湿,而仍当以外湿为主。观仲景将湿病列于痉和暍之间,而其论述痉、湿、暍三病皆以外感为主,则可知仲景之意也。湿病之治,今人皆云"燥湿",李东垣曰"治湿不利小便,非其治也",叶天士有"通阳不在温,而在利小便"之说,小便利,里湿一去,阳气得伸,湿痹可除。故仲景曰:"湿痹之候,小便不利,大便反快,但当利其小便。"湿邪致病,多兼夹风寒,而湿为阴邪,最易伤阳。表湿又与里湿,二者互相关联。外湿宜微发汗,兼顾阳气;里湿利其小便;上湿内药鼻中,宣泄通窍。治湿病当分表虚、表实、表里俱虚。

表实又有寒湿偏甚、风湿偏甚之别。无汗表实,治有寒湿之麻黄加术汤,风湿之麻杏苡甘汤,此风湿在表,当从汗解之正治法也。有汗表虚又有气虚、阳虚之分,不宜重发其汗,防己黄芪汤为实表行湿法,桂枝附子汤为表阳虚温经散湿法,白术附子汤为里阳虚补阳行湿法,甘草附子汤为表里阳虚助阳温经除湿法。

暍,《说文》"伤暑也",《玉篇》"中热也",中暍即中暑,暑为六淫之邪。中暍,即以发热自汗、烦渴溺赤、少气脉虚为主的病证,与《伤寒论》太阳风温证相似,后世所谓气分热证,故用白虎加人参汤清热益气生津。仲景另立"太阳中暍,身热疼重而脉微弱,此以夏月伤冷水,水行皮中所致也。一物瓜蒂汤主之"一条,为伤暑夹湿之证,而瓜蒂苦寒,《本经》主身面四肢浮肿,下水,近人已少用,或可用《局方》藿香正气散芳香燥湿祛暑而不伤阳。李东垣又另立阳暑、阴暑之名,谓其居高楼堂厦,恣啖生冷瓜果,畏热贪凉,当汗不汗,感受阴暑之气,用大顺散,干姜、肉桂、杏仁、甘草,为日从证之方,其实即夏月中寒、阴证,与暑根本无涉,又何必出此阴暑之不通名义,迷惑后人? 东垣之名,或败于此。

百合狐惑阴阳毒病脉证治第三

--------------------------------- ᕦᕴᕤ ---------------------------------

【原文】

（1）论曰：百合病者,百脉一宗,悉致其病也。意欲食,复不能食,常默默,欲卧不能卧,欲行不能行,欲饮食,或有美时,或有不用闻食臭时,如寒无寒,如热无热,口苦,小便赤,诸药不能治,得药则剧吐利,如有神灵者,身形如和,其脉微数。每溺时头痛者,六十日乃愈;若溺时头不痛,淅然者,四十日愈;若溺快然,但头眩者,二十日愈。其证或未病而预见,或病四五日而出,或病二十日,或一月微见者,各随证治之。

（2）百合病,发汗后者,百合知母汤主之。

百合知母汤方

百合七枚,擘　知母三两,切

上先以水洗百合,渍一宿,当白沫出,去其水,更以泉水二升,煎取一升,去滓;别以泉水二升,煎知母取一升,去滓;后合和,煎取一升五合,分温再服。

（3）百合病,下之后者,滑石代赭汤主之。

滑石代赭汤方

百合七枚,擘　滑石三两,碎,绵裹　代赭石如弹丸大一枚,碎,绵裹

上先以水洗百合,渍一宿,当白沫出,去其水,更以泉水二升,煎取一升,去滓;别以泉水二升,煎滑石、代赭取一升,去滓;后合和,重煎取一升五合,分温服。

（4）百合病,吐之后者,用后方主之。

百合鸡子汤方

百合七枚,擘　鸡子黄一枚

上先以水洗百合,渍一宿,当白沫出,去其水,更以泉水二升,煎取一升,去滓,内鸡子黄搅匀,煎五分,温服。

(5) 百合病,不经吐下发汗,病形如初者,百合地黄汤主之。

百合地黄汤方

百合七枚,擘　生地黄汁一升

上以水洗百合,渍一宿,当白沫出,去其水,更以泉水二升,煎取一升,去滓,内地黄汁,煎取一升五合,分温再服。中病勿更服。大便当如漆。

(6) 百合病,一月不解,变成渴者,百合洗方主之。

百合洗方

上以百合一升,以水一斗,渍之一宿,以洗身。洗已,食煮饼,勿以盐豉也。

(7) 百合病,渴不差者,用后方主之。

栝蒌牡蛎散方

栝蒌根　牡蛎熬,等分

上为细末,饮服方寸匕,日三服。

(8) 百合病,变发热者(一作发寒热),百合滑石散主之。

百合滑石散方

百合一两,炙　滑石三两

上为散,饮服方寸匕,日三服。当微利者,止服,热则除。

(9) 百合病,见于阴者,以阳法救之;见于阳者,以阴法救之。见阳攻阴,复发其汗,此为逆;见阴攻阳,乃复下之,此亦为逆。

(10) 狐惑之为病,状如伤寒,默默欲眠,目不得闭,卧起不安,蚀于喉为惑,蚀于阴为狐,不欲饮食,恶闻食臭,其面目乍赤、乍黑、乍白。蚀于上部则声喝(一作嘎),甘草泻心汤主之。

甘草泻心汤方

甘草四两　黄芩三两　人参三两　干姜三两　黄连一两　大枣十二枚　半夏

半升

上七味,水一斗,煮取六升,去滓再煎,温服一升,日三服。

(11)蚀于下部则咽干,苦参汤洗之。

苦参汤方

苦参一升

以水一斗,煎取七升,去滓,熏洗,日三服。

(12)蚀于肛者,雄黄熏之。

雄黄熏方

雄黄

上一味为末,筒瓦二枚合之烧,向肛熏之(《脉经》云:病人或从呼吸上蚀其咽,或从下焦蚀其肛阴,蚀上为惑,蚀下为狐。狐惑病者,猪苓散主之)。

(13)病者脉数,无热微烦,默默但欲卧,汗出,初得之三四日,目赤如鸠眼,七八日,目四眦(一本此有黄字)黑。若能食者,脓已成也,赤豆当归散主之。

赤豆当归散方

赤小豆三升,浸令芽出,曝干　　当归

上二味,杵为散,浆水服方寸匕,日三服。

(14)阳毒之为病,面赤斑斑如锦文,咽喉痛,唾脓血,五日可治,七日不可治,升麻鳖甲汤主之。

(15)阴毒之为病,面目青,身痛如被杖,咽喉痛,五日可治,七日不可治,升麻鳖甲汤去雄黄、蜀椒主之。

升麻鳖甲汤方

升麻二两　　当归一两　　蜀椒炒去汗,一两　　甘草二两　　雄黄半两,研　　鳖甲手指大一片,炙

上六味,以水四升,煮取一升,顿服之,老小再服,取汗(《肘后》《千金方》,阳毒用升麻汤,无鳖甲,有桂;阴毒用甘草汤,无雄黄)。

金 匮 新 义

祝味菊

百合狐惑阴阳毒病脉证并治第三

（四五）论曰：百合病者，百脉一宗，悉致其病也。意欲食，复不能食，常默默，欲卧不能卧，欲行不能行，饮食或有美时，或有不用闻食臭时，如寒无寒，如热无热，口苦小便赤，诸药不能治，得药则剧吐利，如有神灵者，身形如和，其脉微数。每溺时头痛者，六十日乃愈；若溺时头不痛，淅然者，四十日愈；若溺快然，但头眩者，二十日愈。其证或未病而预见，或病四五日而出，或病二十日，或一月微见者，各随证治之。

注：此示神经疾患，故曰百脉一宗，患致其病也。神经虚性兴奋，最易疲劳，故常见文中所述之矛盾证象。病之本源在神经，不在其他组织，故非通常之药所能治。大凡神往疾患，必得长期适当之调养，方能治愈，故曰六十日、四十日、二十日也。文中所述之口苦、小便赤、脉微数，为此病之特征，溺时头痛，或溺时头不痛淅然，或溺时快然，但头眩，为此病轻重之征。然各证有见有不见，有此时不见而彼时见，有不必全见而仅微见者，故当随证消息以为治。

解：〔百合病〕谓神经衰弱，因营养不良，而成虚性兴奋之症状。名百合者，因百合能疗此病，病以药而得名也。

〔百脉一宗〕谓神经系统全部也。

〔意欲食，复不能食〕谓食欲虚性兴奋也。

〔常默默〕谓脑中枢疲倦，不耐语言之纷摄也。

〔欲卧不能卧，欲行不能行〕谓脑中枢烦摄之矛盾现象也。

〔饮食或有美时，或有不用闻食臭时〕谓食欲有时亢进，有时锐减也。

〔如寒无寒，如热无热〕谓末梢神经感觉错乱也。

〔小便赤〕谓老废物质过多也。

〔溺时头痛〕谓神经衰弱甚剧，溺时血液下降，脑中贫血，致感痛觉也。

〔溺时不头痛淅然〕谓神经衰弱较轻，溺时脑中尚不痛楚，仅微感寒意也。

〔溺时快然，但头眩〕谓神经衰弱更轻，溺时脑中刺激亦微，并无所苦，但觉眩晕也。

（四六）百合病，发汗后者，百合知母汤主之。

百合知母汤方

百合七枚，擘　知母三两，切

上先以水洗百合，渍一宿，当白沫出，去其水，更以泉水二升，煎取一升，去滓，别以泉水二升，煎知母，取一升，去滓，后合和，煎取一升五合，分温再服。

注：此示百合病误汗，津液伤而燥热者之治法也。

（四七）百合病，下之后者，滑石代赭汤主之。

滑石代赭汤方

百合七枚，擘　滑石三两，碎，绵裹　代赭石如弹丸大一枚，碎，绵裹

上先以水洗百合，渍一宿，当白沫出，去其水，更以泉水二升煎取一升去滓，别以泉水二升，煎滑石、代赭，取一升，去滓，后合和，重煎取一升五合，分温服。

注：此示百合病误下里虚，水谷失化者之治法也。

（四八）百合病，吐之后者，用后方主之。

百合鸡子黄汤方

百合七枚，擘　鸡子黄一枚

上先以洗百合，渍一宿，当白沫出，去其水，更以泉水二升，煎取一升，去滓，内鸡子黄，搅匀，煎五分温服。

注：此示百合病误吐中虚，脏气伤者之治法也。

（四九）百合病，不经吐下发汗，病形如初者，百合地黄汤主之。

百合地黄汤方

百合七枚，擘　生地黄汁一升

上以水洗百合，渍一宿，当白沫出，去其水，更以泉水二升，煎取一升，去

滓,内地黄汁,煎取一升五合,分温再服。中病勿更服,大便常如漆。

注:此示百合病之正治也。

(五〇)百合病,一月不解,变成渴者,百合洗方主之。

百合洗方

上以百合一升,以水一斗,渍之一宿,以洗身。洗已食煮饼,勿以盐豉也。

注:此示百合病按法治之,不解反渴者,病在表气未和,当从外治也。

解:〔渴〕谓分泌机能因神经衰弱失其调节,改津液不和也。

(五一)百合病,渴不差者,栝楼牡蛎散主之。

栝楼牡蛎散方

栝楼根　牡蛎熬,等分

上为细末,饮服方寸匕,日三服。

注:此承上条言,与百合洗方渴不差,则当更服栝楼牡蛎散以生津止渴,内外兼治也。

(五二)百合病,变发热者,百合滑石散主之。

百合滑石散方

百合一两,炙　滑石三两

上为散,饮服方寸匕,日三服。当微利者止服,热则除。

注:此亦示百合病变之治法。百合病本不发契,今反发契者,病在下焦水过不行,当利其小便也。按《千金》《外台》谓百合滑石散,治百合病,小便赤涩,脐下坚急,与本条互证,则义明矣。

解:〔发契〕谓皮肤膀胱分担排泄工作,膀胱机能窒碍,皮肤将增加任务,故发热也。

(五三)百合病,见于阴者,以阳法救之;见于阳者,以阴法救之。见阳攻阴,复发其汗,此为逆;见阴攻阳,乃复下之,此亦为逆也。

注:此示百合病与其他病证之治法不同,不同照常法在表治表,在里治里,当依《内经》用阴和阳、用阳和阴之义以为治也。例如发契为在表,以滑石利小便治其里,此见阳攻阴也,反之而发汗以解热,则为速也;渴者在里,

以百合说方其外,此见阴攻阳也,反之用下法以泻契,则为速也。

(五四)狐惑之为病,状如伤寒,默默欲眠,目不得闭,卧起不安,蚀于喉为惑,蚀于阴为狐,于欲饮食,恶闻食臭,其面乍赤乍黑乍白,蚀于上部则声喝,甘草泻心汤主之(喝,一作嗄)。

甘草泻心汤方

甘草四两(案:据《伤寒论》当有"炙"字) 黄芩三两 人参三两 干姜三两 黄连一两 大枣十二枚(据《伤寒论》当有"擘"字) 半夏半升(案:赵本作"半升")

上七味,水一斗,煮取六升,去滓再煎,温服一升,日三服。案:据《伤寒论》,"味"下脱"以"字。"三服"下,《外台》有"兼疗下利不止,心中愠愠坚而呕,肠中鸣者方"十八字。

(五五)蚀于下部则咽干,苦参汤洗之。

(五六)蚀于肛者,雄黄熏之。

雄黄

上一味,为末,简瓦二枚,合之烧,向肛熏。

注:狐惑病,旧说多不一致,《医说》云:"古之论疾,多取像取类,使人易晓,以时气声嗄咽干,欲睡不能安眠,为狐惑,以狐多疑惑也。"《金鉴》云:"狐惑,牙疳、下疳等疮之古名也,近时惟以疳呼之。下疳即狐也,蚀烂肛阴;牙疳即惑也,蚀咽腐脱牙,穿腮破唇。每因伤寒病后,余毒与湿䘌之为害也,或生斑疹之后,或生癣疾下利之后,其为患亦同。"或云:"亡津液,热毒内攻,乃湿郁热蒸取致也。"考之近代医学,古之䘌虫,即现今之细菌,湿热乃适于细菌发育之环境,故上列三说于狐惑病之解释为近似也。

(五七)病者咳数,无热微烦,默默但欲卧,汗出,初得之三四日,目赤如鸠眼,七八日,目四眦黑。若能食者,脓已成者,赤小豆当归散主之。

赤小豆当归散方

赤小豆三升,浸令芽出,曝干 当归十两

上二味,杵为散,浆水服方寸匕,日三服。

注:尤在泾曰:"按此一条,注家有目为狐惑病者,有目为阴阳毒者,要之亦是湿热蕴毒之病,其不腐而为虫者,积而为痈,不发于身面者,则发于肠

脏,亦病机自然之势也。仲景意谓与狐,惑阴阳毒,同源而异流者,故特论列于此欤?"

(五八)阳毒之为病,面赤斑斑如锦文,咽喉痛,唾脓血,五日可治,七日不可治,升麻鳖甲汤主之。

(五九)阴毒之为病,面目青,身痛如被杖,咽喉痛,五日可治,七日不可治,升麻鳖甲汤去雄黄、蜀椒主之。

升麻鳖甲汤方

升麻二两　当归一两　蜀椒一两,炒去汗　甘草二两　鳖甲手指大一片,炙　雄黄半两,研

上六味,以水四升,煮取一升,顿服之,老小再服汗。原注:《肘后》《千金方》,阳毒用升麻汤,无鳖甲有桂;阴毒用甘草汤,无雄黄。

按:狐惑及阴阳毒汤两证,古今说派纷歧,未获足论,原文亦欠详明,故未便强作能人也,姑摘录旧注数则以待证。

注:尤在泾曰:"毒者,邪气蕴蓄不解之谓。阳毒非必极热,阴毒非必极寒。邪在阳者为阳毒,邪在阴者为阴毒也。而此所谓阴阳者,亦非脏腑气血之谓,但以面赤斑斑如锦文,咽喉痛,唾脏血,其邪著而在表者谓之阳;面目青,身痛如被杖,咽喉痛,不唾脓血,其邪隐而在表之里者,谓之阴耳。故皆得辛温升散之品,以发其蕴蓄不解之邪,而亦并用甘润咸寒之味,以其安邪气扰经之阴。五日邪气尚浅,发之犹易,故可治;七日邪气已深,发之则难,故不可治。其蜀椒、雄黄二物,阳毒用之者,以阳从阳,欲其速散也;阴毒去之者,恐阴邪不可劫,而阴气反受损也。"

徐炙昭曰:"蜀椒辛热之品,阳毒用而阴毒反去之,疑误。《活人书》加犀角等四味,颇切当。"

《董氏医级》云:"此汤兼治阳毒、阴毒二证,阳毒用此方治,阴毒亦以此方去雄黄倍以椒为治,以阴毒不吐脓血,故去雄黄,阴盛则阳衰,故倍以椒也。大抵元阳之脏多阳毒,流衍之纪多阴毒也。但遇此证,按法施治曾无一验,凡遇此证,多以不治之证视之。"

(《新中医刊》1941 年 1 月、3 月、4 月)

金 匮 杂 记（一）

秦伯未

百合病以用百合而名，犹之中风之称桂枝证，伤寒之称麻黄证，考之于古，惟《内经》解㑊病似之，本无深远意义。释者乃谓百合百瓣一蒂，如人百脉一宗，因以命名取治，然则中风之称桂枝，伤寒之称麻黄，又将何以说耶？凡此皆无裨实际，徒费笔墨。

（《中医世界》1931 年 2 月）

金 匮 杂 记（二）

秦伯未著述　秦又安校订

百合狐惑阴阳毒病证治第三

（一）百合病

百合病之意义，说者谓肺朝百脉，分之则百，合之则一，故名。但以愚观之，百合病之得名，直因其用百合，与伤寒之称麻黄证、中风之称桂枝证同。百合病之原因，乃诸病后余邪未清，正气未复所致，与《内经》所称解㑊病相类。故所谓百脉一宗，悉致其病者，其义当指一切病后皆能致之，不得专从肺朝百脉主论也。试观其见证，俱属病后遗热可知。

（二）百合知母汤

百合病之治法，惟"清润"二字，可以尽之，故汗后用知母，下后用滑石，吐后用鸡子，不经吐下发汗用地黄，其因其药虽异，其理其效相类，即《内经》用阴和阳之法也。

（三）狐惑

狐惑病即巢元方所谓蟨病，状如伤寒，默默欲眠，目不得闭，卧起不安，不欲饮食,恶闻食臭,面色乍赤乍黑乍白。盖蠚乱于心,有似伤寒少阴热证,虫扰于胃,有似伤寒阳明实证,虽虫病而能使人惑乱狐疑,因以为名。甘草泻心汤苦辛杂用,足胜杀虫之任。苦参汤、雄黄熏法皆清燥杀虫之品,遂以为主方也。唐容川引《葩经》"为鬼为蜮"句,疑"惑"为"蜮"字传写之误,亦通,惑短狐,含沙射人影则病,盖"狐""蜮"二字对举者也。

(四)赤豆当归散

赤豆当归散一证,注家或目为狐惑病,或目为阴阳毒,要之亦湿热蕴毒之候,其不腐而为虫者,则积而为痈,不发于身面者,则发于肠脏,病机自然之势也。意者仲景认为与狐惑、阴阳毒,同源而异流,故特附列之欤!

(五)阴阳毒

阳毒用升麻鳖甲汤,阴毒反去雄黄、蜀椒,于是读者疑其有误。不知毒者邪气蕴蓄不解之谓,阳毒非必极热,阴毒非必极寒,邪在阳者为阳毒,邪在阴者为阴毒也。而此所谓阴阳者,亦非脏腑气血之谓,但以邪著而在表者谓之阳,邪著而在表之里者谓之阴,故皆得用辛温升散之品,以发其蕴蓄不解之邪,亦并用甘润咸寒之味,以安其邪气经扰之阴。说见《金匮心典》,极觉透彻;黄坤载目为甲木乙木之邪,既未当;赵献可目为瘟疫,亦似是而非。

(《中医指导录》1934 年 7 月)

《金匮要略》新论

姜春华　单培根

百合狐惑阴阳毒证治第三

百合病

百合病仅论曰一条述证较详,似属神经衰弱(或希斯的里)。

论曰:百合病者,百脉一宗,悉致其病也。意欲食,复不能食,常默默,欲卧不能卧,欲行不能行,饮食或有美时,或有不用闻食臭时,如寒无寒,如热无热,口苦,小便赤,诸药不能治,得药则剧吐利,如有神灵者,身形如和,其脉微数。每溺时头痛者,六十日乃愈;若溺时头不痛,淅然者,四十日愈;若溺快然,但头眩者,二十日愈。其证或未病而预见,或病四五日而出,或病二十日,或一月微见者,各随证治之。

按:本条丹波元简云,魏氏以此证断为气病,而今验之于病者,气病多类此者,然下条百合诸方,并似与气病不相干,故其说虽甚巧,竟难信据。按魏氏所谓气病,即指神经机能之病。丹波以为百合诸方与气病不相干,盖百合未必能治此种病也,于此可反证《金匮》作者治病之无能。

《千金》云:"伤寒虚劳,大病已后不平复,变成斯疾。"按急性传染病及身体衰弱者,往往成希斯的利、神经衰弱等病,兹将二病略述如下,以资参证。

希斯的里病,为大脑皮质官能的疾患,其知觉运动上精神具备侵袭,故感觉感情呈障碍,而为他人或自己之观念所左右。本病有遗传性,多发于十五岁至二十五岁之虚弱女子,凡使神经系抵抗微弱之条件,皆能诱发本病,故身体过劳、食物不良、运动不足、传染病后、中毒、新陈代谢病、血液病及外伤等,为其原因,精神感动亦为其诱因。本病因大脑皮质障碍,尤以意思被侵袭,故其证发生,与病的观念有直接关系,倘患者有除去其疾患之意,其病即治,且其证候,忽隐忽现,一见若重笃之证,而瞬时即轻快或消失,此为本病之特征。本病证候复杂,不胜枚举,约记其要领如下。

知觉障碍:(A)知觉过敏,患者五官过敏,喜居暗室,厌音响,常人所不能嗅味之香气及食物痕迹,皆能感觉。知觉过敏,或自顶至踵,或于身体一定部位发生疾病,如神经痛,或有疼痛性压点,压之则发作,或既作者,因以消失,其他脊柱、关节、卵巢、肝、肾、膀胱等,亦发知觉过敏。(B)头痛,持续性或发作性,蔓延性或限局性,如钻如刺,或如卵圆形之寒冷物质占居头内。(C)知觉异常、恶香气,好不快之臭气,或发异嗜证,嗜恶味之食物及常人所不能食之物,对于人及动物则发嫌恶之感,或有球状物,虫样物自下腹部上升至颈部,而停止之感,往往皮肤知觉异常,有冷感、温感,及蚁走感,或发胸内苦闷,心悸亢进,心动停止,呼吸困难等证。(D)知觉麻痹,皮肤知觉失亡为本病之频发证,斑状或岛屿状,或在全身,或在偏侧,半侧知觉亡失,或各种知觉脱失,或仅触觉、痛觉脱失,或饥饿及口渴消失,其麻痹不依神经径路,且隐现无常,视野缩小,视力减退或消失。

运动障碍:(A)痉挛、强直性或间代性,发于一二筋肉,或侵及肌群,其范围持续及强弱种种不定,或发半侧舌唇之颈直,或侵及背肌而发角弓反张,或发咽下欠伸喷嚏失笑啼泣之痉挛,或现于发作性咳嗽气逆、嗳气、心悸亢进及呼吸困难等证,或因膀胱括约肌痉挛而发尿闭,利尿肌痉挛而淋沥,食管痉挛而咽下困难,有时发生振颤。(B)麻痹或完全或不完全,或为单纯,或为偏瘫,截瘫,其官能麻痹为不全麻痹之固有者,如在床内,其足部运动如常,然不能起立步行,觉带运动如常,而不能发声,其他咽肌食管肌麻痹,则咽下困难,或不能,膀胱括约肌麻痹而尿淋沥,利尿肌麻痹而尿闭,但颜面肌舌及眼肌麻痹者甚稀,麻痹之忽隐忽现,为本病固有者,常于精神兴奋或痉挛发作后见麻痹症状之隐现。(C)短缩,发于上肢之屈肌,下肢之伸肌,若咬肌短缩则成牙关紧急,偏侧项肌短缩则成斜颈,偏侧舌肌短缩则舌倾斜,背肌短缩则脊柱弯曲。

(《中国医药月刊》1942 年 6 月)

金匮新义(百合病篇)

余无言[1]

原文:百合病者,百脉一宗,悉致其病也。意欲食,复不能食,常默然,欲卧不能卧,欲行不能行,饮食或有美时,或有不欲闻食臭时,如寒无寒,如热无热,口苦,小便赤,诸药不能治,得药则剧吐利,如有神灵者,身形如和,其脉微数。

余无言曰:诸家于本病解释,扭捏难通,病名百合,尤为费解。谓为百

---

[1] 余无言(1900—1963):江苏阜宁人,先后在上海中国医学院等任教并从事临床工作。新中国成立后至卫生部中国中医研究院(现中国中医科学院)、北京中医学院(现北京中医药大学)任职。临床以伤寒、温病为长,著有《伤寒论新义》《金匮要略新义》《实用混合外科学》《翼经经验录》等。

脉一宗,悉致其病,因名百合,总嫌牵强。余意治方均用百合,或即百合汤证之简称耳,如桂枝证、麻黄证之类是也。次就病原言之,或谓系独立性病,或谓系伤寒之一种,因之名曰百合伤寒者,更属难通。详考《千金》《外台》,乃知此为重证伤寒之贻后病,必须长时间调摄,方可渐愈,即西医所谓续发性神经衰弱证是也,与原发于精神刺激及精神过劳者有别,不独伤寒证可有此贻后病,即其他一切热性病,如流行性感冒、发疹伤寒、疟疾、梅毒等,亦每有之,其症状千变万化,人各不同。兹就西医之学说证之,百合病之神经衰弱证,毫无疑义也。

据解剖生理之事实,吾人之神经,系发源于脑,出后头,下延髓,贯背脊,至尾椎。在项背者,分披如马鬃,在四肢者,放散如麋尾,此即中医所谓百脉一宗者是也。伤寒重证,病久伤津,大邪虽去,正元难复,全体内外津液,为热邪所消耗,各部组织,失于濡养,故现种种不足之症状,而常默然也。首以胃肠为甚,善饥与食欲缺乏,交替而至,对于食物,易致不快之感,呈神经性消化不良证,此即所谓意欲食复不能食,饮食或有美时,或有不欲闻食臭者是也。睡眠障碍颇甚,就寝后不易熟睡,或持续甚短,常现不安之幻梦,盖胸部之不安,及焦心苦虑,为睡眠障碍之主因,此即所谓欲卧不能卧者是也。运动机能,亦起障碍,筋肉易兴奋,而又易疲劳,每欲行走如乳燕试飞,力有不逮,却又中止,此即所谓欲行不能行也。患者于脑脊一系,常有疼痛感,或于荐部有灼热感,颜面则时而潮红,时而苍白,或交替而发,刺激其皮肤,则赤色经时不散,此即所谓如寒无寒,如热无热者是也。胃液分泌过多,常常口苦,尿量亦增加,或发尿意频数,中含磷酸盐多量,呈磷酸尿(phophaturie[①])之状,此即所谓口苦、小便赤者是也。病者有时默默无言,忧郁悲哀,心绪紊乱,健忘易怒,甚者呈强迫观念,及恐怖状态,于闭室则恐,于旷野亦恐,于孤独时则恐,于稠人中亦恐,见河流则恐,见高屋亦恐,闻大风则恐,闻响声亦恐,此等观念,遂使精神兴奋不安,而陷于忧郁,极甚者,每变为神经衰弱性之癫狂,此即所谓如有神灵者是也。其他尚有种种复杂之

---

① phophaturie:应为"phosphouria"。

症状,笔难尽述,举此为中医学说之反证,可以概其余矣。然此为大病后余邪不清之虚弱证,攻之不能,补之不可,且胃部时呈不安,胃酸过多,故诸药不能治,得药反剧吐利也。末谓身形如和,是表里已无疾苦也;其脉微数,是虚热而非实热也。

原文:每溺时头痛者,六十日乃愈;若溺时头不痛,淅淅然者,四十日愈;若溺快然,但头眩者,二十日愈。其证或未病而预见,或病四五日而出,二十日或一月后见者,各随证治之。

余无言曰:首条所言为病状,此条所言为预后,及其愈期长短之原理也。若溺时头痛者,为虚甚之象,盖人体内外津液,既感不足,如一处有液体之排泄,他处必呈反射性之不足的感觉,故久病之人,虚汗太多,则心悸而动,呕吐之甚,常手足发冷。本条之溺时头痛,总属津液下泄,故在上之头部,亦顿觉虚眩而痛也。此种情形,非一时所能恢复,故期以六十日也。若溺时头不觉痛,淅淅然者,则证较轻矣。淅淅,风声也,《文选》谢惠连咏牛女诗"淅淅振条风"可证。言头眩耳鸣而作响,如闻风声也,此虽虚象,但较头痛为轻,故期以四十日也。若溺时快然,而毫无所苦,但头微眩者,其虚象更轻微矣。即时调治,不久当愈,故期以二十日也。至于发生之先后,经过之久暂,自当神而化之,随证治之耳。

原文:百合病,不经吐下发汗,病形如初者,百合地黄汤主之。

余无言曰:病形如前条之状,而未经妄汗吐下者,即为百合地黄汤之主证也。既知百合之证,当知百合之效能,试详言之。考百合一品,《本经》称其甘平,主邪气、腹胀、心痛,利大小便,补中益气,而后世方书,又称其润肺、宁心、清热、止嗽、利二便、止涕泪,治浮肿胪胀、痞满寒热、伤寒、百合病云云。曩者先君子奉仙公,于伤寒温病等大邪既去,正气未复时,辄令病者常食百合,儿时不知其意,及稍长受医书,始渐知之。盖百合之为物,确有补益之功,且易消化,生者折之,有黏腻之液,而煮熟后则淡,其味苦而微涩,其质滑而微腻,汤熟即烂,稍迟则化为糊状,故服之最易消化也,中含淀粉质甚富,有益胃肠,又略含黏性之胶质,能增加津液,苦能健胃,滑可润肠,涩则固津,腻乃敛气,大病后之体弱者,最为相宜。

再佐以地黄养津清热，则一帆一桨，顺流而下，任其所之，而终可缓达彼岸矣。

百合地黄汤方

百合七枚，擘　生地黄汁一斤

上以水洗百合，渍一宿，当白沫出，去其水，更以泉水二升，煎取一升，去滓内地黄汁，煎取一升五合，分温再服。中病勿更服，大便当如漆。

《张氏医通》曰："石顽治内翰孟端士尊堂太夫人，因端士职任兰台，久疏定省，兼闻稍有违和，虚火不时上升，自汗不止，心神恍惚，欲食不能食，欲卧不能卧，口苦小便难，溺则洒淅头晕，自去岁迄今，历更诸医，每用一药，辄增一病。用白术则窒塞胀满，用橘皮则喘息怔忡，用远志则烦扰哄热，用木香则腹热咽干，用黄芪则迷闷不食，用枳壳则喘咳气乏，门冬则小便不禁，用肉桂则颅胀咳逆，用补骨脂则后重燥结，用知、柏则小腹枯瘪，用芩、栀则脐下引急，用香薷则耳鸣目眩，时时欲人扶掖而走，用大黄则脐下筑筑，少腹愈觉收引，遂致畏药如蝎，惟日用人参钱许，入粥饮和服，聊藉支撑。交春虚火倍剧，火气一升，则周身大汗，神气骎骎欲脱，惟倦极少寐，则汗不出而神思稍宁。觉后少顷，火气复升，汗亦随至，较之盗汗迥殊，直至仲春中浣，邀石顽诊之。其脉微数，而左尺与右寸，倍于他部，气口按之，似有似无。诊后款述从前所患，并用药转剧之由，曾遍询吴下诸名医，无一能识其为何病者。石顽曰：此本平时思虑伤脾，脾阴受困，而厥阳之火，尽归于心，扰其百脉而致病，病名百合，此证惟仲景《金匮要略》言之甚详。本文原云：诸药不能治，所以每服一药，辄增一病，惟百合地黄汤，为之嵩药。奈病久中气亏乏殆尽，复经药误而成坏病，姑先用生脉散，加百合、茯神、龙齿，以安其神，稍兼萸、连，以折其势，数剂稍安，即令勿药，以养胃气，但令日用鲜百合煮服之，交秋天气下降，火气渐伏，可保无虞。迨后仲秋，端士请假归省，欣然勿药而康。后因劳心思虑，其火复有升动之意，或令服左金丸而安。嗣后稍觉火炎，即服前丸，第苦燥之性，苦先入心，兼之辛燥入肝，久服不无反从火化之虞，平治权衡之要，可不预为顾虑乎？"

（《中国医学》1941 年 2 月）

《金匮》百合病见于阴者以阳法救之议

李近圣①

病理万端,方治无穷,苟不一隅三反,著者固难毕述,学者更无所施用焉。仲景著《伤寒》《金匮》,理本《灵》《素》,方集众圣,论证立方,无不针对。独《金匮》百合病篇所举,病源则大率营阴不足,肺胃燥热,方药则多属清金泄热,似乎百合病无阴证者,然篇中明云:"见于阳者以阴法救之,见于阴者以阳法救之。"阴阳对举,断无偏病,前者特见于阳者以阴法救之耳,见于阴者以阳法救之之证情方治,何为不一见也?岂仲景意以为学者当知反举而略之耶?抑叔和见方药中无百合即以为非百合证而去之耶?抑迭经变故而文有遗缺耶?去古已远,无由考证。然于仲景书中依其理按其文详而勘之,则伤寒桂枝证中"病人脏无他病,时发热,自汗出而不愈者,此卫气不和也,先其时发汗则愈,宜桂枝汤"一条,可以补之,何者篇中不云乎?百合病者,百脉一宗,悉致其病。夫脏腑各有其经脉,而经脉各有所主之脏腑,惟躯壳营卫之间,众脉之所归,有如江河之朝宗于海,此所谓百脉一宗者也。脏腑有专属经脉,为病必有专见,营卫宗乎百脉,是以悉致其病,病情之去来恍惚,即营卫不和之征也。前人见七方中均君以百合,复以百合为肺家药,而肺又主百脉之气,遂指肺为百脉之一宗。百合为百合病之专药,然则心主百脉之血,独不可以为百脉之一宗乎?仲景所以用百合于此,无非汗吐下后津伤遗热,阴虚不能育阳,营虚不能和卫,百合滋阴泄热,故用之培阴以和荣卫耳,岂必以百合为治百合病之专药哉?是知治百合病要在调其营卫,不在百合。病人脏无他病一条,病由卫气不和,桂枝汤又为调和营卫之方,此其可补者一。百合病多发于汗吐下后者,缘误汗吐下最能伤津,津伤则营亏不能和卫而发阳证,非必汗吐下方致百合病也。或未病而预见,或病四五日而

① 李近圣(生卒年不详):广东台山人,上海中医专门学校毕业。上海广益中医院医员,曾在广东中医药专门学校执教儿科学、妇科学。

出，或二十日或一月后见者，各随其证治之，原文已详言之矣。病既非必发于汗吐下，继无均属津亏内热之理，既有各随其证治之之文，岂有必拘滋阴泄热之法？津亏者阴不育阳而发生阳证，阳虚者阳不化阴则发生阴证，阴阳生克，理所当有。独是如此之阳，固非有余之阳，不足于阴也；如此之阴，非有余之阴，不足于阳也。不足者宜培之使和，不当攻而两伤。见阳攻阴，复发其汗，此为逆；见阴攻阳，乃复下之，此亦为逆之戒。即为此发，而七方中不用攻阳之药，止用养阴之品，亦此故也。以其病，因病后遗热，故寓泄热于养阴之中；设因病后遗寒，卫阳虚而营阴亦非充实者，又当用扶阳而不碍阴之方矣。桂枝汤寓养营于扶阳之中，正可以七方相反成功，大可补者二。仲景书各条，均题明何证，独此则无，虽则时发热，自汗出，与如热无热之文不符，而均出于营卫不和之因。百合证情，原属去来恍惚，无可疑者。且本条明言脏无他病，夫病既不在脏，非在营卫而何？营卫为病而无六经证名，非百合病而何？此可补者三。肺为气分之宗，而为卫分之里；心为血分之宗，而为营分之里。阴亏而营卫不和者，用百合入肺生津以和营卫，阳虚而营卫不和者，用桂枝入心扶阳以和营卫，二者复有相对暗合之处，此可补者四。综此四因，证情既合乎百合，方药又与七方相对，虽不敢谓回复仲方原本，然未尝不可补阴证治法。世有明达，其以斯言为然否？

（《中医杂志》1924 年 3 月）

百 合 病 辨 惑

樊天徒[1]

百合病为内分泌失调之病，即《内经》之痿躄，亦即西医籍中之骨软化证。

---

① 樊天徒(1900—?)：著名中医学家，江苏扬州人，曾任《江都国医报》主编、江苏省中医院中医师、江苏省中医进修学校(南京中医药大学前身)教务副主任，并教授方剂学。其后受聘为江苏省中医研究所临床研究室副主任。参编《江苏中医秘方验方集》《血吸虫病中医疗法》《伤寒论方解》等。

(一）导言

百合病究系何种病？其内景有何变化？自古迄今，盈千累万之医家，竟无有能道之者。至谓百脉俱病，不能悉治，百脉朝宗于肺，治肺即所以治百脉。百合色白入肺，补虚清热，故百合病以百合为主药。如此云云，实同梦呓，未足餍[1]切心理也。天徒于此，曾反复研究，略有所得，惟限于学力，未敢遽尔认为定论，世有明哲，愿呈教焉。

（二）总论

考百合病大都见于伤寒虚劳大病已后（据孙思邈说），其见证为意欲食复不能食，常默然欲卧不能卧，欲行不能行，饮食或有美时，或有不欲闻食臭时，如寒无寒，如热无热，口苦小便赤，诸药不能治，得药则剧吐利，如有神灵者，身形如和，其脉微数。每溺时头痛者，六十日乃愈；若溺时头不痛淅淅然者，四十日愈；若溺快然，但头眩者，二十日愈。至于用药，则不外养阴清热、补充矿质、流通淋巴之品。天徒就病证及药效推测，并参考最古之《内经》及最新之西籍，深思冥悟，乃得一结论曰：百合病者，内分泌失调之病也。《内经》之痿躄，西籍中之骨软化证，均其类也。其原因则由于重病之后，津液消铄，代谢机能减退，内分泌原料之供给缺乏所致也。其理稍赜，请分别讨论之。

（三）分论

（甲）百合病为内分泌失调之病变

欲明百合病为内分泌失调之病变，应先了解内分泌学说之大略。兹将其与本病有关者，分四点引证。

（1）凡人身全体之腺体，均属于一个系统，有管腺无管腺，其机能及作用，虽各有差异，然其相互之关系，则至为密切，距离虽远，而此感彼应，大有铜山西崩、洛钟东应之势。例如患瘰疬者，其生殖力必减退；女子之摘去卵巢者，乳房必不能发达至女子固有之程度，即其证也。

（2）内分泌与外分泌之原料，皆取给于血液，血液中含有各种物质，各

---

① 餍（yàn）：满足。

腺体择其适用者,摄取以制造其分泌液(例如盾状腺以碘质为要素,即其证也)。倘营养不良,血液中某种成分缺乏,则某种腺体分泌液之原料,即感不足,其机能亦即减退。

(3)内分泌专营化学的连络,其刺激素能促进或制止某种组织或器官之机能,司吾人发育生活营养等之调节。例如脑下垂体前叶之能促进生殖腺之发育,松果腺之能制止早熟,盾状腺之促进代谢,副肾腺之能收缩末梢血管等,均是也。

(4)内分泌出诸无管腺,无管腺营内分泌之作用,既不可亢进,复不可退减,苟无管腺因营养代谢及其他特殊关系,发生肿大或萎缩,则其分泌机能必失职,吾人之生活营养亦必受其影响。例如盾状腺机能障碍,则骨组织钙化不健全,步行不便,言语不明,智能迟钝,常呈无欲状态;副肾腺之机能衰弱,则体力衰惫,食欲减退,甚则皮肤变色。上所援引四条,堪为解释本病之枢纽,明兹四者,则吾认百合病当责诸无管腺之内分泌失责一说,不难迎刃而解矣。盖内分泌失责,是内伤,非外感,自无表证可言,其无寒无热,身形如和,宜也。虽无寒而如寒,虽无热而如热,因血行失调,神经之感觉过敏故也。默默欲卧不能卧,欲行不能行,饮食或有美时,复有恶闻食臭时,则极类盾状腺及副肾腺机能障碍之证,当系内分泌影响神经所致,而其中欲行不能行,明是骨组织石灰质缺乏所致,盾状腺既能宰制骨组织之钙化,则本病之与内分泌有关,尤为灼然可见。且本病类皆得诸大病之后,可见其血液中营养料缺乏,诸腺中必有感分泌液之原料不足者,于是生活营养代谢以及精神方面,均失其调节矣。因病属于液体不足,液体不足则内热生,故用富于滋养料而能清内热之百合、鸡子黄、地黄等治之;因病由于内分泌原料缺乏,吾人营养料最易缺乏者,莫矿质若,故以矿质丰富之牡蛎(碳酸钙、磷酸钙等)、赭石(养化铁)、地黄(有机铁等)、滑石(硅酸盐)补充之。而牡蛎含有碳酸钙、磷酸钙,以治盾状腺病之骨软,尤为切合。牡蛎能疏通淋巴腺,花粉能消腺炎,有管腺治,无管腺亦能因之而渐臻健全也。因本病系内分泌微有失调,非关无管腺本质有若何之重大变化,故纵然不以药物治疗之,多则两月,少则二旬,可以逐渐恢复,因饮食将息,为期既久,缺乏之原料,无意中可逐渐补充故也。至古人以百合命名者，当系本病患者，偶食百合而病愈，展转相传，百合对于本病之效果渐准确，于是凡遇此等病，即以百合疗之，亦即以百合名之，病因药而得名，初无其他深意。至于百合何以能治此病，当然不能仅以"滋阴清热"四字概之，意者百合所含之成分，另有特殊功用，亦未可知。近顷之药理学、药化学，固未足以将药物之功能暴露无遗也。矧诸方中虽皆以百合为主药，然皆有他药相配合，无独任百合者，牡蛎、地黄、鸡子黄、赭石等之功用，殊不可没，而单以百合一味为治，其功效当不能与配合诸方争长也。

（乙）百合病即《内经》之痿躄

吾言百合病为内分泌失调之病变，是由研究西籍深思冥悟而得；今吾称百合病即《内经》之痿躄，则本诸《素问》之痿论，并与《要略》所论，缜密对勘，乃有此创获，请援引以证之。

（痿论）黄帝问曰：五脏使人痿，何也？岐伯对曰：肺主身之皮毛，心主身之血脉，肝主身之筋膜，脾主身之肌肉，肾主身之骨髓。故肺热叶焦，则皮毛虚弱，急薄著则生痿躄也；心气热而下，脉厥而上，上则下脉虚，虚则生脉痿，枢折挈胫纵而不任地也；肝气热则胆泄，口苦筋膜干，筋膜干则胫急而挛，发为筋痿；脾气热则胃干而渴，肌肉不仁，发为肉痿；肾气热则腰脊不举，骨枯而髓减，发为骨痿。帝曰：何以得之？岐伯曰：肺者脏之长也，为心之盖也，有所失亡，所求不得，则发为肺鸣，鸣则肺热叶焦，故曰五脏因肺热叶焦，发为痿躄，此之谓也。（下略）

细绎痿论之言，与百合病相合者，不一而足。曰痿躄，曰枢折挈胫纵而不任地，曰胆泄口苦，曰胫急而挛，曰胃干而渴，肌肉不仁，曰腰脊不举，骨枯而髓减，均百合病所有之证也；且皮毛虚弱急薄，肌肤不仁，此百合病之所以有洗方也；脉厥而上，上则下脉虚，此百合病之所以有欲卧不能卧，以及溺时头痛或淅淅然或但眩诸证也；脉厥而上，是脑部充血也，脑部充血则不眠，久不眠则烦躁不能卧，溺时气血暂时下行，脑部骤然贫血则痛，或不痛但眩，血管骤然收缩，则淅淅震颤，此皆血行不调，神经失养所致也。上文谓五脏使人痿，下文又谓五脏因肺热叶焦发为痿躄，可见古人以肺热为痿躄之主因，试与百脉朝宗于肺一语，比较观之，何其先后若出一辙耶？《内经》所论之痿躄，与《要略》所载之百合病，互相比较，其症状十九相同，然则吾谓百合病即《内经》之痿躄，不为虚诞，亦可见矣。或曰：从来治痿之方，如金刚丸、四斤丸等方，皆取温养之药，而百合诸方皆用寒凉，何也？曰：病证有阴阳，治疗分温寒，《要略》不云乎？百合病见于阴者，以阳法救之；见于阳者，以阴法救之。百合诸方，阴法也；金刚、四斤诸方，阳法也。《要略》详载阴法，而遗阳法，恐后人误会痿之宜阴不宜阳，故于诸方之后，复殿以治疗之准则。其所以不载阳法者，盖亦有故，以阳法之治，则大抵不宜百合之滋凉，其病当以痿名，不当以百合名。百合病为当时习见之病，为当时人人可解之术语，故以宜阴法救治之痿，冠以百合之名，附以百合之方；至于宜阳法救治之痿，则略而不论，亦未见其不可也。

（丙）百合病即西医籍中之骨软化证

吾上文既论百合病为内分泌失调之病，又称其与《内经》所论之痿躄为一类，其理由固已充足，今更取西医之骨软化证，与百合病相印证。骨软化证，固即吾国医所谓之痿证，而西医认为内分泌病者也。骨软化证之症状，虽不必尽同百合病，然大致相去不远，其说非但可以证明百合病之为内分泌失调病，抑且为吾百合病即痿躄一说之连索。

考骨软化证由于骨组织中石碳质缺乏所致，多得诸妊娠及产褥中。其症状之大略，初病为骨痛，步行蹒跚，全身状态似无异常，食欲良好，不见胃肠障碍，迨病重则步行困难，不能不偃卧床第间，食思不振，荣养渐见不良。西医认此病为内分泌障碍之结果，药物治疗，与佝偻病相同，主张增加石灰盐类，或用磷疗法。以西医所谓之骨软化证，与吾医所谓之百合病对勘之，其证候之大同小异，有如此者，西医既责诸内分泌，足证吾说之非虚，而吾谓百合病为内分泌失调，与《内经》之痿躄为一类，乃连环可解。

至于骨软化证，骨痛证甚显著，而头痛者甚少，百合病则有头痛，或不痛但眩，或渐渐震颤，而骨痛与否，《要略》未叙及，此虽小异。然骨软化证，有神经压痛、腱反射亢进等等，转可为百合病头痛渐渐震颤之注脚。骨软化证，得诸妊娠及产褥中，妇人多患之，百合病则得诸大病之后，此虽小异，其实正同,大病后得之与妊娠及产褥中得之,其因固同一虚耳,妇人产褥中能得斯病,男子独不可于大病后得之乎?骨软化证,有延至多年而不愈者,百合病则期诸一二月即愈,此则病势有轻重,治疗有短长故也。西医能明其内景,知其宜进石灰质,而药物之配合不完善,终不能得良好之效果;中医虽不明个中真象,而方剂之配合,竟与病情契合无遗憾。掷笔天外,恰在彀中①,诚非西医所能梦见也。

(四)结论

百合病久为吾医界之哑谜,其真象非仅为守旧之中医所不知,即维新之西医,亦未能透切认识。天徒治学,只问是非,无中西新旧之见介于胸中,守旧之国医所不屑寓目之西籍,与夫维新之西医所鄙弃唾骂之《内经》,吾皆视之若瑰宝,若无尽藏,故能于《内经》中得一痿躄证,于西籍中得一骨软化证,为百合病作注脚,而后百合病之真象乃大白,千古之哑谜,亦从此揭晓,使全国之国医西医,能化除成见,携手合作,以西医之新学说,解释国医之旧经验,以国医之治疗,合西医之理论,则物质精神,相得益彰,将来之发明,讵可限量。无如入主出奴,党同伐异,意气之争不已,合作之期未卜,将无尽之宝藏,遗弃不顾,坐使天徒末学之流,披沙拣金,往往见宝,殆有幸有不幸耶?此诚不可解矣。

渊雷夫子答:《百合病辨惑》篇谓百合病为内分泌失调则可,谓即《内经》之痿躄,西医之骨软化,则不可。寻绎原作之思路,盖以百合为补肺药,《要略》有"百脉一宗,悉致其病"之语,旧说又有肺朝百脉之口号,初一步遂联想及于肺,肺病诸证固与百合病不侔,继一步乃联想痿论以肺热叶焦为痿躄之总原因,于是由痿躄而想及骨软化,由骨软化而想及内分泌失调,其推勘固步步有依据,非贸然附会者。然内分泌失调之病甚多,不仅骨软化一种,骨软化之原因亦非一端,不仅内分泌失调,是内分泌失调,不得遽指为骨软化矣。骨软化之证候,痛与骨之变形,病深者其变形可以目击,虽或卧床不能行,由于全身衰弱,非由于脚软。痿躄则不痛不变形,惟以脚软不能行

---

① 彀(gòu)中:弩射程所及的范围。

立为主证,是骨软化不得遽指为痿躄矣。百合病之欲卧不卧,欲行不行,盖状其行动恍惚,精神失常,非脚有所苦而不能行,是痿躄不得指为百合病矣。同一疾病,而古医书与西医书所载稍有参错者,固常有之,然参错者副证而已,其主证固未尝不同也。今百合病之主证,为精神言动之恍惚无常,骨软化之主证为骨痛与骨变形,是百合病亦非骨软化矣。至于内分泌失调之病,种类既多,证候亦广,大抵近于劳损,其病变病理,尚未十分明了,故其界域较宽泛,则谓百合病为内分泌疾患之一种,固无可反证其不合。倘设想之层次真如吾上文所测,则割去中间一段,惟用首尾两段,反可成立。大抵用心稍久而深者,发为文辞,每苦头绪纷繁,不能割爱,致为全篇之累。吾深知此中甘苦,又苦思力索所得一义,人或为之补苴以证成之,则大喜,若摘其疵瘢以破坏之,则不怒亦大懊丧,此人情之常,吾亦深知此中甘苦。然既以吾忝一日之长,吾不可以不正告,祈再商之,原作留存敝处,以付汇刊。(《金匮今释》以为神经衰弱之一种,神经衰弱亦界域宽泛之病,总之,百合病殊难指实耳。)

(《中医新生命》1934 年 8 月)

百合病变怪莫名其认证何的请详说之

陈惠言[①]

尝读《素问·水热穴论》云"其本在肾,其末在肺",言水病也,而热病可触类而旁通,蒙窃本此意以反勘百合病认证之的,即会通此意以治百合病握要之图。是证也,西医以为脑气筋病,考论中云:"百合病百脉一宗,悉致其病。"西医言脑气筋横络周身,西医所谓脑筋,即中医所谓络脉,此不同而同者也。论中又云:"意欲食复不能食,常默默然,欲卧不能卧,欲行不能行,饮食或有美时,或有不欲闻食臭时,如寒无寒,如热无热。"西医言脑气筋主周

---

① 陈惠言(1869—?):名汝来,广东南海(今属佛山)人,庠生出身,广州医学求益社同人,编撰教材有《内科杂病学讲义》《生理学讲义》《形体生理学》《儿科学讲义》。

身之知觉运动,脑气筋病不能司知觉运动之权,故有如是之变态也。然论中不曰口苦小便赤乎?不又曰如有神灵乎?斯说也,遍考中医笺注家,概徜恍而无据,质之西医,更默然而无言,岂知仲景论证,以溺时之头痛与否,辨此证之浅深,于此而略而不详,何以得此证之关键乎?唐氏容川曰:"肺藏魄,肺金不清则魄不静,魄气变幻,是以如有神灵。肺主水道,水浊便是致病之由,水清便为去病之路。至溺时头痛,殆指脑髓而言,故痛者病深,不痛者病浅。盖以肺之气管,上入脑而达于鼻路,最直捷者也。"说诚韪矣!然非洞明乎脏腑生化之源,而百合病之来源,仍不能了了也。蒙尝反复于"其本在肾,其末在肺"之经训,触类引伸而窃有悟也,请详说之。人之始生,先成精,精成而脑髓生,精藏于肾,发生者为髓,由脊骨以贯通于脑,脑为髓海,以灌注于周身,西医所谓脑气筋司周身之知觉运动,此原于先天一之精者也。饮入于胃,游溢精气,以输于脾,脾气散精,上归于肺,通调水道,下输膀胱,水精四布,五经并行,此原于后天水谷之精者也。论先天天一之精,则责之肾,故肾为司水之脏;论后天水谷之精,则责之肺,故肺为生水之源。人身天一之精,滂沛洋溢,如江河之水,来源千里,取之不禁,泡之不竭,斯诚善矣。然原于先天,不可强求,其所以补救而培护之者,不得不赖乎后天水谷之精,水谷之精充足,则能濡养五脏,灌溉百骸,自可百年有常,疾痰不作。若水被火熬而津液不上濡于口舌,则口为之苦,水液不下彻于溺孔,则溺为之赤,以苦为火味,赤为火色也。《内经》又言"志意者,所以御精神,收魂魄,适寒温,和喜怒",志存于肾,意存于脾。肾水既涸,脾土亦因之而枯,则无以养其志意而精神不守,魂魄失常,寒温无节,喜怒胥乖,胥在意计中矣。此可与仲景之论百合病互相发明者也。至肾水既涸,则无以生髓而脑热发焉,故溺时头痛。以肾窍于二阴,而脑位于头故也,故论认证之法,则以口苦溺赤每溺时为大关键,而论施治之法,则以清肺养肾为大主脑,不观之仲景方意乎?地黄凉血以濡肾,滑石行水以通肾,代赭降逆以安肾,鸡子宁心以媾肾,而概以百合之大清肺金滋生化源者主之,其意可深长思矣。然则辨水之有源,其本在肾,其末在肺,岐伯之论水病是也;辨水之不足,则当曰其本在肺,其末在肾,仲景之论百合病是也。读古人书,凡中说所未能明晰者,当旁考西说以证明之,至西说仍未能明晰者,尤当反复经训而旁推交通以求之。质之博雅君子,或不以斯言为河汉乎?

（《中医杂志(广东)》1928 年 11 月）

百合病与脑膜炎之比例观

程次明

《金匮》:"百合病者,百脉一宗,悉致其病也。意欲食,复不能食,常默然,欲卧不能卧,欲行不能行,饮食或有美时,或有不欲闻食臭时,如寒无寒,如热无热,口苦,小便赤,诸药不能治,得药则剧吐利,如有神灵,身形如和,其脉微数。每溺时头痛者,六十日乃愈;若溺时头不痛,淅淅然者,四十日愈;若溺快然,但头眩者,二十日愈。其证或未病而预见,或病四五日而出,或二十日或一月后见者,各随证治之。"按百合病,谆谆论溺,曰小便赤,曰溺时头痛,盖以肺主通调水道,下输膀胱,水浊便是致病之由,水清即是去病之路。至辨证之浅深,一则曰头痛,再则曰头淅淅然,三则曰头眩,细玩原文,殆指脑髓而言,故痛者病深,不痛者病浅。而肺之气管,上入脑而达于鼻,鼻孔通脑,路最直捷,据脑髓以辨病之浅深,理极精到。末句各随证治之,所包者广,谓百合病,见于各证之中者,仍当兼其各证也,百脉一宗,悉致其病。仲圣主用百合,各家亦知肺朝百脉,是邪热伤肺证,然何以变怪莫名,如有神灵,斯理鲜有知者。盖肺藏魄,肺金不清,则魄不静,魄气变幻,是以如有神灵也。魂为阳,藏于肝,肝血不和,则寐多梦扰;魄为阴,藏于肺,肺气不清,则醒如神灵。此理可以互勘,而魂魄非器具所能测验,故西医不知也。或未病而预见者,其中含有伏气之义;或病后而见者,乃伤寒大病后邪热伤肺而为百合病。总之病前病后,邪热咸有袭肺冲脑之可能性。仲圣主用百合为君,余各随证加减。考百合花覆下垂,有肺之象,其根多瓣,合而为一,百脉合宗之象,故以为君,性寒清肺,功能退热。其脉微数,其溺赤,头痛,口苦,细审脉证,乃热伏在里,热升灼烁脑膜,显而易见。设西医剖而视之,必见脑膜发炎矣,以古证今,以彼例此,今之时疫脑膜炎,亦同源异名之证也。虽脑膜炎之起因,不必尽由于百合病。要之肝脉入脑交颠,目为肝窍,目系贯脑髓,髓之生,由于肾,肾系即三焦之根蒂,三焦脂膜与肝经联络,上循胸膈,和肺衣肺管相贯通。若伏邪从此上袭脑膜而发炎,究其路径,可想而知也。推测其或未病而预见之理,便知伏气之温热,亦有百合病之见证,不独伤寒大病后见者也。观夫王孟英治温热病中之溺时头痛欲揩者,宗仲圣百合法,化裁用之,收效极速,故知温热病中之溺时头痛欲揩者,亦百合病之类也,足以证明伏气温热病,亦有百合病证也。一隅三反,可以启发悟机。究其脑膜何由发炎,亦系伏邪为祟,譬之宵小①,隐伏闾阎②,潜藏于僻处,平时不觉,一日暴动,为祸匪浅。伏邪由三焦脂膜,从肺上冲脑膜,则脑膜发炎,头痛如劈,猝然毙命者有之。若非伏邪为患,邪从里发,则毙命安能如此之速?苟能会悟三焦膜腠气管之贯通,便知百合病与脑膜炎之病由,则治法可以恍然悟矣。西医详于形迹,昧于气化,但见脑膜发炎,知已成之病,未稔其病所从来,欲收十治十全之效,恐未必也。吾国仲圣已示端倪于前,开后学之门径,化而裁之,何患无治疗之良法焉?

(《神州国医学报》1933 年 4 月)

《金匮》百合病之研究

李健颐③

[定义] 即肺脏与脑神经萎热之证。

[原因] 因患伤寒热病之后,热盛销铄,累及肺与脑之神经,肺为萎弱,脑

---

① 宵小:坏人。
② 闾阎:里巷内外的门。
③ 李健颐(1891—1967):原名孝仁,号梦仙,近代医家,福建晋江人。毕业于上海中医专门学校,曾任福建省平潭县医学会理事长,后于福建省中医研究所工作,任福建中医学院(现福建中医药大学)温病教研组主任,著有《鼠疫治疗全书》《汉药便览》《痘疮汇参》《内经知要注释》《四诊概要》《临床医案笔记》等书。

为发炎；或因素患神经衰弱，复感时病，医者不审病体，汗吐下不得其法，热反上攻，殃及肺脑之神经，神经郁热，以致发生此证者；或因平素多思不断，情志不遂，以及偶触惊疑，猝临异遇，伤碍肺脑神经，而发为肺萎脑热之证者。

　　[症状] 病者六部之脉，悉为一式，形状不一。心意屡欲思食，而与食物，则恹①而不能食；心意屡欲发言，而与言语，则默而不能言；常默然欲卧而又燥扰而不能卧，常欲行而又懒而不能行；饮食有时知其美味可口，有时不欲闻食味；有时自觉身寒，乃无寒象发生；有时自觉身热，乃无发热之状。变幻百出，无所凭定。惟口中甚苦，小便红赤，即为此证之特征。投以诸药，不特无效，而且病证反剧，又增吐利。或时身体平和，如无病者，其症状忽来忽去，恍惚无定，似有神祟之状，即精神病之一种也。

　　[病理] 此病症状无定，惟考验脉之微数与小便之红赤为特征。夫微主诸虚，数主诸热，微数之脉，为虚热之脉，虚热之在肺脑者，即为肺脑神萎热之病。尿为血液中之废物，随体中温度之变化，体温有热，则尿色亦随之而变为红赤。脑之神经下通于膀胱，《内经》谓膀胱为太阳之腑，其脉上至巅顶，脑中有热，神经过敏，溺时膀胱紧张，而刺激神经，神经起反射作用，以影响于脑，故为头痛。痛甚者，热甚也；痛轻者，热亦轻也。其病者每溺时而头每痛者，乃热气之甚者，热之甚者，当待六十日之时间，体中之特续热度，庶可降下，而病即可愈矣。若溺时头不痛，淅淅然者（淅淅如水洒淅毛），皮则热轻而病稍浅矣，大约四十日可愈。若溺时快然但头眩者，则更浅矣，不过二十日可愈。此以热之轻重，而定病之深浅，犹西医论伤寒病，谓热最重者，当经过八星期，热度始可降下，稍重者，亦须五六星期，轻者则三四星期不等，即所谓待期疗法之一也。夫病之深浅，而逾之迟早，专在脑肺热度之轻重耳。

　　[疗法] 凡初起时，未经汗吐下，其病状预先发动者，宜百合地黄汤主之。不应汗而妄汗之，而致津液衰少，口舌干燥者，宜百合知母汤主之。不应吐而妄吐之，而致内伤脏阴者，宜百合鸡子黄汤主之。不应下而妄下之，

---

① 恹(yān)：精神萎靡。

以致热入肠内者,宜百合滑石代赭汤主之。如延至月余,病状不解,而变成口渴者,为体内之热度,壅积于皮毛之间,宜百合洗方,以治其外,则口渴可解。若洗后而口仍渴不差者,为内热之盛,宜栝楼牡蛎散。内热不解,变成外热者,宜百合滑石散。虽然,尤当辨其阴阳,而以阴阳之法变化救治,庶可耳。《金匮》云:见阴之病,即以阳法救之;见阳之病,即以阴法救之。见阳之病,而攻其阴,则并伤其阴矣,复发其汗,是重伤其阳也,此为逆;见阴之病,攻其阳,则并伤其阳矣,乃复下之,是重竭其阴也,此亦逆也。所谓见阴之病,即指无热而言,宜参、芪之救阳;见阳之病,即指有热而言,宜胶、地之阴,而汗吐下诸药,皆非所宜也。就鄙人之浅见,此证徒用百合汤加减,恐未尽有效也。于临证之时,遇有其病者,常用西药索佛拿,安眠之药,镇神经,俾之安睡,一面采用白虎人参汤,加代赭石、紫石英、远志、枣仁,合百合汤加减施治,屡著奇功。是不过愚者之一得,还希海内名哲,有以教之。

(《光华医药杂志》1937 年 1 月、《现代医药月刊》1937 年 2 月)

《金匮》狐惑病之研究

李健颐

[定义]惑,即喉疳之病;狐,即下疳之病。

[原因]因与患梅毒者接触而传染,其传染之毒菌,若蚀于喉者为喉疳,蚀阴部者为下疳,蚀有淋巴腺者为横痃,蚀于皮肤者为梅毒,即疮毒之一种也。《金匮》称为狐惑,真有奥义,盖妓女古名谓狐女,以妓女之媚人,而人于不知不觉中,竟中其花柳之毒,犹狐之惑人,而人之为魅也。《左传》曰:"明淫心疾,晦淫惑疾。"骆宾王曰狐媚遍能惑主,可见唐之乱于武氏者,狐女之所惑也。唐容川曰:"虫蚀咽喉,何惑之有? 盖是'蜮'字之误矣,'蜮'字篆文似惑,传写滋误。《诗》注蜮短狐,含沙射人影则病,故《诗》曰:'为鬼为蜮。'""则可得言其暗中害人也。"此种解说,似乎有理,抑或不然。夫狐女之惑人,岂非暗中害人也? 且病菌之侵蚀能深入骨髓,有遗传子孙之祸,何异短狐之

含沙射影耶？

[症状]

（一）喉疳，初起状如伤寒，默默欲眠，口干心烦，卧起不安，咽嗌干燥，如毛草常刺喉中，又如硬物隘于咽下，呕吐酸水，哕出甜涎，淡红微肿，微痛，日久其色紫暗，颇似冻榴子。若肿痛日增，破烂臭腐，妨碍饮食，多致不救。

（二）下疳，分硬性、软性二种。硬性下疳，为霉毒之初期，初起结硬，形如绿豆，瘙痒不堪，后即溃烂疼痛。软性下疳，为霉毒淋病并发之证，先见细粒，如水泡状，细粒内含水液，破后出水，随渐溃烂，而周围柔软，变成腐脓，或侵及淋巴腺，而生横痃。皆发于男女生殖器及阴唇等处。

[病理]《金匮》云："狐惑之为病，状如伤寒，默默欲眠，目不得闭，卧起不安，蚀于喉为惑，蚀于阴为狐，不欲饮食，恶闻食臭，其面目乍赤、乍黑、乍白，蚀于上部，则声嗄，甘草泻心汤主之；蚀于下部，则咽干，苦参汤洗之；蚀于肛者，雄黄熏之。"此病因接触患梅毒之人，或因不洁之交合，致霉菌侵入阴部，小创口而成。其症状之经过，分为三期：初于染毒后，经二三星期，其染毒处，生扁平，或结节状之硬块，此硬块，即名下疳，是为梅毒之征，同时其附近之淋巴腺肿大，谓之横痃，此即所谓蚀于阴为狐是也，是为梅毒第一期。近七八星期后，全身之淋巴腺，及血液俱为霉菌所侵，毒甚则血中温度不和，乃生寒热，热灿虫扰，乃生烦躁，故状如伤寒，默默目不得闭，卧起不安，内毒外发，延及皮肤，皮肤发生苍白，毛发脱落，指甲脆弱，形容枯槁，是为梅毒第二期。再经过数月后，上述各证遂渐减退，而病毒弥漫全身，生无数小皮疹，或上侵喉头，而发喉疳，甚至喉管溃烂，或殃及耳鼻诸部，而耳孔鼻孔流出恶臭之浓汁，或损伤声带，而发声嗄，此即所谓蚀于喉为惑，蚀于上则声嗄是也，是为梅毒第三期。重者丧其生命，即疗治获痊，或竟不能生育，即幸而生育，亦必无健康者。仲景以此病有传染之危险，而人多为之迷惑，而不觉悟，故以此之喻狐，而狐之惑人，其祸人之深，无有过也。

[治疗]喉疳，内服宜射干、山豆根、牛蒡子、生地黄、地丁草、五宝丹、六神丸之类，外治宜锡类散、珍珠冰硼散之类。下疳，内服宜苦参、地骨皮、银花、生地黄、大黄、苍术、忍冬之类，外治用苦参汤洗之，并用九龙丹、冰片、硼

砂、猪膏为软膏涂之。若毒蚀于肛,肛门发痒,破烂者,宜用雄黄熏之。观中医对于此证,虽有良善疗法,然总不及西药六〇六之功效,盖六〇六为治梅毒之特效良药,可堪补助中医之所迨,此是予于研究之所深知也。

(《国医砥柱月刊》1937 年 1 月、《现代医药月刊》1937 年 2 月)

狐 惑 病 今 释

王合三[①]

狐惑之病,论者纷纷,光怪陆离,莫衷一是。陈修园认为虫病,王孟英指为疫毒。唐容川谓狐惑之"惑"字,乃是"蜮"字之讹,解为矩狐,如含沙射影之鬼蜮,有狐病,亦有蜮病,其说诚新颖矣。然以之论病,则等是荒渺无凭之谈。夫天下事有结果,则必有原因,在今日科学昌明之时,断不能以《聊斋志异》之学说,以绳医理。狐也,蜮也,特一动物耳,无知无识,焉能病人?

古人之所谓狐病、蜮病者,细玩症状,颇与今日梅毒相似,善乎某西医之言曰,凡病之原因未能明了者,应概以梅毒推之。今观《金匮》之百合阴阳毒狐惑篇中,有"狐蜮之为病,状如伤寒,默默欲眠,不欲饮食,恶闻食臭也,其面目乍赤乍黑乍白。蚀于上部则声嗄,甘草泻心汤主之;蚀于下部则咽干,苦参汤洗之;蚀于肛门者,雄黄熏之"一条,必其人先犯花柳,或其先曾有犯花柳之人,一旦遗毒爆发,二期三期,虽不敢知,而头痛、发热、身痛、咽干之证,在所必有,所谓状如伤寒也;默默欲眠,毒困神经也;不欲饮食,恶闻食臭者,毒火灼胃,胃液伤残也;面目乍赤乍白乍黑者,毒流血管也;蚀于喉,则为梅毒喉咙;蚀于阴,则为下疳鱼口;他如声音嗄、肛门肿,皆为治花柳者常见之证。特以潜伏日久,或竟属遗传。诊是病者,每不知其原因远在数年或数十年以前,而我国古时,又无精确之仪器,以分析毫芒,知其当然,而不知其

---

① 王合三(1881—1955):满族,儒医两界之名流。为振兴中华医学,培育中医药人才,于 1925 年、1926 年、1939 年和 1948 年在河南开封创办了中医学校、讲习所等,曾任校长等职。著有《伤寒求实》《温热论中西合注》《内经从新》等。

所以然,乃不得不以鬼鬼祟祟之说以名之。然在上古时代,原无足怪,独怪后之为学者,不能由结果以溯其原因,特为表出之耳。

苦参之洗,雄黄之熏,皆属于外科手术。即甘草泻心汤,唐氏极赞其效,盖甘草可以解毒,芩、连可以杀菌,病久脾虚,人参、干姜可以兴奋。居然一内服之六零六,有详细之病状,立特效之灵丹,只以原因未明,定名错误,不足病也。

呜呼! 花柳之害,于今烈矣。而仲景早发明于西历纪元之初际,应如何扬眉吐气,而今之号为岐黄门徒者,日渐退化,对于西医之学说,瞠目而视,仲景有知,亦将施鸣鼓之攻矣。

(《神州国医学报》1933 年 4 月)

再 论 狐 惑 病

钱公玄[①]

《狐惑病今释》之商榷

读上期王君《狐惑病今释》一文,以狐惑病作近今之花柳病解,其思想固有理由,但余尚有惑焉。

后世之注《金匮》者,对于狐惑一条,大半作虫病解,惟此种病绝少经见,故不能证实其为何种虫类,何由发生,于是亦有作种种推想者,故论者纷纭,莫衷一是,但殊不能拟作花柳病,何以故? 考花柳病之发生,在西历一四九二年,去今不过四百余年,而《金匮》之著作,在汉末之时,去今在千年以上。著名花柳学专家拍鲁煦氏证明梅毒乃哥伦布初次探险至阿美利加带回,乃染遍欧罗巴洲。至于梅毒染入中国,乃在明代,由葡萄牙人由印度至果阿,复返舟广东,与我国通商,遂被染入,而粤省首先流行,故又名广疮。至《金

---

① 钱公玄(生卒年不详):姑苏名医沈琢如之高足,近代沪上中医名家。1933 年毕业于上海中国医学院,后留校任教。1935 年至 1939 年执教于上海新中国医学院,主讲方剂、药物等科,并编写了《时方讲义》《药物学》等多部教材。

匮》狐惑病条所举症状,既不似梅毒第一期之硬性下疳,又不似第二期之蔷薇疹,更不似第三期之橡皮肿,及全身溃蚀症状,故狐惑病可决其为另有一种疾病也。

余囊年在一僧寺中邂逅一湖南老者,彼于医理颇精,惟不悬壶,渐相往来,某日,与余畅谈《金匮》,彼自言曾见一小孩患肛门腐蚀,出白虫如米大,颇多,彼乃决其为狐惑之蚀于肛者,令病家以雄黄熏之,三日而愈。由是观之,狐惑似为一种虫病,惟未悉发生之原因及虫之性质耳。甘草泻心之苦甘合用,苦参、雄黄之苦辛燥烈,盖均具有除虫之功能也。

(《现代中医》1934 年 9 月)

与钱先生再谈狐惑病

王合三

《狐惑病研究》一篇,胡诌于十年以前,穿凿附会,在所不免,在当时尚不觉为丑,已发表于《南京医药月刊》之中(不知此名称是否错误,仅知在长生祠),数年来早如过眼烟云,置诸脑后矣。前日偶过友人处,见案头搁有《中医世界》几本,其某期中亦转载拙著,更名为《狐惑病今释》,重读一过,愈觉汗颜,乃不得托诸前后思想之变迁而聊以解嘲也。本刊第九期,钱公玄先生详为纠正,千里迢迢,忽逢净友,吾敢以十二分之热诚,表示感谢!

回忆昔年之草此文也,亦知与梅毒之第一、第二、第三时期之症状,殊难强拉,只因条文中有蚀于喉、蚀于肛、蚀于上、蚀于下之规定,梅毒喉病,谅钱先生数见不鲜矣,而口鼻溃烂、目盲耳聋、毁容缺髀之证,亦往往见之,惟其所谓蚀于下之证,果于何处?《金匮》虽未明言,大约前后两阴及两腿之鼠蹊腺部,亦在"下"字范围之中。倘发生前阴,或即为硬性下疳,不过既无痛感,消失亦易,或用苦参洗后而平复如初,或未惹医人之注意。至于面目乍赤乍白,究竟是何形像,或即如后条之面赤斑斑如锦纹,亦未可知,查《内》《难》、仲景之书,并无"疹"字,安知面目乍赤乍白之证非梅毒第二期蔷薇疹?

若第三期之肿溃，此节虽难对照，若从蚀上蚀下之意义以推求之，亦非无蛛丝马迹之可寻。若梅毒之于先天，则更无一期、二期、三期之一定病型。总之，中医论病，殊欠谨严，狐惑病究竟是否梅毒，明日黄化，亦无特殊之价值也。

吾欲与钱先生研究者，为花柳病。钱先生曰：花柳病之发生（恐系"见"字之误）在一四九二年，去今不过四百年，而《金匮》之著作在汉末之时，去今在千年以上。著名花柳专家拍鲁煦氏，证明梅毒乃哥伦布初次探险至阿美利加带回，乃染遍欧罗巴洲，至于梅毒染入中国，乃在明代。此钱先生论梅毒之起源也。查梅毒之证明，为一九零五年少亭（Schaudinn）好夫曼（Hoffmamr）发见一种螺旋状的微生物，名"司拍鲁鲁黑退怕利大"（Spirochaete Pallida），不知钱先生所指为花柳专家者，果系何人？惜未注西文，未能参考。然梅毒之证明，实在二十世纪之初，若哥伦布探险之时，不过始有纪载耳。试问十五世纪以前，中国是否有梅毒，当闭关之时，交通不便，无论何人恐亦难下此断语。夫梅毒之病，在哥伦布时始见大批传染，其发生尚不知在何年何代，更不知在亚在欧在美在非，名目不同，殊难参考，不然，淋病岂非花柳病之一乎？何以早见仲景之书？淋病如是，而梅毒若发生于汉末，亦非出情理之外者矣。

昔者余云岫证明晋平公之疾，为中国患淋病者之第一例，西医报纸，极力宣传，谓余氏此说在医史上树不朽之功。余氏西医也，且反对中医之最烈者也，今竟能登堂入室，借箸代筹，吾不知中医同人对之作何感想。倘数年之后，如狐惑等病皆为其一一表出，吾人真真愧死深望吾言之莫幸中也。

（《现代中医》1934 年 10 月）

阴 阳 毒 考

周自强

《金匮·百合狐惑阴阳毒病证治篇》，论证暧昧，索考为难，而阴阳毒之证治,虽仅二条,但其豫后则如铁案之不可易,原文云:"五日可治,七日不可治。"究属何故？又如阳毒用雄黄、蜀椒,阴毒不用雄黄、蜀椒,斯皆重重疑案,不可轻解者也。夫摭今人书范古传,识者讥焉。若夫探讨析疑,虽粗陋又奚伤?

《金匮》原文曰:"阳毒之为病,面赤斑斑如锦纹,咽喉痛,吐脓血,五日可治,七日不可治,升麻鳖甲汤主之。"汉文质朴,我人当知上述诸证,仅为本病之主要者也。首曰面赤,则斑斑锦纹,必起于面,或始于面而后及各处。咽痛吐脓血,更在斑出之后,称之曰阳毒,其病势甚急,则又非慢性病或遗后转变者可知,《外台》以百合狐惑入伤寒门,置发斑入天行门,盖可知也。即有并阳毒、伤寒为一言者,指急性热病之广义的伤寒耳。遍考中外方书,以升麻治斑疹者甚夥,而斑疹之病相类似者又数觏。试以败血脓毒证证之,战栗卒发,皮肤亦发斑疹出血,或发猩红样之疹,内脏循环器多病变,呼吸器多炎证,频发咳嗽,咯出黏液性脓痰,或混血液,时带锈色之痰,迨全身蔓延乃毙,此颇与阳毒相似。然本证可治之期,未必只限七日之内,死期未必在七日以外,此可疑者一也;咳嗽虽有,未必咽痛,不似者二也。次以丹毒证证之,本证始发于皮肤者,鼻梁或鼻傍颊部皮肤,初呈鲜红肿胀光泽,触之则灼热疼痛,界限明晰,首面多,而躯体延及者少,亦有侵及咽头或并发气管枝炎、气管枝肺炎者。此虽与阳毒相似,然不吐脓血亦少危险,死亡之数,仅有百之四五,与败血脓毒证合并者亦不多觏,甚不类阳毒之剧暴也。次以猩红热比观,本病咽痛有之,发疹亦有之,流传迅速,尤符阳毒之名,斑纹性猩红热之证,与阳毒锦纹为相当,然本证斑疹起自颈项,延及四肢,头面较肢体稀少,尚不能与原文独举面赤之意相吻合。最终以发疹窒扶斯比拟,本病突然恶寒战栗,面部肿胀潮红,结膜、咽头、鼻腔、气管支等处,均发炎证,五日而发疹,疹起腹部,延及手足,第二星期,病势剧甚,再逾一旬,热甫渐退,此证与阳毒之面赤斑斑如锦纹,及七日不治均尚未合,亦不能释然无疑也。虽七日不治之言,非七日而死,要亦非热退身凉之谓也!升麻屡见于斑疹方中,似有特效可采,即寻方中药物以考之。

升麻,唐甄权《药性本草》论曰"疗痈脓",宋《日华诸家本草》曰"治游风肿毒,疗肺痿,咳吐脓血",明《本草纲目》曰"消斑疹,行瘀血",洁古曰"解百毒,疗瘟疫瘅气",清黄宫绣《本草求真》曰"一切风热斑疹疮毒",靡不随手辄愈。

鳖甲,甄权曰"下瘀血",《日华》曰"去血气,消疮肿,并扑损瘀血",明缪希雍曰"益阴,除热,消散",黄宫绣曰"去厥阴血分积热"。

当归含多量蔗糖,令血液中氧化迅速,细胞新陈代谢作用随之增进,日华《诸家本草》曰"破恶血,养新血",《本草纲目》曰"治心腹诸痛,润肠胃、皮肤、筋骨,治痈疽,排脓止痛,和血补血",邹润安《本草经疏》曰"血溢出膜外或在肠胃曰客血,得当归之辛温,客血自散",清张隐菴《本草崇原》曰"治诸疮疡者,养血解毒也,痈疽溃后宜之"。

甘草清热解毒,专治疮痈毒及贫血之药,使大便缓下,促进全身细胞之新陈代谢作用,易使痰沫附着而咳出,《本经》曰"治五脏六腑,寒热邪气",元东垣《用药法象》曰"生用泻火热,熟用散表寒,去咽痛,养阴血",丹溪《本草补遗》曰"生用行足厥阴、阳明二经之血,消肿导毒",缪希雍曰"安脏腑,除百邪",《本草经疏》曰"生用解毒"。

雄黄燥湿杀虫,治恶疮,《本经》曰"疗恶疮",《本草纲目》曰"化腹中瘀血",缪希雍曰"燥湿杀虫,治湿热留滞肌肉所生诸疮毒",黄宫绣曰"湿热侵于肌肉而成之疮,服此辛以散结,温以行气,能搜剔百节中风寒积聚也"。

蜀椒解毒杀虫,梁弘景《别录》曰"通血脉",甄权曰"破血",宋《日华诸家本草》曰"治天行时气,产后宿血",清王士雄《饮食谱》曰"川椒辛热温中,下气暖肾,祛寒开胃,杀虫除湿,涤秽舒郁"。

综上所论,功效虽互有出入,其破血解毒,疗肿去脓之功皆具也。观《医通》时行门有曰:"瓜瓤瘟证,医者皆以畜血伤寒目之……疙瘩瘟之阖门暴发暴死……"窃以为有类阴阳毒、瓜瓤疙瘩诸名,始见揭于《瘟疫论》,此斑疹之类,乌知其非瘀血毒血所致耶?张氏非之,恶其名之滥耳!再证以败血脓毒证之类似猩红热发疹,与阳毒实合,惟其夹猩红热,故斑疹多见于面而咽痛,惟其血败,易起肺炎、吐脓血、速死,故用解毒破血之药。

至于阴毒一证，与肺炎性鼠疫最合，如面目青、身痛、咽痛等，即《千金》所谓恶核病是也。鼠疫菌以侵腺体为先驱，结核为重要之证，而《金匮》不言，岂以其隐微而忽之耶？治法以清热解毒为归，故去雄黄、蜀椒之辛温。学者若执旧注之因循，或拘阴毒之名，妄投温热，斯危矣！

二证之在当时，必偶一发现而不数见，故仲景仅以短文两则记之，观其辨别阴阳，似凭面色青赤，他无所验，治法亦未美备。巢氏《病源论》曰，欲辨阴阳毒病，看手足指冷者是阴，不冷是阳，可补仲景之不及，但叙述未明，斯皆限于时代，不足为前人之病也！

（《苏州国医杂志》1935 年秋季）

《金匮》阴阳毒解

冯心甸

夫天地灾厉之气，便为毒气。人之卫气，昼行于阳，夜行于阴。其邪值人身行阳之度而中之，则为阳毒，面部为诸阳之会，上干阳位，故面赤斑斑如锦纹，上迫胸膈，故吐脓血，以阳本法乎天，天者亲上者也。其邪值人身行阴之度而中之，则为阴毒，邪入于阴，则血凝而不上荣于面，故面目作青，血不环周于一身，故身痛如被杖。厉气皆从口鼻而入于咽喉，咽喉者，阴阳之道路也，故阴阳毒，俱有咽喉痛之兼证。五日其邪未遍经气发之还易，故曰可治；五日之外，五脏相传，俱已受邪，至七日阴阳经气已周，而再行，发之不易，故曰不可治。以辛温升散之品，透发其邪气，甘润微寒之味，以安其营气。升麻仅走气分，必佐当归通络中之血，甘草解络中之毒，微加鳖甲者，守护营神，俾椒、黄猛烈之品，攻毒透表，不能乱其神明也。尤氏独得其旨，谓阳毒用椒、黄者，以阳臣阳，欲其速散也；阴毒去之者，恐阴气而反受损也。后人不解其义，分为阳邪、阴邪立论。《金鉴》以椒、黄阳毒用，而阴毒反去之为疑，适形浅见。惟王安道，辨非阴寒直中，得之矣。

（《中医杂志》1923 年 12 月）

《金匮》阴阳毒的新释

邢锡波[①]

《金匮》云:"阳毒之为病,面赤斑斑如锦纹,咽喉痛,唾脓血,五日可治,七日不可治,升麻鳖甲汤主之。"又曰:"阴毒之为病,面目青,身痛如被杖,咽喉痛,五日可治,七日不可治,升麻鳖甲汤去雄黄、蜀椒主之。"考此书所谓之阴毒阳毒,非言阴寒极,或阳热极之毒,乃天地疫疬之毒耳! 若果为阴盛阳盛之毒,其用药必用大热大寒之剂。今观升麻鳖甲汤,纯系解毒行血之品,既不偏寒,又不偏热,决非阴阳盛极酿毒可知。其所谓毒者,乃天地疫疬之气,每由饥馑兵凶之后,岁运失和,其恶浊秽戾之气,酿菌含毒,人在气交之中,稍有不慎,恒随呼吸之气,袭入肺脏,由肺传心胞(即心、肺相连之脂膜),由心胞传三焦(上焦心下隔膜,中焦包脾连胃之脂膜,下焦络肠包肾之脂膜),而为手厥阴、少阳脏腑相传之总枢。

查人之禀赋,各有盛衰,脏气各有寒热。假令体壮多热之人,其发多传入少阳,而为阳毒;若体羸多寒之人,其病多传入厥阴,而为阴毒。少阳为相火所司,若菌毒深入,盘据其间,必致三焦之气化不宣,内外之经络壅遏,少阳相火之气,既不能循油膜以下温肾水,而反挟热毒以上冲头面,故面赤斑斑如锦纹,迫于咽则咽疼,迫于胸则为痈脓(以气血为热毒遏闭,再为热毒熏蒸则成痈脓)。得之五日,为期尚浅,经气未遍,犹属可治;若迟至七日,毒邪已深,经气再传,则不治而死矣。厥阴为血液循环之机枢,毒袭厥阴,则机枢不灵,血液凝泣,四血管之碳气,无从排泄,而血呈青色,故曰面目色青也;厥阴中含少阳、厥阴病,则少阳不能下行,而反上冲,故咽喉痛;血不循环,无以荣周身之经脉,故身痛如被杖也。

[①] 邢锡波(1906—1977):主任医师,籍隶河北青县,行医 50 余年,学验俱丰,曾任教于天津中医学院(现天津中医药大学)、河北医学院(现河北医科大学)。晚年著有《伤寒论临床实验录》《脉学阐微》《邢锡波医案选》等。

惟此证近世鲜有,即有类是之证,按法施治,曾无一验,故袁云龙谓此证有类今之疫喉,以其俱有"咽喉痛"之字也。盖咽喉为呼吸之要道,毒气既由口鼻侵入,则咽喉首当其冲,故阴、阳二毒,俱有咽喉疼痛之证。此下咽之后,由肺胃而直入血液之中,血液中毒,起阳性反应者,则气血为之错乱;起阴性反应者,则气血为之凝闭。其治法,在气血错乱者,解其毒使其分清;在气血凝闭者,解其毒而使其流通。是以《医宗金鉴》,以阴毒阳毒,认为今世之痧证,而外用刮放,内服紫金丹等法。袁云龙则用喉科中利痰之法,皆所以使气血分清而流通也。《金匮》于阳毒则用升麻鳖甲汤,阴毒则去雄黄蜀椒主之。

升麻鳖甲汤方

升麻二两　当归一两　蜀椒炒去汗,一两　甘草二两　鳖甲手指大一片,炙(《外台》作"大如手一片,炙")　雄黄半两

上六味,以水四升,煮取一升,顿服之,老小再服,取汗。

方剂诠解:此证原为疫疠之毒,由口鼻传染而来,故君以解毒避疫之升麻,以排气分之毒,复佐以甘草解血分之毒,兼此二药并为咽喉之要品,能吐能升,俾邪之从口鼻入者,仍导之由口鼻而出。鳖甲可以疏通经络,攻坚破结,辅以当归之辛香宣达者,入肝脏以流通凝滞之血液,以鳖甲禀坚刚之性,当归具宣达之气,是鳖甲可以入肝脏之血分,以迫动其血液之循环,当归入肝脏之气分,以宣扬肝气之流通,使入肝之邪,藉循环之势,以旁输外达,而证自愈。惟此证治法内有阴毒用蜀椒,而阴毒反去之一语,令人不无疑议,虽经历代名家之诠释,终不能正其谬而匡其纰,亦医界进研之大障碍也。想此书流传既久,坊刻难免串错,据袁云龙谓:"曾见南阳旧本,其阴毒条,于去雄黄下,作倍蜀椒加半主之。治阳毒而用蜀椒,或是从治之意。"此说似较近理,然恐未妥。复考《肘后》《千金方》,载阳毒用升麻汤,无鳖甲有桂;阴毒用甘草汤,无雄黄。按阳毒更用桂,亦恐不妥也。又复搜《活人书》,阳毒升麻汤用犀角、射干、黄芩、人参,无当归、蜀椒、鳖甲、雄黄,窃以为此方其得之矣!夫犀角为清血解毒之要药,射干为咽喉之佐,黄芩清热,人参扶元,则阳毒因热而气血错乱者,可从此分清矣;其阴毒用鳖甲、蜀椒、当归,鳖甲攻坚,

蜀椒祛寒，当归活血，则阴毒因寒凝闭者，可从此流通矣。考是说较其他注家，似属正确，故录之以质诸世之医者。

（《文医半月刊》1936 年 10 月）

《金匮》阴阳毒与今时疫异同论

卫鹤俦

　　阴阳和而后雨泽降，风雨节而后寒暑时，而无如气运有推迁之候，春应温而反寒，夏应热而反凉，秋应凉而反热，冬应寒而又温，非其时而有其气，人感之而受病者，于是有中阴、中阳之分。《金匮》云："阳毒之为病，面赤斑斑如锦纹，咽喉痛，唾脓血，升麻鳖甲汤主之。"又云："阴毒之为病，面目青，身痛如被杖，咽喉痛，升麻鳖甲汤去雄黄、蜀椒主之。"斯二者，仲景皆主之以升麻为君，盖以升麻能排气分，解百毒，能吐能升，俾邪从口鼻入者，仍从口鼻而出也。奈何迂疏者流，竟有谓麻不过五之说，则惑之甚也。幸也有吾粤黎天佑先生出，始悟核疫一证，感触阴、阳二毒之气而来，其按证施治，主之以大剂升麻鳖甲汤，历历奏效不爽，其得于喻氏之真传为已深也。闲尝览喻氏论疫一书，引伸景《辨脉》篇中，寸口脉阴阳俱紧者一节，阐发奥理，颇合经旨，互而勘之。《金匮》云"阳毒，面赤斑斑如锦纹"，喻氏云"在阳则发热，头疼，项强颈挛，皆疫邪犯于阳分也"，同也；《金匮》云"阴毒，面目青，身痛如被杖"，喻氏云"在阴则足膝逆冷，便溺妄出，皆疫邪犯于阴分也"，同也；《金匮》云"咽喉痛，唾脓血"，喻氏云"声哑咽塞，痛脓下血，是皆热邪烁津，热毒上壅"，亦无乎不同！然而证有同而治异者，大抵南方多阳毒，其毒之中人者浅，王勋臣之解毒活血汤，吴又可之达原饮，近人用之间亦见效；北方多阴毒，其毒之中人者深，仲景主之以升麻鳖甲汤，效如桴鼓，证同而治异也。司命者，毋徇今以悖古，亦毋泥古以害今也，则幸矣。

（《医学报》1909 年 8 月）

《金匮》阴阳毒二方之质疑

周岐隐①

《金匮》原文：阳毒之为病，面赤斑斑如锦纹，咽喉痛，唾脓血，五日可治，七日不可治，升麻鳖甲汤主之。阴毒之为病，面目青，身痛如被杖，咽喉痛，五日可治，七日不可治，升麻鳖甲汤去雄黄蜀椒汤主之。

按阴阳毒二方，前贤有疑为先后互易者，以为雄黄、蜀椒，在阳毒不当用，而在阴毒则不当去，其说颇为近理。然鄙意以为蜀椒一味，甚有可商，非惟阳毒万不可用，即阴毒亦岂可轻投？盖阴、阳二毒，其邪皆由口鼻而入，其血分中必含有传染性之毒菌与微生虫，故能使血液骤起剧性之变化，干于阳分，则血逆而面赤吐脓血，干于阴分，则血泣（同涩）而面目青身痛如被杖，其实皆疠气也。升麻鳖甲汤为仲景解毒活血之方，前贤徒从阴阳气化上附会，于方中真理，无人说出。试取《本草经》逐味证之，升麻辟百邪，解百毒，鳖甲搜剔肝经之郁热，当归排脓止痛，甘草解毒利咽喉，雄黄散百节大风，杀百毒，入肝经气分，燥湿杀虫，按病用药，无不针锋相对。惟蜀椒一味，药性刚烈，与病情绝对相反，决不可投。魏荔彤求其说而不得，谓是治热于阴中，全是无稽之谈。鄙意以为此蜀椒一味，必是蜀漆之误，盖蜀漆之性，辛苦而寒，专截恶疟，恶疟者，因受瘴疠之毒而发，与阴阳毒皆异病而实同源，又能涌吐风痰而利咽喉，与甘草、升麻、鳖甲、雄黄，相合而可以交相为用。一经校正，千古疑团，涣然冰释，质之时贤，其亦以为然乎？

（《神州国医学报》1933 年 5 月）

---

① 周岐隐(1897—1968)：原名利川，字薇泉，浙江鄞县(现浙江宁波鄞州区)人。世业医，通医学，工诗词。任职于浙江中医研究所，精于伤寒之学，著有《伤寒汲古》《精神病广义》《伤寒求真》《稚翁诗钞》等。

《金匮》"阳毒之为病,面赤斑斑如锦纹,咽喉痛,吐脓血, 五日可治,七日不可治,升麻鳖甲汤主之;阴毒之为病, 面目青,身痛如被杖,五日可治,七日不可治, 升麻鳖甲汤去雄黄、蜀椒主之"解

张鸿生[①]

仲祖所论阳毒、阴毒,注者纷纷,莫衷一是。余研究者久之,不禁拍案大呼曰:此言天地疫疠之气,中于面则下阳明而为阳毒,中于胻臂则入厥阴而为阴毒者也。盖尝以阳明脉起于目下,循咽喉而布胸腹,下行为顺,上行为逆;厥阴脉起于足,直上行,循咽喉,过目系,上行为顺,下行为逆。今阳明脉为疫疠所中,上而不能下,阻于面则赤,逆于肌腠则斑斑如锦纹,滞于咽喉则痛而吐脓血,此阳毒之所由来也。阴毒则因厥阴脉为疫疠所中,郁迫不升,血液阻滞,则上为面目青,中为咽喉痛,全身亦痛如被杖矣。此二者,病形虽殊,而其病源则一也。仲祖于是用解百毒之升麻、甘草,以解毒而和中,用当归达木郁而补血,又恐毒入最深,不易搜逐,复用鳖甲之以阴柔为体、阳刚为用者,与毒相混,为之向导,而破其坚积,毒岂有不解者哉?此阴、阳二毒所以同用升麻、甘草、当归、鳖甲而治之也。但阴毒不用雄黄、蜀椒,而阳毒反用之,后贤注释含糊,无足取信,甚者且谓为古今之讹误,欲推翻更移之,尤属不合,今再申之。夫阳明脉被毒阻逆,致上行为面赤等证,仲祖用升、草、归、鳖等药治之,自足以驱邪外出。但阳明以下行为顺,今既被迫而上行,则其下必虚,下既虚,则邪之被逐者,安知其不乘虚而下窜耶?仲祖早见及此,故必用雄黄、蜀椒以固下元,而坚阳明宅舍,使邪不能复入,此诚所谓针策万全者。若厥阴则不然,厥阴以上行为顺者,今因所受之毒,得用升、草、归、鳖

---

① 张鸿生(生卒年不详):湖南湘乡人,中央国医馆发起人之一,湖南湘乡医药学会会长,湖南省中医师公会常务理事。著有《增订白话生产要诀》《畏庵医话》《中国医学之精髓》《通天地人物之谓医说》。

等味壮其根本,使之上出外出,因势而利导之,正所谓兴起奋发,一鼓而破敌者,何必虑其下窜,妄用椒、黄以重耗其阴液哉?故阳毒用椒、黄而阴毒反必去之也。一减一加,规矩井然,此等奥义,尘封久矣,今得此解释之,不觉为之一快。

(《杏林医学月报》1936 年 11 月)

【编者按】 ··

"百合"二字,原无深义,仲景用百合以治本病,而悉能治愈,故以之命名,因此,不必斤斤于"百脉一宗,悉致其病"数字,愈论愈繁也。民国刘民叔曰:"百合病为夏月虚人疰夏,其于长夏时令症状尤显,而当此时,百合上市,以百合作药代食饮,可愈此病,故名之曰百合病。"可谓要言不烦。百合病,多因伤寒热病后,余热未尽,或情志不遂,郁而化火,导致心肺阴虚内热,临床以神志恍惚不定、口苦、小便赤、脉微数为特征。百合病,不可发汗,不可吐,不可下,发汗则伤津,吐下则耗液,惟宜养阴清热润燥为要。综百合七方,皆以百合为主药,《本经》"百合味甘平,主邪气,腹胀,心痛,利大小便,补中益气",养阴清肺利大小便;余如地黄生阴液清血热,栝楼清肺生津,鸡子黄养心安吐后虚馁,知母养阴清热,滑石清泄利小便,代赭安胃和降,牡蛎养阴清泄,皆养阴清利大小便而除热止烦之品,此即仲景组方之要旨也。

狐惑病历代医家意见不一,《诸病源候论》提出"因伤寒而变斯病""虫食""由湿热毒气所为"三个原因;孙思邈亦认为由湿温毒气所为;赵以德《金匮玉函经二注》认为"狐惑病,谓虫蚀上下也……盖因湿热久停,蒸腐气血而成瘀浊,于是风化所腐为虫矣";徐忠可《金匮要略论注》指出,狐惑"大抵皆湿热毒所为之病";丹波元简则言"虫不得安,上下求食,岂有此理。蚀是蚀烂之意,湿热郁蒸所致,非虫食喉及肛之谓"。各家看法不一,大抵有湿热与虫蚀两端。本病以咽喉及前后二阴溃烂和目赤为特征,近代多认为与白塞综合征相类似,亦有学者认为本病与艾滋病近似。其证属阴虚血热,热毒内蓄,上攻下迫,其治当以育养真阴、清热泻火、化瘀解毒诸法,其甘草泻心汤主蚀上之惑,赤小豆当归散主蚀肛之狐,又有雄黄熏法,苦参汤洗法,治蚀二阴之狐,《脉经》则以猪苓散主之。

　　阴阳毒可分阴毒和阳毒,皆与感受疫毒有关,以发斑、咽喉痛为主症,此证与后世温病学派所谓"营分证""血分证"相类似。至于预后,仲景提出"五日可治,七日不可治",盖疫毒传遍迅速,累及营血,当尽早治疗,不可延误时日,而不必拘泥于五七之日数也。阴阳二毒,自汉以来,沿称已久,论者亦众,然持论者,多本纸上谈兵,如丹波元简谓"古特有而今绝无",明何渊谓是温毒发斑,清董西园谓是喉证,近世丁仲祐谓是小儿麻疹,陆渊雷谓是斑疹伤寒,众说纷纭,莫衷一是。本病或与现代医学之红斑狼疮近似,治当养阴化瘀、清热解毒诸法,后期以育养真阴、扶正固本以善后。仲景阳毒咽喉痛,唾脓血,面赤斑斑如锦纹,诸象颇似热毒内蕴,发斑不出,所用升麻鳖甲汤一方有雄黄、蜀椒之温热,虽曰托毒,不无增热之嫌;而阴毒面青,咽痛,身痛如被杖,似属瘀毒寒凝,宜用温透,仲景反去雄黄、蜀椒,两方似有错简之嫌。

疟病脉证并治第四

【原文】

(1) 师曰：疟脉自弦，弦数者多热，弦迟者多寒。弦小紧者下之差，弦迟者可温之，弦紧者可发汗、针灸也，浮大者可吐之，弦数者风发也，以饮食消息止之。

(2) 病疟，以月一日发，当以十五日愈；设不差，当月尽解；如其不差，当云何？师曰：此结为癥瘕，名曰疟母，急治之，宜鳖甲煎丸。

鳖甲煎丸方

鳖甲十二分，炙　乌扇三分，烧　黄芩三分　柴胡六分　鼠妇三分，熬　干姜三分　大黄三分　芍药五分　桂枝三分　葶苈一分，熬　石韦三分，去毛　厚朴三分　牡丹五分，去心　瞿麦二分　紫葳三分　半夏一分　人参一分　䗪虫五分，熬　阿胶三分，炙　蜂窠四分，炙　赤消十二分　蜣螂六分，熬　桃仁二分

上二十三味为末，取煅灶下灰一斗，清酒一斛五斗，浸灰，候酒尽一半，着鳖甲于中，煮令泛烂如胶漆，绞取汁，内诸药煎，为丸如梧子大，空心服七丸，日三服（《千金方》用鳖甲十二片，又有海藻三分，大戟一分，䗪虫五分，无鼠妇、赤消二味，以鳖甲煎和诸药为丸）。

(3) 师曰：阴气孤绝，阳气独发，则热而少气烦冤，手足热而欲呕，名曰瘅疟。若但热不寒者，邪气内藏于心，外舍分肉之间，令人消铄脱肉。

(4) 温疟者，其脉如平，身无寒但热，骨节疼烦，时呕，白虎加桂枝汤主之。

白虎加桂枝汤方

知母六两　甘草二两，炙　石膏一斤　粳米二合　桂去皮，三两

上剉,每五钱,水一盏半,煎至八分,去滓温服,汗出愈。

（5）疟多寒者,名曰牝疟,蜀漆散主之。

蜀漆散方

蜀漆洗去腥　云母烧二日夜　龙骨等分

上三味,杵为散,未发前以浆水服半钱。温疟加蜀漆半分,临发时服一钱匕（一方云母作云实）。

附《外台秘要》方

牡蛎汤　治牝疟。

牡蛎四两,熬　麻黄四两,去节　甘草二两　蜀漆三两

上四味,以水八升,先煮蜀漆、麻黄,去上沫,得六升,内诸药,煮取二升,温服一升。若吐,则勿更服。

柴胡去半夏加栝蒌汤　治疟病发渴者,亦治劳疟。

柴胡八两　人参三两　黄芩三两　甘草三两　栝蒌根四两　生姜二两　大枣十二枚

上七味,以水一斗二升,煮取六升,去滓,再煎取三升,温服一升,日二服。

柴胡桂枝干姜汤　治疟寒多,微有热,或但寒不热（服一剂如神）。

柴胡半斤　桂枝三两,去皮　干姜二两　黄芩三两　栝蒌根四两　牡蛎三两,熬　甘草二两,炙

上七味,以水一斗二升,煮取六升,去滓,再煎取三升,温服一升,日三服。初服微烦,复服汗出便愈。

金 匮 新 义

祝味菊

疟病脉证并治第四

（六〇）师曰:疟脉自弦,弦数者多热,弦迟者多寒。弦小紧者下之差,弦迟者可温之,弦紧者可发汗针灸也,浮大者可吐之,弦数者风发也,与饮食

消息止之。

注：此为疟病之总论，以脉象而明寒热虚实之辨。及其注法也，数为阳盛神经兴奋之象，故弦而数者为多热；迟为阳虚官能减退之象，故弦而迟者为多寒；小紧犹言沉细而实，病在里之象，故弦小紧者当下之差；弦迟既为多寒，故治当从温以助正气；弦紧者正气有外达之势，宜顺其气以达表，故可发汗针灸也；浮大为阳浮于上之象，故可顺其势而吐之；风发者，盖谓热极生风，实则热极而神经受扰也。

《内经》云："风淫于内，治以甘寒。"故弦数热多者，胃中津液消耗，神经必将失养，当于饮食中求甘寒之品以生津止渴，不必投以将热药剂反伤正气也。

解：〔疟〕谓湿郁之人，被疟虫侵入血液，寒热往来，按时而发之病也。疟虫产地，常在泥沼卑湿之处，借疟蚊以为媒介，故西医一名此病为泥沼热。古人以湿为疟之主因，理至精审，盖人体亦必多湿而郁，始适于疟虫之发育也。疟虫之为病，常客于赤血球中，吸取血色素以构成其胞子，胞子成熟则当母体破裂，新生之胞子更入新血球，以遂其繁殖。当母体破裂之隙，人体即呈血液中毒现象，而发强烈之寒栗厥挛等症状。其后人体自然疗能力谋反抗以排除毒素，即渐发高热。俟汗出热平，其病若失，次日或间日更作，遂成寒热往来，故曰正与邪争也。热多者正盛，其病易愈；寒多者邪盛，其病难已。证诸实际，历验不爽，明乎此，则于仲景疟论，思过半矣。（本条各脉，评见拙著《诊断提纲脉理》）

（六一）病疟，以月一日发，当以十五日愈；设不差，当月尽解；如其不差，当云何？师曰：此结为癥瘕，名曰疟母，急治之，宜鳖甲煎丸。

鳖甲煎丸方

鳖甲十二分，炙　黄芩三分　鼠妇三分，熬　大黄三分　芍药五分　乌扇三分，烧　柴胡六分　干姜三分　桂枝三分　葶苈一分，熬　石韦三分，去毛　厚朴三分　牡丹五分，去心　瞿麦二分　紫葳三分　半夏一分　人参一分　䗪虫五分，熬　陈胶三分，炙　蜂窠四分，炙　赤消十二分　蜣螂六分，熬　桃仁二分

上二十三味，为末，取煅灶下灰一斗，渍酒一斛，五斗浸灰，候酒尽一半，

着鳖甲于中，煮令泛烂如胶漆，后取汁，内诸药，煎为丸，为梧子大，空心服七丸日三服。

注：此条言疟病之而不愈，将成疟母，及疟母之治法也。至病解日期，则为悬揣之辞，实无何种根据及意义也。

解：〔疟母〕谓脾肿大也，发热时增大，热退时缩小，按触则硬固，乃疟病必具之重要证候。古人于解剖久详明，误由病久结成癥瘕也。

（六二）师曰：阴气孤绝，阳气独发，则热而少气烦冤，手足热而欲呕，名曰瘅疟。若但热不寒者，邪气内藏于心，外舍分肉之间，令人消铄肌肉。

注：此示疟之事证也，语出《内经·疟论》。阴气孤绝，阳气独发者，恶寒已而发热也。少气烦冤，手足热而欲呕，皆疟常见之证。疟病发热之初，必先恶寒，发热将罢，必自汗出，乃一定之病型。今云但热不寒，当系身温上升之时较久，一时不易低降，即热盛之意，非谓发热如不恶寒也。

邪气内藏于心，外舍分肉之间，消铄肌肉者，即疟虫侵入循环器，破坏赤血球，致令营养不良，肌肉瘦削之意也。

解：〔瘅疟〕疟之古名，与温疟、牝疟相对之称也。瘅同“疸”，意即疟由湿郁而发也。

（六三）温疟者，其脉如平，身无寒但热，骨节疼烦，时呕，白虎加桂枝汤主之。

白虎加桂枝汤方

知母六两　甘草二两，炙　石膏一斤　粳米二合　桂枝三两，去皮

上锉，每五钱，水一盏半，煎至八分，去滓温服，汗出愈。

注：此示疟病热盛者之治法。热盛故名温疟也，《内经·疟论》言先热后寒者名温疟，实违反事实显然之错误，仲景不欲明揭其非，而曰身无寒但热，致启千古疑窦。实则无寒但热，常作微恶而大热也，此点学者临证细审自知。

（六四）疟多寒者，名曰牝疟，蜀漆散主之（诸本“牝”皆作“牡”，非）。

蜀漆散方

蜀漆洗去腥　云母烧二日夜　龙骨等分

上三味,杵为散,未发前以浆水服半钱。温疟加蜀漆半分,临发时,服一钱匕。

注:此示疟病多寒邪盛之治法也。

解:〔牡疟〕《外台》引本条云:张仲景《伤寒论》,疟多寒者名牡疟。吴氏《医方考》云:"牡,阴也,无阳之名,故少寒名牡疟。"

(《新中医刊》1941 年 4 月、7 月)

金 匮 杂 记

秦伯未著述　秦又安校订

疟病脉证并治第四

(一) 疟脉自弦

仲景曰:疟脉自弦。释之者曰:疟为少阳之邪,弦为少阳之脉,有是邪则有是脉也。然疟之病,《内经》有六经之分,即《金匮》亦有瘅、牡之别,何得专主少阳?后人奉此四字,不复旁求,遂执小柴胡一方,统治诸疟,大误!

(二) 鳖甲煎丸

鳖甲煎丸用药二十三味,若分析之,则小柴胡、桂枝、大承气之复方也;外加干姜、阿胶,助参、术以养正;四虫、桃仁、半夏以消血化痰,乌扇、葶苈、石苇、瞿麦以利气散结,盖瘕必假血依痰,积必由于气结也。曰急治之者,有乘其邪聚未固而攻之之义,非谓鳖甲煎丸之悍猛薄劫也。

(三) 瘅疟

温疟用白虎加桂枝汤,而瘅疟不出方药,似可借用竹叶石膏汤,清心救肺,陈修园谓亦可用白虎加桂枝。是《内经》所言之瘅疟,非仲景所云之瘅疟,一有表邪,一无表邪,寻绎自得。

(四) 牡疟

《内经》以先寒后热为寒疟,乃有心气素虚,外邪乘之,挟有形之涎为依傍,邪困心包,气不能透肌表而多寒者,此属牡疟,以心为牡脏,故名。或以牡为阳物，乃阳胜阴亏之疟者，非；或以纯寒无热，则为阴证而非疟疾，亦非。惟无形之寒，挟有形之涎，则心包之邪为外所困而不能出，故以蜀漆劫涎，云母通达心脾，龙骨收湿安神也。

（《中医指导录》1934 年 7 月）

牝 疟 、牡 疟 辨

曹颖甫[1]

《金匮》疟多寒者，尤氏《心典》、陈氏《浅注》、黄氏《悬解》以为牡疟，是也；《医宗金鉴》《张氏医通》改牡为牝，则非也。《素问·刺疟》篇曰："心疟者，令人烦心，甚欲得清水，反寒多，不甚热。"足证疟多寒者，当属心疟。《脉要精微论》曰："心为牡脏，小肠为之使。"此即《金匮》牡疟之名所由起。《医宗金鉴》《张氏医通》能改《金匮》牡疟为牝疟，岂能改《素问》牡脏为牝脏乎？况《刺疟》篇所列心疟，所谓寒多不甚热者，先有烦心欲得清水之证，与肾疟之手足寒者不同，其所以反寒多者，正以心阳为寒饮郁阻，而非为真寒。蜀漆散云母温以除寒，龙骨以收瘀浊，蜀漆为君，排决积滞，以通阳气，而绝然不用温药，即此可决为治心疟之主方也。而字之当为牡，不当为牝，乃不辨自明矣。

（《中医杂志》1921 年 12 月）

《金匮》谓瘅疟但热无寒，又云温疟者
身无寒但热，二证究有何区别

胡继瑗

《内经》论疟，以但热无寒者为瘅疟，先热后寒者为温疟；《金匮》论疟，于

---

[1]　曹颖甫（1866—1938）：名家达，字颖甫，一字尹孚，号鹏南，晚署拙巢老人，江苏江阴人，近代经方大家。著作有《伤寒发微》《金匮发微》《经方实验录》《曹颖甫医案》等。

瘅疟曰但热无寒,于温疟又言身无寒但热,似乎瘅、温二疟不分矣。然细察之,则仲景所谓身无寒但热者,与但热无寒之文义绝不相同,试以经文考之。《素问·疟论》云:"瘅疟者,肺素有热,气盛于身,厥逆上冲,中气实而不外泄,因有所用力,腠理开,风寒舍于皮肤之内、分肉之间而发,发则阳气盛而不衰则病矣。其气不反于阴,故但热无寒也,气内藏于心,而外舍于分肉之间,令人消烁肌肉,故命曰瘅疟。"又曰:"其但热不寒者,阴气孤绝,阳气独发,则热而少气烦冤,手足热而欲呕,名曰瘅疟。"又曰:"温疟者,得之冬中于风,寒气藏于骨髓之中,至春则阳气大发,或有所用力,腠理发泄,邪气与汗气俱出。此病藏于肾,从内出之外,阴虚而阳盛则热矣。衰则气复反而入,则阳虚而寒矣,故先热后寒也。"详审经文,则瘅疟为中而即发之病,以其阴气孤绝,故邪得藏于心,阳气独发,故但热无寒,而手足与之俱热也;温疟为冬感于邪,内藏于肾,至春始发,阳先盛而后衰,故先热后寒也。然病机之为物,绝不能律以规矩,绳以准绳者,故仲景又曰"身无寒但热",夫既指明身者,则其手足不与也,而手足之寒也必矣。《经》曰肾疟者手足寒是也,《经》又曰阴阳之且移也,必从四末始也。是寒热之相移,亦必从手足始,故身虽热而手足已寒者,即为气反于阴之兆,亦先热后寒之类也。综合观之,瘅疟者但热无寒,手足热,温疟者只身无寒但热,而手足则寒也,此其最大之区别点。至若瘅疟之少气烦冤而欲呕,与温疟之时呕,皆可为区别之助。

(《医学杂志》1928 年 2 月)

疟脉自弦饮脉亦弦说

徐召南

弦,少阳脉也,疟,少阳病也,此所以疟脉自弦也,非特疟脉自弦,凡病属少阳者无不兼有弦脉也。然饮脉何以亦弦,岂饮病亦属于少阳哉?非也,饮脉亦有时属于少阳耳。疟有寒热往来之候,舍于半表半里之间,少阳主乎半表半里,故疟脉未有不弦。饮病则不然,《金匮》云肺饮不弦,但苦喘短气,可知饮病属于肝部而见胁下引痛者,其脉当弦;若属于肺部而见苦喘短气者,则其脉不弦也。或曰通调水道者肺也,运化精微者脾也,设肺失通调之职,脾无运化之权,而成饮病,此饮之属于太阴也固宜,然有时属诸少阳者其何故欤?夫少阳者三焦也,《经》云三焦者中渎之腑也,水道出焉,可知饮属少阳者,是三焦决渎壅塞,而水道不出,内停成饮,此所以弦脉亦见诸饮病也。且饮病在脾、肺尚轻,在三焦为重,所以《金匮》脉沉而弦之悬饮,非十枣不治。陈无择云,饮脉皆弦细沉滑,得其要矣。

(《医学杂志》1923 年 6 月)

辨《金匮》弦数弦迟脉

孙景渊

至易辨者阴阳,至难辨者亦阴阳。盖阳与阳合,人皆知其为阳;阴与阴合,人皆知其为阴。若阴之中有阳,阴而或从阳化矣;阳之中有阴,阳而或从阴化矣。不识变化,乌识阴阳,知此可与论脉矣。古人云双弦者寒也,偏弦者饮也,是弦之脉为阴脉也;又云迟则为寒,数则为热,是数之脉为阳脉也。若弦而与迟紧沉涩诸阴脉并见,可不问而知其为寒;若数而与洪实滑大诸阳脉并见,可不问而知其为热。惟弦而带数,将弦从数化乎,虽阴脉可定其为热;将数从弦化乎,虽阳脉可定其为寒。《金匮》论疟脉云,弦数多热,论疝证又云,弦数者当下其寒者,大抵即从化之理,无足疑也。况诊病之道,宜脉证参观。疟脉之弦,由于病证在少阳半表半里,本于热者有之,本于寒者有之,宜可以脉之迟数,定疟之寒热矣。然《金匮》犹曰多热多寒,是示人遇疟病之证,虽有弦数之脉,必视其发作之时,又兼多热,始可定为热证而清之;虽有弦迟之脉,必视其发作之时,又兼多寒,始可定为寒证而温之。疝脉之弦,由于病在厥阴,厥阴为至阴之地,故疝证初起有寒而无热,必郁久始可化热;疝脉之数,多从弦化,亦理势之自然也。即数之一脉而论,亦非尽为热也。《伤寒论》云:"病人脉数,数为热,当消谷引食而反吐者,以发汗令阳气微,膈内虚,脉乃数也。数为客热,不能消谷,胃中虚冷故吐也。"《经》曰:"病热而脉数,按之不鼓甚者,乃阴盛拒阳于外而致病,非热也。"丹溪云:"脉数盛大,按之而涩,名曰中寒。"由上观之,数脉之不以为热而以为寒者,正不独《金匮》论疟脉为然也,而《金鉴》一书,反疑其简错而删之,不亦太过乎?

（《医学杂志》1925 年 8 月）

【编者按】

本篇专论疟病。《说文》云:"疟,寒热休作。"由此可见,疟病是因感受疟邪而引起寒热往来、休作有时为主要病证,是我中医所称之疟,为泛指诸寒热往来证也,较现代医学因疟原虫而引起之疟疾,其所赅更广。仲景本篇将疟病分为瘅疟、温疟、牝疟、劳疟、疟母,为后世疟病分类开创了先河。疟多热证而少寒证,故《本经》条文疟多冠以"温"字,称为温疟,少数为痎疟、蛊毒鬼疟。疟属少阳,以其既非太阳之表,复非阳明之里,乃居半表半里之界。属半表半里之偏于表者,当从汗解,属柴胡证,《本经》"柴胡,味苦平,主心腹,去肠胃中结气,饮食积聚,寒热邪气,推陈致新";属半表半里之偏于里者,属常山证,《本经》"常山,味苦寒,主伤寒寒热,热发温疟,鬼毒,胸中痰结,吐逆"。

仲景所立辨治之法,如温疟用白虎加桂枝汤清热解表,牝疟用蜀漆散、《外台》牡蛎汤、柴胡桂枝干姜汤温散截疟,劳疟用柴胡去半夏加栝楼根汤扶正截疟,疟母用鳖甲煎丸活血消癥,皆可于临证时选用。然《伤寒论》诸多"如疟""似疟"之条文,亦可辨证时补其不足,如"太阳病,得之八九日,如疟状,发热恶寒,热多寒少"之桂麻各半汤,"若形似疟"之桂枝二麻黄一汤,"此为热入血室,其血必结,故使如疟状,发作有时"之小柴胡汤等。又《本经》诸多治"疟"之药,如猪苓味甘平,主痎疟,治疟疾之偏于水分者;当归味甘温,主温疟,治疟疾之偏于血分者;麻黄味苦温,主温疟,治疟疾之偏于表证者;龟甲味咸平,主痎疟;牡蛎味咸平,主温疟;鳖甲味咸平,主癥瘕、积聚、寒热,可重用以治疟母痞结。

后之温病学家，以此为邪入募原，每用达原饮、草果知母汤、截疟七宝饮等方治疟，化痰水之阴邪，清募原之伏热，与柴胡类比，总欠柴胡之"既解半表半里之表，复清半表半里之里"之表里两解之效也，故柴胡为治疟之第一药。

中风历节病脉证并治第五

━━━━━━━━━━━━━━━━━━━━━━━━━━ ❧❦ ━━━━━━━━━━━━━━━━━━━━━━━━━━

【原文】

（1）夫风之为病，当半身不遂，或但臂不遂者，此为痹。脉微而数，中风使然。

（2）寸口脉浮而紧，紧则为寒，浮则为虚，寒虚相搏，邪在皮肤；浮者血虚，络脉空虚；贼邪不泻，或左或右；邪气反缓，正气即急，正气引邪，喎僻不遂。邪在于络，肌肤不仁；邪在于经，即重不胜；邪入于腑，即不识人；邪入于脏，舌即难言，口吐涎。

侯氏黑散 治大风四肢烦重，心中恶寒不足者（《外台》治风癫）。

菊花四十分 白术十分 细辛三分 茯苓三分 牡蛎三分 桔梗八分 防风十分 人参三分 矾石三分 黄芩五分 当归三分 干姜三分 芎䓖三分 桂枝三分

上十四味，杵为散，酒服方寸匕，日一服，初服二十日，温酒调服，禁一切鱼肉大蒜，常宜冷食，六十日止，即药积在腹中不下也。热食即下矣，冷食自能助药力。

（3）寸口脉迟而缓，迟则为寒，缓则为虚，荣缓则为亡血，卫缓则为中风。邪气中经，则身痒而瘾疹；心气不足，邪气入中，则胸满而短气。

风引汤 除热瘫痫。

大黄 干姜 龙骨各四两 桂枝三两 甘草 牡蛎各二两 寒水石 滑石 赤石脂 白石脂 紫石英 石膏各六两

上十二味杵，粗筛，以韦囊盛之，取三指撮，井花水三升，煮三沸，温服一升(治大人风引,少小惊痫瘛疭,日数十发,医所不疗,除热方。巢云:脚气宜风引汤)。

防己地黄汤 治病如狂状,妄行,独语不休,无寒热,其脉浮。

防己一钱　桂枝三钱　防风三钱　甘草二钱

上四味,以酒一杯,浸之一宿,绞取汁。生地黄二斤,㕮咀,蒸之如斗米饭久,以铜器盛其汁,更绞地黄汁,和分再服。

头风摩散方

大附子一枚,炮　盐等分

上二味为散,沐了,以方寸匕,已摩疾上,令药力行。

(4)寸口脉沉而弱,沉即主骨,弱即主筋,沉即为肾,弱即为肝。汗出入水中,如水伤心,历节黄汗出,故曰历节。

(5)跌阳脉浮而滑,滑则谷气实,浮则汗自出。

(6)少阴脉浮而弱,弱则血不足,浮则为风,风血相搏,即疼痛如掣。

(7)盛人脉涩小,短气,自汗出,历节疼,不可屈伸,此皆饮酒汗出当风所致。

(8)诸肢节疼痛,身体魁羸,脚肿如脱,头眩短气,温温欲吐,桂枝芍药知母汤主之。

桂枝芍药知母汤方

桂枝四两　芍药三两　甘草二两　麻黄二两　生姜五两　白术五两　知母四两　防风四两　附子二枚,炮

上九味,以水七升,煮取二升,温服七合,日三服。

(9)味酸则伤筋,筋伤则缓,名曰泄。咸则伤骨,骨伤则痿,名曰枯。枯泄相搏,名曰断泄。荣气不通,卫不独行,荣卫俱微,三焦无所御,四属断绝,身体羸瘦,独足肿大,黄汗出,胫冷。假令发热,便为历节也。

(10)病历节,不可屈伸,疼痛,乌头汤主之。

乌头汤方　治脚气疼痛,不可屈伸。

麻黄　芍药　黄芪各三两　甘草二两,炙　川乌五枚,㕮咀,以蜜二升,煎取一升,即出乌豆

上五味,㕮咀四味,以水三升,煮取一升,去滓,内蜜煎中,更煎之,服七

合。不知,尽服之。

矾石汤 治脚气冲心。

矾石二两

上一味,以浆水一斗五升,煎三五沸,浸脚良。

附　方

《古今录验》续命汤　治中风痱,身体不能自收,口不能言,冒昧不知痛处,或拘急不得转侧(姚云:与大续命同,兼治妇人产后去血者及老人小儿)。

麻黄　桂枝　当归　人参　石膏　干姜　甘草各三两　芎䓖一两　杏仁四十枚

上九味,以水一斗,煮取四升,温服一升,当小汗。薄覆脊,凭几坐,汗出则愈,不汗更服。无所禁,勿当风。并治但伏不得卧,咳逆上气,面目浮肿。

《千金》三黄汤　治中风手足拘急,百节疼痛,烦热心乱,恶寒,经日不欲饮食。

麻黄五分　独活四分　细辛二分　黄芪二分　黄芩三分

上五味,以水六升,煮取二升,分温三服,一服小汗,二服大汗。心热加大黄二分,腹满加枳实一枚,气逆加人参三分,悸加牡蛎三分,渴加栝蒌根三分,先有寒加附子一枚。

《近效方》术附汤　治风虚头重眩,苦极,不知食味,暖肌补中,益精气。

白术二两　甘草一两,炙　附子一枚半,炮,去皮

上三味剉,每五钱匕,姜五片,枣一枚,水盏半,煎七分,去滓温服。

崔氏八味丸 治脚气上入,少腹不仁。

干地黄八两　山茱萸　薯蓣各四两　泽泻　茯苓　牡丹皮各三两　桂枝　附子炮,各一两

上八味,末之,炼蜜和丸梧子大,酒下十五丸,日再服。

《千金方》越婢加术汤　治肉极,热则身体津脱,腠理开,汗大泄,厉风气,下焦脚弱。

麻黄六两　石膏半斤　生姜三两　甘草二两　白术四两　大枣十五枚

上六味,以水六升,先煮麻黄去沫,内诸药,煮取三升,分温三服。恶风

加附子一枚,炮。

金 匮 新 义

祝味菊

中风历节病脉证并治第五

(六五)夫风之为病,当半身不遂,或但臂不遂者,此为脉微而数,中风使然。

注:此言中风与痹之辨。盖《内经》风痹之症状,往往合论,故揭示其不同之点。

按:《内经》所谓风病,乃概括神经系统疾患全部而言;本论所称中风,则单指脑出血也。后人更有真中、类中之分,卒中即死者为真中风,卒中后神识昏而复醒,半身不遂者为类中风。

解:中风即脑出血,系脑髓内之血管破裂,血液压迫脑髓,以致猝然失神昏倒。古以此病之原因为风,故曰中风,实则名实不符,应当更正也。

〔痹〕谓末梢神经麻痹之病也,有血痹及风寒湿痹之分(详见《痹病》篇)。

〔半身不遂〕谓脑出血神经中枢一部被侵害也。此证一名偏风,一名偏枯,一名瘫痪。

〔臂不遂〕谓末梢神经麻痹,不能随意或不仁也。

(六六)寸口脉浮而紧,紧则为寒,浮则为虚,寒虚相搏,邪在皮肤;浮者血虚,络脉空虚;贼邪不泻,或左或右;邪气反缓,正气即急,正气引邪,喎僻不遂。邪在于络,肌肤不仁;邪在于经,即重不胜;邪在于腑,即不识人;邪入于脏,舌即难言,口吐涎。

注:此言中风有皮肤、经络、中腑、中脏之分,而示其脉证之辨也。仲景言痹之为病,由中风使然,故此条但以脉证别病之轻重,以明治疗之难易,而未斤斤计较风痹之分也。实则寸口脉浮而紧至喎僻不遂一段,为邪在皮肤,乃痹病之脉证;邪在于络至即重不胜一段,为中风与痹病共有之证;邪中于

腑至口吐涎一段,为中风独有之证。

按:中风与痹病之辨,证之临证经验,凡先见卒倒而后见肢体不仁者为中风,未见卒倒即见肢体不仁者,即痹病也。

侯氏黑散　治大风,四肢烦重,心中恶寒不足者。

菊花四十分　白术十分　细辛三分　茯苓三分　牡蛎三分　桔梗八分　防风十分　人参三分　矾石三分　黄芩五分　当归三分　干姜三分　芎䓖三分　桂枝三分

上十四味,杵为散,酒服方寸匕,日一服。初服二十日,温酒调服,禁一切鱼肉大蒜,常宜冷食,六十日止,即药积在腹中不下也。热食即下矣,冷食自能助药力。

丹波元简曰:此方主疗文法,与前后诸条异,先揭方名,而后治云云者,全似后世经之例,故程氏、尤氏、《金鉴》并云宋人所附。然《巢源·寒食散发候》云仲景经有侯氏黑散,《外台》风癫门载本方,引《古今录验》,无桔梗,有钟乳、矾石,方后云,张仲景此方,更有桔梗八分,无钟乳、矾石,乃知此方隋唐之人,以为仲景方,则非宋人所附较然矣。又案依《外台》,方中有矾石、钟乳,而方后云冷食自能助药力,后人因谓仲景始制五石散,信乎?

(六七)寸口脉迟而缓,迟则为寒,缓则为虚,荣缓则为亡血,冲缓则为中风,邪气中经,则身痒而瘾疹;心气不足,邪气入中,则胸满而短气。

注:此言荣卫虚者,抵抗力弱,易为邪风所中也。

风引汤　除热瘫痫。

大黄　干姜　龙骨各四两　桂枝　甘草　牡蛎各三两　寒水石　滑石赤石脂　白石脂　紫石英　石膏各六两

上十二味,杵粗节,以韦囊盛之,取三指撮,井花水三升,煎三沸,温服一升。

丹波元简曰:瘛疭此方亦非宋人所附。《外台》风痫门引崔氏甚详,云:疗大人风引,少小惊痫瘛疭,日数十发,医所不能疗,除热镇心。紫石汤方与本方同。上十二味,捣筛,盛以韦囊,置于高凉处。大人欲服,乃取水二升,先煎两沸,便内药方寸匕,又煎取一升二合,滤去滓,顿服之。少小未满百日,服一合。热多者,日二三服,每以意消息之。永嘉二年,大人小儿,频行风痫之病,得发例不能言,或发热,半身掣缩,或五六日,或七八日死。张思惟合此散,所疗皆愈。此本仲景《伤寒论》方、《古今录验》。

范汪同(《千金》癫门紫石散,即本方,主疗服法并同)。

由此观之,风引,即风痫掣引之谓,而为仲景之方甚明,程氏、尤氏辈亦何不考也。但"除热瘫痫"四字,义未元,刘氏《幼幼新书》作"除热去瘫痫",楼氏《纲目》作"除热癫痫"(王氏《准绳》同),其改瘫作癫,于理为得矣。

(《新中医刊》1941 年 7 月)

金 匮 杂 记

秦伯未著述　秦又安校订

中风历节病脉证治第五

(一) 中风

风之为病,当半身不遂,或但臂不遂者,此为痹。仲景此条,不就风病详其出证,重在半身与臂,辨其是风非风,庶不至误治也。盖风之为病,原由阳虚邪乘,阳虚则不止一枝一节,若但臂不遂,譬如树之一枝,无关全体阳气,故曰痹,痹者闭也,不仁也,谓一节之气,偶闭而不仁也。尤在泾云:风彻于上下,痹闭于一处。风重而痹轻,风动而痹着。极了当。

(二) 邪在络经腑脏

风从外至,故先在络,次在经,再次入腑,最后深入于脏,在络则卫气不运,在经则营血失养,入腑则痰涎壅塞隧道,堵其神气出入,入脏则乱其神明,舌纵难言,廉泉开而流涎矣。盖病在经络,犹当躯壳之间,在脏腑则升堂造室,寇来卧榻之畔,与主人共衾枕,故《内经》云邪风干忤经络,未流传脏腑,即医治之。又按经络脏腑之证候,喎僻不遂,《内经》所谓偏风偏枯,巢《源》有风口喎候,又有风偏枯,风身体手足不随,风半身不遂等候,即《外台》以降所谓瘫痪风也。肌肤不仁,巢《源》有风不仁候,云其状搔之皮肤如隔衣是也。重不胜，巢《源》有风腲①腿候，云四肢不爽，身体疼痛，肌肉虚满，骨节懈怠，腰脚缓弱，不自觉知，又有风弹曳②候，云筋肉懈惰，肢体弛缓不收摄，皆此类也。不识人，《内经》所谓击仆，巢《源》有风癔候，云其状奄忽不知人，喉里噫噫然有声，即卒中急风是也。舌难言，《内经》所谓音痱，巢《源》有风舌强不得语候，系心、脾二脏受风也。据上数义，知仲景此条，乃中风诸证之大纲领也。张石顽以侯氏黑散主之，误甚。

（三）历节

历节之脉，仲景反复言之，一曰寸口脉沉而弱，再曰少阴脉浮而弱，三曰盛人脉涩小，是知历节为病，乃肝肾虚而寒湿乘袭筋骨所致。盖非肝肾先虚，虽得水气，未必便入筋骨，非水湿内侵，则肝肾虽虚，未必便成历节，举其标而其本昭然若揭。

（四）乌头汤

唐容川曰：仲景一部书，每于正证多不出方，盖当时医学尚明，正病正法，人人易知，惟变证变法，人多不知，故仲景之文，每详于变而略于正，亦是《春秋》正例《公羊》多略之，而《春秋》变例特加详焉，同一意也。此乌头汤即纯治寒湿历节之变证，拙见历节之病，既由水寒所伤，则乌头汤之祛寒湿，实为正法而非变法。若形气不足，湿热下甚者，用桂枝芍药知母汤，斯为变证变法矣。

（五）桂枝芍药知母汤

桂枝芍药知母汤，用桂枝、麻黄、附子、防风、生姜以祛邪，即用白术之补，芍药之收，甘草之缓，一如乌头汤用麻黄、乌头以祛邪，即用黄芪之补，芍药之收，甘草之缓，使其成功而不及于乱，有似卫瓘监钟、邓入蜀，乃制方之要妙也。

（《中医指导录》1934 年 7 月、8 月）

---

① 腲（wěi）：舒缓。
② 弹曳（duǒ yè）：病证名，筋脉迟缓无力，四肢不收，多见于中风偏瘫等疾患。弹，下垂；曳，牵引摇动。

金匮释义(《汉医心典》片段)(一)

李甫超

寸口脉沉而弱,沉即主骨,弱即主筋,沉即为肾,弱即为肝。汗出入水中,如水伤心,历节痛,黄汗出,故曰历节。

此条以脉断证,为叔和语。历节者,西名痹热证,其表状即多节炎,及筋膜炎,至其病原,由未知之菌致,所言接释疾之急热证,与肌痹大同小异。此患在节为特状,其患以马夫、水手、挑夫等,及屡受风伤者为多,但云汗出入水中如水伤心者,热而骤浸冷水之谓,主骨主筋,犹言筋肉骨节之炎痛也?

(《杏林医学月报》1936 年 11 月)

金匮释义(《汉医心典》片段)(二)

李甫超

跌阳脉浮而滑,滑则谷气实,浮则汗自出。少阴脉浮而弱,弱则血不足,浮则为风,风血相搏,则疼痛如掣。盛人脉涩小,短气,汗自出,历节痛,不可屈伸,此皆饮酒汗出当风所致。

此证为育功受累(消化管)有弊,血中尿酸过多,醇为最要之病原。

上条言历节痛,黄汗出,为痹热证,乃汗酸积存肌肉骨节之病。

此条言饮酒汗出,为肌盛之人,由于谷气实,乃顽疾证,即酒风证,但无黄汗为异。其云跌阳谷气实者,肠胃壅滞之谓,少阴血不足者,为血少而尿酸混稀之谓也。汗出当风为诱因,尤以饮酒为易惹,故曰血风相搏,疼痛如掣,乃因小关节急炎,节及附近,渐生钠尿矾,而影响周身无定之痛也,亦与历节疼不可屈伸同理。其云盛人,肥盛之人。其脉应滑,反涩者,血中有尿酸过多之谓也。但痹热证,及湿痹证,则攻大节,此则指趾腕痛炎为多耳。

白浊菌亦攻腕节致炎痛，惟有浊菌为异也。

酒风证尿酸多，湿风则乳酸多，饮食无度，亦能致此病。铅工令脉变硬，及肾疚炎，亦能致之，惹由如感情受伤等能起发。

（《杏林医学月报》1937 年 1 月）

论《金匮》之中风本言外因而所叙各证皆是内因之误

张寿颐

《金匮要略》中风篇，其开宗明义第一句，曰风之为病，固言外感之风也，其次节则曰脉浮而紧，寒虚相搏，又明言外感之寒风，然其所述病状，则㖞僻不遂，昏不识人，身重难胜，舌强难言，皆内风陡动，气血冲脑之病，而《金匮》又明明谓之贼邪在经在络，入腑入脏，大非《素问》中风之真旨，此盖《甲乙经》偏中邪风，击仆偏枯，及贼风邪气伤人、病人卒暴之说，导其先路也。惟以《金匮》之书，出于仲景之手，则不无大可疑者。今试摘其原文，而明辨之如下。（寿颐按《金匮玉函》，为仲师旧本，亦经晋人王叔和编次，似不可谓仲景承《甲乙》之误。然据皇甫氏《甲乙经》自序，其所采集之书，皆仲景以前之古本，则仲师之时，虽尚无《甲乙》之经，而其中旧说，固皆仲师之所已见者也。惟今之《金匮要略》，则出于宋世，考陈振孙《书录解题》，曰此书乃王洙于馆阁蠹简中得之，曰《金匮玉函要略》，上卷论伤寒，中论杂病，下载其方云云，则既名要略，必非仲师之旧，且亦非叔和编次之本。读者当注意于此，弗谓仲师圣人，不容加以评议也。）

其第三节曰"寸口脉浮而紧，紧则为寒，浮则为虚，寒虚相搏，邪在皮肤；浮者血虚，络脉空虚；贼邪不写（写，今本作'泻'，古今字），或左或右；邪气反缓，正气即急，正气引邪，㖞僻不遂；邪在于络，肌肤不仁；邪在于经，即重不胜；邪入于腑，即不识人；邪入于脏，舌即难言，口吐涎（《脉经》作口吐于涎）"，则详述中风各证。凡㖞僻不遂、身重不仁、神昏舌强等等，皆《素问》中风条中所未及，是与《素问》之所谓中风绝异。而《金匮》此篇，固明明以中风标题，则显然非《素问》中风之正旨。其以在经、在络、入腑、入脏四者，分别条例,又即后人于中风一门,分为中经络、中腑、中脏之鼻祖,亦与《素问》所言中风传变之状态,各自不同。盖至是而中风之病名,乃专属于喎僻不遂、昏愦暴仆之证,遂与《素问》《伤寒论》之中风,病在经络,以次递传,由浅而深者,离然大别。而即以《金匮》此节,为其承接转戾之机轴,其以皮肤、经络、腑脏数层,分别病态,其意盖谓同是外风之所中,而受病之处,各有浅深之不同,非自表及里,以次递传者可比,而必以"寸口脉浮而紧,紧则为寒,浮则为虚,寒虚相搏,邪在皮肤"五句,挈其纲领,则又明指正气虚馁,而寒风外乘,遂为暴中。此则古人之治中风,所以必用麻、桂、羌、防解其表,姜、辛、乌、附温其中,参、芪、术、草补其虚,数者毕备,并进兼营,是为一脉真传,渊源有自。《金匮》本条,初无方药,近人之作注者,每谓此条之下,次以侯氏黑散,即为此证之主方。然黑散一方,亦是后人附入,必非作者本意。盖本条叙证甚多,乃是条举而并列之辞,非谓凡是中风者,必一时而毕具此种种见证。本无专用一方,可以统治经络腑脏之理,则《金匮》之不出方者,自有深意,而注家乃欲以一方通治之,最堪喷饭!惟既以"寒虚相搏,邪在皮肤"两句,定为此病之枢纽,则当用之药,亦必解表温中补虚,三者咸备,而后可为对病。《千金》《外台》多数续命汤散,不啻为寒虚相搏,邪在皮肤者,出其正治之法,此又古人于昏仆猝倒之中风,无不认为寒风外受之恒例者也。然以近今所见之昏瞀猝仆诸证言之,无一非肝阳暴动,气升火升,热痰上涌,气粗息高,正与古人之认作寒虚者,绝端反对。是古为外风,今为内风。古之外风,为肃杀之寒风;今之内风,为蕴隆之风火。一寒一热,内因外因,似此冰碳殊途,枘凿不合,则《千金》《外台》主治寒风之千百方药,必无一方可治风火自动之病,而《金匮》所谓寒虚相搏之中风,又必非风火自扰之中风,皆当以病情决之,而万无两可者。是岂古今之病,果有不同耶?要之昏瞀猝仆之实在病因,《素问》薄厥、大厥二条,固已明言其血菀于上,气血并走于上。今之西国医家,定名为血冲脑经之病,又以实验得之,确是气火升腾,迫血上涌,冲激入脑,因而神经瞀乱,知觉运动,顿失常度,扰乱及于何部之神经,即其一部肢体,为之不用,如猝暴昏仆、口眼喎斜、舌强不语、颊车不开、瘫痪不随、痰涌涎流,或为目闭口开、撒手遗尿诸候,无一非气血冲脑,激乱神经所致。

是以猝然而来即病者，亦不自知其所以然，非如外感之邪，虽亦可以深入，而必受之以渐，次第增剧。《金匮》此条，叙述㖞僻不遂等，种种见证，固皆神经之变，而乃指为在经在络，入腑入脏，本是理想之辞，则以古时脑神经之说，尚未发明，无所谓知觉运动，皆主于脑之理，则见此猝然昏仆者，四体百骸，见证各异，而不能推测其所以然之故。因思善行数变，惟风为速，无以名此，则姑以中风名之；又不解其或病肢体，或病口目，或更不言不识，千态万状，莫可端倪，则意想所能及者，无非经络腑脏，受病之部位有浅深，斯发现之病形有轻重，因而倡为在经在络入腑入脏之等级，亦可谓智虑聪明，心思周密。殊不知此身主宰，无不禀命于脑，大而肢体之运动，知觉之感触，小而喉舌之言语，耳目之见闻，皆此脑之神经，为其运用。神经一乱，顷刻失常，肢体百骸，倏忽变态。而又以脑之神经，布于全体，偶然激乱，未必全体神经，尽为震动，于是或为手足不遂，或为瘫痪不仁，或为口眼㖞斜，喉舌牵强，或则知觉已失，而运动自如，或则运动不随，而知觉未泯，各呈奇态，种种不同，而皆其一部神经之乱。有以致之，此则实情实理，必不能更易一辞者，可以证明古人中经络、中腑、中脏三纲，本是空谈，毫无实据，在古人未知脑神经之作用，而悬拟此等条目，不可谓非理想中之能事。然在今日，既确有发明，则大辂椎轮①，已为无用，正不必以《金匮》言之，而更为之曲曲涂附者也。

（《绍兴医药月报》1925 年 12 月）

《金匮》治中风三方解

时逸人②

按《金匮》治中风凡三方，侯氏黑散、风引汤及防己地黄汤而已，三方之

---

① 大辂(lù)椎轮：大辂，古代华美的大车；椎轮，无辐条的原始车轮。谓大辂由椎轮逐步演变而成，比喻事物的进化，由简到繁，由粗至精。后人亦称始创者为大辂椎轮。

② 时逸人（1896—1966）：江苏无锡人，创办江左国医讲习所、复兴中医专科学校，并于上海中医专门学校、上海新中国医学院等任教，后至卫生部中医研究院西苑医院任内科主任，积极主张中西医结合和中医科学化。著有《中国时令病学》《时氏内经学》《时氏处方学》《中医伤寒与温病》等多部著作。

意,各不相同。防己地黄汤,用防己、甘草、防风、桂枝四味,以酒浸而蒸之,生地之用量,超出十倍以上,注重在生津液,清热血,佐以四药之通行血络,宣达肌腠,此后世用养血祛风方法之始祖也。若风引汤之重用石药六种,取其重坠达下,复用牡蛎之潜降,大黄之通泄,其对于脑充血之治法,显然可见,古医之卓识,吾于是益信其然。侯氏黑散,以菊花一味之分量,占全方中百分之四十,其注重辛凉宣达,散风清热可知,复佐以黄芩、防风、桔梗、牡蛎之宣达清热降浊,信而可征,余非诬妄,方中药味之不纯者,细辛、干姜、桂枝、川芎四味而已。然亦当谅昔时药物发明之不多,假借应用,不无可议,古医收罗编订之功,不可没也。发扬光大,责在后贤。乃不料世之注释者,附会其说,曲圆其词,方中用三分之白矾化痰泄浊之功,尚虞不足。自赵以德《衍义》,创为药积腹中不下之说,喻嘉言、程云来、陈修园辈,遂以此语横梗胸中,以为治中风之秘诀,须以填窍息风了之,独不思肠胃之内,可使药物堆积不下耶? 神秘欺人之语,令人不可捉摸,医学之坏,不自今日始也。

（《医学杂志》1930 年 10 月）

《金匮》中风病之研究

李健颐

［定义］即卒中病,西医谓脑出血。

［原因］患者,因素有内热(即有卒中性体质),而复中其风,内热外风,风热交煽,热升风发,以致脑髓内部之血管破裂,血液压迫于脑髓,乃发生此证者。西医谓脑动脉之慢性动脉内膜炎,于成纺锤状,或囊状之粟粒动脉瘤,该动脉瘤,因身体之剧动兴奋、努力暴饮、热浴咳嗽等诱因,而破裂出血,遂来卒中之结果。此说似近有理,亦可以补助国医之研究也。

［症状］卒中者,猝然失神昏倒,人事不省,鼾息大作,呼吸缓慢,颜面歪斜,开口流液,瞳孔反射消失,大便不随意排出;或昏而复醒,变为瘫性麻木;或半身不遂,肌肤不仁,舌强难言,喉中痰声;或身痒而瘾疹;或胸满而短气;

或病如狂状，妄行独语不休；或头部遍风疼痛；寸口脉微而数，或浮紧或迟缓。

[病理] 因有内热而复中外风，风乘火势，火借风威，风热上升，压迫脑髓动脉，脑髓血管破裂，脑空热扰，风热乘势鼓动，血液上压脑髓神经，神经随血压之所遍，即失其功能，以致半身不遂。《金匮》曰："夫风之为病，当半身不遂，但臂不遂者，此为痹。脉微而数，中风使然。"观中风之人，多因脉络空虚，故脉微；复因风热相搏，热度升腾，故脉数。考此证有遍重于风者、有遍重于寒者之两种。夫遍重于寒者，即《金匮》所谓"寸口脉浮而紧，紧则为寒，浮则为虚，虚寒相搏，邪在皮肤；浮为血虚，络脉空虚；贼邪不泻，或左或右；邪气反缓，正气则急，正气引邪，㖞僻不遂。邪在于络，肌肤不仁；邪在于经，即重不胜；邪入于腑，即不识人；邪入于脏，舌即离言，口吐涎"之证是也。盖风为空气中之热气，寒即空气中之冷气，冷热之气，乘虚而入，若脉络空虚之人，寒气即乘势直入脉络，体温不能制胜寒气，寒气鸱张，随脉络神经之强弱，为之变病。或左半身强而右半身弱，则邪右盛而左衰，故左半身不遂；或右半身强而左半身弱，则邪左盛而右衰，故右半身不遂。然中风之邪，不特在于左右身体，即经络脏腑神经亦无所不入。若邪中于络（即皮肤神经），故见皮肤不仁；邪中于经（即筋肉神经），故身动不支，肌肉麻痹；邪中于腑（即脑皮质或其附近），故不识人，邪中于脏（即大脑及舌神经），故舌难言，口吐涎。斯此可知寒气中人，无所不入，岂可不慎哉？然其遍寒于斯，则其遍于风者，亦莫不皆然。《金匮》云："寸口脉迟而缓，迟则为寒，缓则为虚，荣缓则亡血，卫虚则为中风，邪气中经则身痒而瘾疹；心气不足，邪气入中，则胸满而短气。"风为热气，热能刺激神经，随卫气之虚，而传于皮肤之静脉，静脉郁血，变生瘾疹，故身痒而瘾疹；风热内盛，心脏胃脏，均受障碍，故心气不足，胸满而短气。由此观之，其遍重于风之中风证者，虽然风热内侵，亦因脑髓内部出血，而风热之邪，随之发作，以虚不胜其邪故也。西医论脑出血，由出血部位而发生局部之症状，此论与《金匮》所论，无不吻合，学者宜互为参考也。

[治疗] 若遍重于寒者，或四肢烦重，心中恶寒不足者，为寒证也，宜侯

氏黑散。寒侵于头,为遍头风者,宜头风摩散外治。若遍重于风者,或惊痫瘛疭者,为热证也,宜风引汤。病如狂状,妄行独语不休者,为内热传于心经也,宜防己地黄汤,或竹叶汤、驱风至宝膏之类。观仲景治此证,立有四法,一侯氏黑散,为初中时,邪未传心者,为堵塞法;二风引汤,为邪已入心,而瘫痪痫者,为下热法;三防己地黄汤,为邪已入心,病如狂状者,为表里兼治法;四头风摩散,为风攻于头,而不去者,为外治法。近世之人,治中风之证,辄用攻痰散风之药,是背仲景之法,多致不救,诚可痛哉!

(《国医砥柱月刊》1938 年 10 月)

《金匮》中风病之真际

朱承汉[①]

中风者,一抽象之病名也。先民质于智识,于一切神经系统疾患,不论急性、慢性、阳证、阴证,无不以风之动态名之,而于卒然昏倒,致肢体不举之脑膜实质病变脑出血,以中风抽象之。又每随年龄节候地方形证之不同,而有种种之名目,如高年卒倒曰卒中,小儿骤痉曰急惊,发于西北高原曰真中,发于东南卑地曰类中,卒倒于暑曰中暍,昏厥于冬者曰中寒,盛怒卒倒曰薄厥,其状如尸曰尸厥,无故卒仆曰大厥,其痰涌盛曰痰厥,奄忽不省人事曰风懿,醒后身体不仁曰风痱,而同一半身不遂也,有偏枯、偏风之名,同一麻木不仁也,有顽风、缓风之别,同一游走身痛也,有痛风、刺风之分,以形立名,以证称病,无怪乎中风人各异说也。金元以后,言中风者尤为缭乱,既有真、类之分,复有阴、阳之辨,更有内、外二因之不同,中经、中脏之各异,主火、主痰,随人而定,曰风、曰厥,迄无宗旨,欲其无惑于心亦难矣!在兹研《金匮》中风病之前,对中风固不得不先作一具体之认识也。

---

① 朱承汉(1917—1990):浙江湖州人。浙江中医专科学校毕业,先后任湖州市东街联合诊所主任、湖州联合中医院副院长、浙江省中医学会副会长等职。在妇科方面造诣颇深,在中西医结合治疗方面有独创见解。著有《中医妇科》《农村实用中医知识》《湖州十家医案》等书。

中风病之认识有二：以症状言，中风以手指舌尖麻木、头眩眼花为前兆证，以卒然昏倒、口眼㖞斜、手撒遗尿、痰涎涌盛、舌强肢麻为发作证，以半身不遂或全身瘫痪为贻后证，外此，即不得以中风称，此其一；以病理言，病由于脑出血，而致知觉运动神经及大脑皮质反射废绝者为中风，而脑出血由于血压亢进、脂肪变性、心脏肥大、肾脏萎缩者为中风内因证，因于暴风所致者为中风外因证，外此，亦不得以中风称，此其二。

准上述意义以定论中风，则《内经》风论，只偏枯一证，为中风之贻后证也；其气血奔走于之上之大厥，与血压亢进之病理相同，得为中风之内因证也；《千金》引岐伯之中风四大法曰风懿，则发作证也；曰风痱、曰偏枯，则贻后证也；曰风痹，则运动神经疾患，非中风也；医案所载恶风大风伤人，致口眼㖞斜者，乃中风外因证也；医话所载肥人多痰，易致卒中，以及景岳称眩晕为小中风者，均中风前兆证也；又当昏仆之际，或面色缘缘而赤，脉洪大而滑，鼻息深长，得大剂甘凉而病远者，河间乃主以火，则脑充血，非中风也；或痰涎涌盛，投吐痰剂而病减者，丹溪乃主以痰，则神经官能性疾患，非中风也；或偏枯瘫痪，服大剂补益而痊愈者，东垣乃主以虚，则中风贻后证也；至通常所称之内风，亦脑充血，非中风内因证也；类中之阴证脱证乃脑贫血，阳证闭证乃脑充血，尤非中风也。如此论定，则千头万绪之中风，一变为一目了然矣。

以此而论《金匮》之中风病，则㖞僻不遂，肌肤不仁，即不识人，舌即难言，口吐涎，乃脑动脉硬化出血，而运动知觉神经麻痹之病变，为中风之发作证也；其脉微而数，半身不遂，乃出血之病灶虽平，而运动神经之麻痹未复，及身痒隐疹，胸满短气，则血压已平，血液之还流已畅，从而促体内潴留之杂质物自汗泄以排泄之故，而均为中风之贻后证也。其风引汤之瘫痫，以《外台》引崔氏疗大人风引，少小惊痫，及张思维疗永嘉流行风痫观之，则风引即掣瘲，瘫痫即急惊，乃流行性脑膜炎病，非脑出血之中风也；其侯氏黑散之大风，以其四肢烦重，心中恶寒观之，则中风之贻后证也；其防己地黄汤之如狂，徐嗣伯谓大人曰癫小人曰痫，则今之羊痫疯，非中风也；其头风摩散之头风，乃发作性头痛，为神经官能性疾患，非中风也；其《古今录验》续命汤之风痹，以楼氏《纲目》痹即废之义，则即全身瘫痪，为中风之贻后证也；其三黄汤之中风，以其百节疼痛，以其麻黄、黄芪并用，则属痛风历节，又非中风也。如此论定，则《金匮》之中风病不亦判然若抉乎？尤有辨者，其侯氏黑散、《古今录验》续命汤，均出仲景之旧（丹波氏考正），故二方之主治，合于中风之真际者，经义也。其风引汤与《外台》紫石汤同，则系隋唐之方，头风摩散乃宋人所附（《外台》引《千金》），防己地黄汤程本、《金鉴》并不载，三黄汤本出《千金》，此四方均非《金匮》之旧，教其不合于中风之真际者，非经义也。然则，《金匮》对中风乃有正确之认识者也，非特不若《内经》以风病混中风为一谈，而较诸《千金》《外台》犹独具只眼者也。

不特此也，《金匮》又常对类似之证，加以申辨，一则曰"夫风之为病，当半身不遂，或但臂不遂者，此为痹"，再则曰"骨伤则痿"，亦可见其论中风之详也。若夫与中风发作证相类之类中、闭脱二证，仲景或名亡阳，或名郁冒，或归中暍，或归客忤，或归邪热，故《金匮》中风篇中，不再致辨，然以视后人往往与中风合为一谈者，则《金匮》自较为严格而正确也。

复次，《金匮》所论中风，虽有发作证与贻后证，而侯氏黑散、《录验》续命等汤，均适合于贻后证，诚以当中风卒仆之际，其治与不治，在视脑动脉出血量之多少，脑膜吸收之难易为断，非药石所能奏效，故《金匮》对中风发作证之治法独缺也。及中风醒后，其出血之病灶虽平，惟《金匮》列方，专于贻后证也。治之维何？强壮其心脏，平定其血压，调整其血行，弛缓其神经而已，此黑散、续命，以甘湿强心，佐以疏散者，亦合乎医治原理者也。

或以《金匮》之在经在络、入脏入腑，为中风治与不治之诊，以为在经络者成废人，入脏者死，入腑者可治（缪希雍说），然入脏者舌难言，乃舌下神经麻痹，不得以为致死；入腑者昏不识人，有气血不返者死之虞，未可以为可治。盖《金匮》但以经络、脏腑为中风病证候之纲要，未尝作治与不治之诊断也。或以《金匮》之中风，倒为阴虚、阳虚二大纲，以迟而紧是阳虚夹寒，迟而缓为阴虚夹热（周微之说），然何者为阳虚之治？何者为阴虚之方乎？盖《金匮》且以脉之紧与缓，为中风发作证与贻后证之诊，未尝作阴虚、阳虚之辨也。或以《内经》之大风，以释《金匮》之中风，然《内经》之大风，以大风苛毒言,则指不正之空气,以须眉堕言,则今之大麻风,与《金匮》之大风,名同而实异也。或以吐痰剂例《金匮》中风中,以补治中风卒倒之不足,然卒仆之际,正宜安置病人,使其脑膜不受外界之震动,而自起吸收,若以涌吐剂之辛辣,以刺激呕吐中枢神经,不将使出血之病灶,益趋扩大乎? 盖吐痰剂只适应于神经官能性疾患,如癫痫之类,故《金匮》不录也。

要之,《金匮》对中风之定义,殊为谨严,而其病体、其症状、其治法,均合于事实。《内经》以及后世之所谓中风,其义泛,其证繁,合于正确者少而歪曲者多,故以释《金匮》,宜其格格不入也。注者往往囿于《内经》之义,以及刘、朱大家之说,致《金匮》中风病之真际晦,而中风病之本真失矣,其亦可慨夫失!

(《国医导报》1941 年 8 月)

《金匮》中风论解

包天白①

〔原文〕夫风之为病,当半身不遂,或但臂不遂者,此为痹。脉微而数,中风使然(风痹之区分)。

寸口脉浮而紧,紧则为寒,浮则为虚,寒虚相搏,邪在皮肤;浮者血虚,络脉空虚;贼邪不泻,或左或右;邪气反缓,正气即急,正气引邪,喎僻不遂。邪在于络,肌肤不仁;邪在于经,即重不胜;邪入于腑,即不识人;邪入于脏,舌即难言,口吐涎(风在经络、脏腑之区别)。

侯氏黑散:治大风四肢烦重,心中恶寒不足者(外风证治)。

寸口脉迟而缓,迟则为寒,缓则为虚,营缓则为亡血,卫缓则为中风,邪气中经,则身痒而瘾疹;心气不足,邪气入中,则胸满而短气(内风证治)。

风引汤:除热瘫痫(内风清卫热法)。

---

① 包天白(1902—1986):名贞孚,以字行。早年从父包识生学医,为神州医药专门学校首届毕业生,后在上海中医专门学校、中国医学院任教,上海新中国医学院首期教务长,创办"新中医研究社"。后赴香港、台湾地区行医,创建台北中国医学院,曾任台北中医学院系主任。

防己地黄汤，治病如狂状，妄行，独语不休，无热，其脉浮（内风清营热法）。

头风摩散（头风外治法）。

《金匮》杂病中风之论，非《伤寒》外感之中风病也。在外感病之中风，与伤寒相类，如"太阳病发热汗出，恶风脉缓者，名曰中风"是也，此乃外因多而内因少者。杂病之中风，则内因多而外因少，所谓邪之所凑，其气必虚（阳明病，能食者名中风，此"中"字作"中心"之"中"字读，乃中焦胃腑有热之义）。故中风之大别，有内风、外风二类。外风者，外来不正之巨邪；内风者，内发上冲之卒病也。若《内经》之风，其名已繁，其义遂广，如《素问·风论》曰："风之伤人也，或为寒热，或为热中，或为寒中，或为疠风，或为偏枯，或为风也，其病各异，其名不同，或内至五脏六腑。"因是，如寒热、热中、寒中、疠风、偏枯、心肝脾肺肾风、偏风、脑风、目风、漏风、内风、首风、阳风、泄风、风厥、劳风、酒风、非风、风懿、风痱、风痹等等，皆风也，不胜枚举，莫所从适，究实多数不得谓为中风也。中风病者，如半身不遂、偏枯、㖞僻、肌肤不仁、不识人、舌难言、口吐涎等等之证为是也，否则虽名风，非所谓中风之病也。故后人复有真中、类中、卒中、虚中、小中、气中、火中、痰中之称，要不离乎上述之症状。若热中之目黄、寒中之泣出、疠之鼻柱坏而色败、皮肤疡溃，肺风之多汗时咳，心风之焦绝善怒，肝风之嗌干善悲善怒，脾风之怠惰不食，肾风之面浮脊痛，漏风、酒风、泄风之身热懈惰、汗出如浴，阳风之飧泄，皆非中风之病证也。其名以风者，岐伯曰风为百病之长、风者善行而数变之意旨耳，所谓风为阳邪者也。故五脏风等，自多汗出恶风之证矣。窃以为风者已善行而数变，又为阳邪，阳者为热为气，气热善行数变，其为病，舍神经之疾患莫可比伦。故卒厥、暴死、骤仆、偏枯、㖞僻、不仁等证，皆脑病神经之变也；故现今脑出血、急性脑充血、脑震荡、脑膜出血、脊髓出血等等之神经系统疾病，皆可成中风之症状也，而脑出血证，更同于中风，急性脑充血亦然。若仅属慢性脑充血之头重头痛、运动麻痹，脑震荡之脑膜出血之神识消失，四肢一部或颜面之麻痹，则近于类中。及脊髓出血之在腰髓胸髓者，为下肢截瘫，出血在颈髓上部者，为上肢截瘫，偏侧出血之为侧运动麻痹，以及轻证脑出血病之截瘫偏枯等，应称痹，此仲师谓风之为病，当半身不遂，或但臂不遂者，此为痹，即分其症状之轻重而异称也。且各种脑与髓有局部疾病时，亦每有不一定之症状，如大脑皮质之发一手或一足运动麻痹，内囊之发半身不遂，大脑脚之半身不遂，兼颜面神经麻痹，及舌下神经麻痹，延髓之侧运动麻痹，视神经床之偏枯及半盲耳聋，各有不同，均属于风与痹之病也。况昔谓风者，善行而数变，则非属于神经系疾病，安有如疾风骤雨之不可抵御哉？则昔之风病，窃以为即状神经系疾病之无形而变多耳，不论外风、内风均是也。又外风者，如缪希雍谓"西北土地高寒，风气刚猛，其气空虚者，猝为所中，中脏则死，中腑成废，中经络者可以调理瘳治，其药以续命，麻、桂、乌、附、羌、独、南星、白芷之属为主。大江以南，风和地湿，绝无此病"，则意指外风为刚猛之风气所中，由外界空气之冲激也。内风者，由大怒、过劳、饱食、交接、沐浴，即如上厕、哄笑、举重、咳嗽、喷嚏等可以震动脑部，及血压亢进之脉管破裂皆是也，病机谓诸风掉眩，皆属于肝，诸暴强直，皆属于肝，亦同此理。惟考中风之原因，亦与病人素体年龄有关，凡四十岁以上者多发之，且有所谓中风素质之体，其人必肥胖多血，颈短头大，昔谓中风偏枯痿厥为肥贵人膏粱之疾，职是故也。吾医之所谓真中、类中、小中，以病之轻重言；虚中、卒中、气火痰中，则以病之症状言。至于卒厥、暴脱、半身不遂，或但臂不遂、偏枯、喎僻、麻木、身重、眩晕、舌强、头痛等，常为中风病人之习见症状，亦有时间上先发续发之别。大抵中风之病，常有预兆之前驱证，如时发眩晕、头痛、眼花、耳鸣、不眠、言涩、身痒如虫行，继而发作则卒然昏仆、瘫痪、麻痹，甚则除尚有呼吸心跳动外，几与死者无异，或竟至即行死去，若在昏沉时，每呼吸长而发鼾，脉浮紧，瞳孔散大而无反应，痰鸣气喘，二便不禁。然亦有由偏枯麻痹喎僻，而渐重渐剧至人事不省者，间有仅麻痹偏枯喎僻而终不愈者，亦有半年后渐次轻减而恢复运动知觉而痊愈者，概视经过及治疗为定。至论中风之治法，则以其症状之轻重而大有区别，然大法不离驱风、熄风、止血、清热也，或兼疏泄，或兼补益，或从活络，或主化痰，皆可变化融通。《金匮》虽仅有侯氏黑散、风引汤、防己地黄汤、头风摩散四方，而法亦备矣，黑散为消风止血之方，风引汤熄风清热之方，防己地黄汤则驱风凉血，头风摩散为外治止痛也。惟经方药剧力雄，复中有桂枝、干姜之辛热，多不敢用，用之亦恒除桂，实则方中寒药多而热药少，桂枝气味均薄,复有疏通瘀血、驱风降冲之效,亦何须禁忌?现时医治中风,则多主用《千金》小续命汤,其中亦有麻、桂也。总之,中风之治,主在先遏邪而后扶正,或兼之以投,极少骤用大补者,虽薛立斋氏常重用人参而助以祛风化痰之品,虽意有所在,而祛风化痰之法,固未除也。大概外风之中,祛风活血最为的当,药如羌活、防风、菊花、天麻、川芎、细辛辈,均不可少;内风之中,则以熄风养营为法,则药如石决、羚羊、僵蚕、全蝎、蔓荆、蒺藜等,皆所必用;他如当归、白芍、黄芩、光杏、半夏、陈皮亦属需要。此外各随证治之,药无定类矣。又中风之脉,曰浮紧,曰浮缓,浮紧者属外风之疾,浮缓者属内风之邪,紧则为实,缓则为虚,皆以内无素因,即外来之风虽厉,不致有此卒病重证也。故肥虚人凡觉大指、次指麻木,或不用者,及脑部时有跳动疼痛者,三年内必有中风之患,宜注意预防,如养气血、节饮食、戒七情、远色欲为上,否则一时骤发,猝不及救而死者多矣。

(《新中医刊》1940 年 7 月)

读《金匮》中风篇小识

一　鸣

仲景《金匮》一书,虽有《玉函经》《心典》《金匮翼》,喻嘉言、徐忠可、尤在泾诸家评证或得或失,庞然杂出,而后之学者,莫宗所是,致活人之术,成杀人之器。今试读其文,有证无脉,有脉无证,何则?盖缘历年既久,遗误众多,实兆仲师全文,幸赖王叔和搜集残篇断简,补方造论,犹宣圣之芟秋,得左氏为之传也,其毋乃仲师之功臣也哉!天下之至苦者为病,至精者为医,溯洎《内》《难》,即圣如长沙尚曰:元冥幽微,变化难极,非高才妙识,岂能探其理哉?夫医之道易哉!方今之医者,虽载籍极博,广览诸家,论古人之优劣,言丹溪补阴可喜,子和攻破可畏,偶而涉及《内》《难》,则瞠目结舌,睊睊[1]不知所云,无复大

---

[1]　睊(juàn)睊:侧目而视。

言炎炎,如苏张之巧辩矣。方书自仲景之后,历代名贤,著述皆以汗牛充栋,其能续轩岐一脉,继往开来,有益兹世者,未可数觏也,咸以其道渊浩,难期其达也,抑斯道可废耶!近者西学东渐,设吾侪仍守方隅之见,欲驰观域外可得哉?细参仲师篇论,与西人之生理莫不吻合,是以拾今人及古人之牙慧,为中风之记焉。中风之病,《内经》论之甚详,而读《中风》篇者,又不得其纲领,盖惑于唐宋后各家故耳。薛立斋、赵养葵等曰:风者主外来之邪风而言也,中者如矢石之中人也,肝郁脾伤所致。东垣曰气虚,河间曰火盛,丹溪曰湿盛生痰,推广论之,皆未中窍要,惟眩迷初学若耳目而已。考诸西人,则曰血压之发生系于心脏之收缩,心脏以帮补作用,按一分间七十二次收缩,不能继续,不绝源源,将血液循环之,造成大小循环,以完成其新陈代谢、碳养交换工作,而自心脏断续射出血液,从动脉通过毛细管之时,即藉此种压力以运之。因气候、生理关系之不同,而血压亦起变异,其血管脆薄或代谢多少之故,血管易于硬化,随而戕其生命。其成因由于末梢之抵抗,为最大原因,全身血管内腔大小变化,而血压遂非常上下。然此血管内腔大小,关于血管运动神经,即属于间脑最高之中枢自律神经,经过视神经麻下颚延髓等之中枢,由交感神经、副交感神经而达血管,此自律神经与血液及内分泌之电解质有密切关系,从各种原因之下,而自律神经系统内起变化。又东北帝国大学教授山川章太郎,于《同仁医学月刊》第七卷第十号,载一般高压证,系由末梢动脉挛缩而起,非因血量夥多之故,无迨赘述。但彼试验泻血治疗时,动脉毫不降下,然患者之自觉证,如头痛、胸部苦闷等,通例均见;缓急泻血后,可径谓为苍白性血压高,外人之论也如此详尽。再研仲景之文,其文曰:"寸口脉微而数,中风使然。"微为阳虚,数为热候,此中风之初起轫始也,亦为全篇之提纲也。及《经》文曰:"浮者血虚,络脉空虚;贼邪不泻,或右或左;邪气反缓,正气即急,正气引邪,喎僻不遂。邪在于络,肌肤不仁;邪在于经,即重不胜;邪入于腑,即不识人;邪入于脏,舌即难言,口吐涎沫。"文理层层叙出,言简意赅。脉即血管脉络,空虚则明言血管末梢痉缩诸因营弱故耳。盖西人所谓血压,即《内经》之营气,《经》曰:营血行于经隧之中,常荣无已,终而复始。又曰:营血者,中焦受气取汁,化而为血,以奉生身,莫贵于此。故独行经隧名曰荣气，谓行血之气曰荣气，仲景所论之血脉，皆指此言也。喝同㖞，《说文》"口戾不正也"；僻同噼，邪也。颃颡、口目皆荣气所绕络者，脉之散者也，西人所谓毛细动脉，亦包括于内。营气已衰，不能充达，血不复养，肌肉故不知疼痒，为肌肤不仁。十二经皆起于手足，风邪客之，则手足之气不能贯运，《左传》之风淫末疾，末者四肢也，即此重不胜之意。邪入于腑，腑指阳明胃经言，邪入胃，胃气上逆，通于心，邪气生痰聚血，上迷心窍，即不识人。脏者心也，其窍在舌，心脉上注肺系，上络于舌本，血脉凝涩，舌强不能言。后人肝郁脾伤之说，细参仲景及西人之文理，其妄诞处，不迨攻之而自敝矣。东垣、丹溪辈，虽失之遍，论心得亦复不少，未可一概抹除，因一言而废其人也。《经》曰：心之合脉也，其荣色，其主肾。故仲景复脉汤治血虚，兼用地黄以补肾水。上文邪入于经，即重不胜，其人骨弱，由可想见矣。是以吴尔哈又发现肾脏性血压高，先毛细管收缩，次起贫血，患者皮部呈苍白色，西人之精密处，于此实不可及。然吾邦宿昔名贤，则混合论之，未辨其为本性欤？或肾脏性欤？探其底源，未尝不歧流同发于一源也。或告余曰：中者心也。《史记·韩安国传》曰："深中宽厚，风者阳也。"《经》曰："精则养神，柔则养筋。"又曰："人得风气以生。"此风不能内养于神，故乱其轨道，故卒然病病。古人何尝不知高压证由心脏而作哉？余陋学寡闻，不敢允信斯语，亦曷敢有赘一词？姑志之，以备知者存删可耳。管见所及，尚祈高明亟加诠证焉，幸甚幸甚！

（《中国医药月刊》1941 年 3 月）

读《金匮》中风篇一二四节三条之研究

翟冷仙[①]

《金匮》中风篇首节云"夫风之为病，当半身不遂，或但臂不遂者，此为

[①] 翟冷仙（1900—1990）：江苏东台人，平生好学，行医六十载，学验俱丰，而于仲景之学造诣尤深，临床和理论研究有成。著有《翟氏医药论丛》。

痹。脉微而数,中风使然"云云,二节云"寸口脉浮而紧,紧则为寒,浮则为虚,寒虚相搏,邪在皮肤;浮者血虚,络脉空虚;贼邪不泻,或左或右;邪气反缓,正气即急,正气引邪,㖞僻不遂;邪在于络,肌肤不仁;邪在于经,即重不胜;邪入于腑,即不识人;邪入于脏,舌即难言,口吐涎"云云,四节云"寸口脉迟而缓,迟则为寒,缓则为虚,荣缓则为亡血,卫缓则为中风,邪气中经,则身痒而瘾疹,心气不足;邪气入中,则胸满而短气"云云。盖《金匮》此论,首节先辨风与痹之殊,后以"脉微而数,中风使然"八字,确定中风之大纲;次节以辨初病中风之偏于寒者而言,更复详述病有经络脏腑浅深之殊;四节以辨中风之偏于风者而言,更述身痒而瘾疹,胸满而短气,以明邪气中经、入中之分。后人谓其原文简略,难能了解其义,致有猝中风邪作解,而又患其不能与病悉符,更造作外风、内风之名,真中、类中之别,异说纷陈,莫衷一是,反使中风之病理,益觉模糊不明,因而医者,仅识是病之险重难治,罕能知其病之所以然也。冷读《金匮》此论,初觉其文简略,然细绎其义,则察脉审证施治之法,已提纲挈领,而无遗也。要之仲师所以名为中风,实本乎《内经》所谓阳之气以天地之疾风名之也,故原其定名之义,可谓仍根于《内经》。夫《内经》云"阳气者,烦劳则张,精绝,辟积于夏,使人煎厥",又云"阳气者,大怒则形气绝,而血苑于上,使人薄厥"云云,玩此,须知中风其名,非风其实,以"风"字专指人身之阳气,"中"字从外入内,然其人卫气必虚,故《内经》云:"邪之所凑,其气必虚。"而《金匮》原文乃"络脉空虚,贼邪不泻"此语,读此则知病从卫阳而起,在外在腑者为浅,在内在脏者为深,何等明亮!何等直捷!何等精粹!至不出其方者,仲师因此大证,故先令人知其真证,能于真证既知,便知真方。盖《金匮》论只七节,方只四首,其实论外有论,方外有方,务贵读者之善悟也。试引西说以证明之,西人称此证乃脑充血之为病,故其起也,类多卒然昏瞆,不省人事,或猝倒无知,语言謇涩,良以脑为神经之总机,脑部血管破裂,遂因血冲于脑,而知觉失亡,即《内经》名为厥巅疾之义也。其病之成,由于脑部血管变脆,失其弹性,遇血压高时,不能随之扩张,血压低时,不能随之缩小,日积月累,遂起无数动脉小瘤,由是血管既无弹性,抵抗力薄,一旦血压骤高,辄有破裂之虞,亦即《内经》所谓"血之与气,并走于上,则为大厥,气复反则生,不反则死"之义也。进而言之,血压之所以有高低,实系乎气行之缓急。气行中和,不急缓,则血压平均,不低不高;如气行过急,则血压因之而高;气行过缓,则血压因之而低,正《内经》所谓气为血帅、气行血行之义。盖血犹水也,气犹风也,风甚则水流速,风微则水流迟,水之流动系乎风,血之压力关乎气,故《内经》言是病独重于气,并以厥名之,良有以也。而仲师之名中风,亦本乎此。要之《金匮》此论中风,非《伤寒》太阳之中风,乃卒然昏仆,之中风也。

(《医林一谔》1933 年 1 月)

《金匮》云正气引邪喎僻不遂,正气何以引邪解

任古愚

盈天地皆风也,风即气也,风和即气和,风戾则气戾,鼓舞动荡,无有不周。人在气交之中,得气以生,而邪气之中人,首犯肤表,及其至也,各归其门,逐轨相进,就经相侵,或左或右,喎僻不遂,就其所源,邪正相引之故也。夫正气何以引邪哉?观于天地之风而知之矣。《热气》篇云:天地空气,既有冷热,则能生风,而生风之理,全由于热涨冷缩之故也。热则涨而上升,冷则缩而下降,涨则虚,缩则实,虚纳实授,而物得其鸣矣,鸣则邪正相引之一验也。然而邪者正之对,正者邪之敌,正邪相拒,岂有相引之理哉?且历观仲景诸条,不曰正邪分争,则曰邪正相搏,今则独曰正气引邪,果何意乎?盖争与搏者,邪正力均,而曰引者,纳地献玺之象也。因权乌有,安得遂其常而正南面乎?虽然物必先腐也,而后虫生之;正必先虚也,而后邪入之。邪气虽戾,安能犯不虚之体哉?譬之一室之中,空气融融,窗壁有隙,热气外腾,而他处冷气乘虚而入。故冬则南极热而气体虚,风从北至,夏则反之;昼则陆地热而气体虚,风自水来,夜则反之。由此观之,邪之所凑,其气必虚,诚哉言也!夫人亦天地也,天地之气如是,而人身之气,何莫不然不观。夫水之引注乎,海体之虚,河水之注,虚实相引,作如是睹,静则波浪息平,暴则洪

水滔天，或左淤而作凸，或右沦而成凹，水性流动之于地者如此，风亦流动，而于人身者亦犹是也。

（《医学杂志》1925 年 10 月）

《金匮》侯氏黑散论

包识生[①]

夫中风古名也，今从解剖病理上，是脑充血，脑血管破裂也，但名虽不同，而方药却合脑血管破裂之用。按国医学理，有外风内风、中痰中风、寒热虚实等之不同，故治法亦无一定。西医虽名符其实，而治法不究病源，见证治证，以冰罨放血为妙法，得失参半者，即不究病源之错也。此方治外风寒证，四肢头重，心中恶寒不足者，证虽二种，可不多言也。按四肢烦重，即手足不遂，及不安之意，实包含半身或但臂不遂，或重或酸、不举拘急种种在内，若其或左或右、喝僻不遂、肌肤不仁、即重不胜、不识人、舌难言、口吐涎诸证，则中风证象始全。至心中恶寒不足者，血已上冲，心房少血，故有是象，即心烦心闷亦包含在内，须知仲圣论证，处处以譬喻立法也。侯氏黑散方以菊花为君，有苦平泄风、清头目、平肝气之功，使脑腑清静也；佐以姜、矾之止血，黄芩之凉血，归、芎、人参之行血补血，可引血归源，术、苓之补脾，可统血，又有桂枝之引药上巅，牡蛎之潜阳入腹，防、桂、桔、辛，可去邪通气，使厥气消除也；尤以矾石之力，能收缩血管，又可消痰化积，通其下达之路，使血液下达为最要。古人虽无脑出血之名，其用药己有脑出血之实也。侯氏黑散用温酒调服，按酒能壮血，可助药力，今血已偏行于头，下部必空，故用酒以助血。表面观之，出血之证，应当禁酒，其实少用反可补血也。

禁一切鱼酒大蒜、鱼肉多磷，恐助于阳上越，又腥气宜禁之义也；大蒜辛

[①] 包识生（1874—1936）：字一虚，福建上杭人，家中世代业医，于仲景之学有深研，后悬壶于沪上，创办中华医药联合会、神州医学会、神州医药专门学校，合办《神州医药学报》。在学校任教授时，广泛传播医药知识，为近代中医界著名代表之一。著有《包氏医案》《包氏医宗》。

散,更动暴气,亦忌食也。常宜冷食六十日止,按冷食则血行必缓,热食助汗扬血,恐其血液上出,故禁热食宜冷食也,亦可使药在腹中,厚其势力。

《金匮要略》侯氏黑散服法之质疑

林瑾庵[①]

余每读先贤所著医书,其中固不乏说理详明,治效桴鼓者,而臆说影谈瑕瑜参半亦复不少,致后学者,用功多而所得少,殊有事倍功半之叹,吾国医学若不整顿而望改进则已,苟不然,当去瓦砾,始见精金。其他姑且勿论,即以吾国医界最推崇,仲景所著《金匮要略》中之侯氏黑散,主治服法言之,兹有令人疑惑不解者。按原方云,治大风四肢烦重,心中恶寒,不足者,其方即菊花四十分,白术、防风各十分,桔梗八分,黄芩五分,细辛、干姜、人参、茯苓、当归、川芎、牡蛎、矾石、桂枝各三分,共十四味杵为散。服法则云"酒服方寸匕,日一服。初服二十日,温酒调服,禁一切鱼肉大蒜等,常宜冷食,六十日止服,药积在腹中不下也。热食即下矣,冷食自能助药力"云云,后人注疏随文敷衍训释,谓为积在腹中,即可填实空窍,俾外风不入,内风自息。而喻嘉言、陈修园辈,极言此方服法,对于治疗以上证候,实具有殊功,几有既染斯证,则非斯方不效之概,斯言出论喻嘉言、陈修园辈,则似非臆说影谈。第人之饮食,莫不由口入腹,以达胃腑,然后听腹中之气鼓动,以资百体,推陈致新,始能生存,安能药储腹中听医人命令以填空窍?且人之生命既未告绝,则其腹中生气犹存,纵令饮食寒冷,而入腹亦必变为温暖无疑,设使其人腹中生气全无,又焉能须臾生存于人世,以听医人从容调治为时至六十日之久?未稔注疏训释之人,是否尝用斯方,如斯服法,而治斯证,以收斯效,迄无明言。故余颇滋疑惑,以是不

---

① 林瑾庵(生卒年不详):泰国华侨,字没尘,祖籍广东潮阳。幼年随父到上海营商,先后学习内科、外科、针灸,后参加黄花岗起义,因失败远走新加坡,后又转至泰国,创立旅暹中医学术研究会。虽然身居海外,但热衷于宣传中国传统医药学,发扬光大中医临床医术,陆续出版了《治疗效验录》《读书一得记》。

惜远询博探，藉资研究，而同道者所答复，亦不出照方敷衍训释，迄无一人亲为经过，引据凿己，可备借镜，甚为憾事。顾如此大证，以吾中医奉为圭臬之《金匮要略》，岂犹有无稽臆说影谈，而大名鼎鼎之喻嘉言、陈修园辈，且极力赞赏，则断非一无效验者可知。然迄未尝闻有人用斯方，如斯服法，以治斯证，而收斯效，殊为不置抑吾国已无是证耶？不然岂如孟轲氏谓尽信书，宁无书耶？余甚滋惑，故敢质诸吾国医界高明之士。

（《杏林医学月报》1931 年 6 月）

侯氏黑散矾石填塞空窍辩

梁翰芬[①]

《金匮》侯氏黑散一方，素无善解。陈修园摧重喻氏，谓填塞空窍，以堵截外风。按"填塞空窍"四字，是喻氏添入，侯氏黑散法下，无填塞空窍之文，但云药积腹中不下耳，未云填塞也。武进费晋卿《医醇賸义》，恐人误解喻氏"空窍"二字，谓喻氏所云空窍者，指毛窍及腠理言之，非指肠胃之空窍，哓哓然为喻氏"空窍"二字致辨，意欲为喻氏功臣。然费氏所解，只辨论"空窍"二字，而于侯氏黑散法下，"药积腹中"四字，置而不问，此亦辨所不必辨耳。吾读《金匮》此节，亦素有蓄疑，若从喻氏说，肠胃之天职，本司消化之权，若果填塞不通，则人之饮食入胃，胃中水谷，试问何由转运？气机停滞，尚有中满痞胀之患，况填塞不通，人将何以自生耶？若谓"空窍"二字，如费氏之说，指毛窍腠理言之，按毛窍腠理，距腹中如是之远，而散中之矾石，又质重性沉，功专收敛，毫无外达之力，又何处能固闭毛窍，秘密腠理耶？此不辨而知其非者。《上海中医杂志》，王慎轩亦有辨填塞空窍之论，其辨驳喻氏，论极持平，惟未得仲景采取侯氏黑散，入《金匮》治中风之旨。按侯氏黑散原文："治

---

① 梁翰芬(1876—1960)：广东番禺(今属广州)人，广州知名中医，先后在广州汉兴国医学校、广东中医专门学校任教，编写了《诊断学讲义》《眼科讲义》等教材，后在广州中医学院(现广州中医药大学)任教，并任广州第二人民医院顾问，临证擅长内科、妇科和眼科的诊断治疗。

大风,心中恶寒不足者。"法下云:"上十四味杵为散,酒服方寸匕,日一服。初服二十日,温酒调服,禁一切鱼肉大蒜,宜冷食,六十日止,即药积腹中不下。热食即下矣,冷食自能助药力。"原文止此。曰温酒调服,曰冷食,推侯氏之意,所最注重者,一温一冷耳,其温冷相随而用,何也?温酒防药质之壅积,冷食防药气之消散也。且考西洋天学家言,空中之气,有冷、热二种,空气热即涨而上升,他处冷空气即来补之,冷热相引,即自成风,此同阴阳摩荡而风成之理。侯氏黑散治大风,此大风,谓中风家挟寒而未变热者也。方中既用干姜,又用黄芩,一寒一热,无温酒冷食,相助为理,以成熄风之用,仲景见其寒热互用,有合于熄风之旨,故采入《金匮》以治大风,其与风引汤、乌梅丸之寒热互用,以为熄风之用,无以异也。奥哉侯氏黑散治大风之旨乎!然平内风又须去外风,防风、桂枝祛外风者也。风之伤人,必乘虚而入,肝虚,故风邪得以乘之。四肢,亦肝之所主也,风淫末疾,末,四肢也,四肢烦重,风邪扰于四末也,故用芎、归、辛入肝以补虚。又肝虚之病,当先实脾,参、术、茯苓,脾之药也,实脾以杜肝邪之横决;菊花,肺之药也,清肺以平肝邪之肆虐,塞其源而堵其流,肝风其能逞乎?其用牡蛎、矾石者,一则用以敛肝,一则用以去痰湿而已,何也?风之伤人,必挟痰湿而为患,用矾石以去其痰湿,绝其勾援之患,肝风其能逞乎?然矾石得热则行,得冷则止,且气味恶劣,不堪入胃,侯氏恐其入胃之后,有碍气机,温酒以下其质,冷食以留其气,然则温酒冷食,非特可以熄风,并可去矾石之害,而收矾石之用也。若以矾石为填塞空窍之用,不已颠乎?

（《杏林医学月报》1931 年 6 月）

问黄汗与历节二证甚为复杂而有异同,试将其证之同处异处与用药之差别详分而明述之

《金匮》中风篇云:"寸口脉沉而弱,沉即主骨,弱即主筋,沉即为肾,弱即为肝。汗出入水中,如水伤心,历节痛,黄汗出,故曰历节。"又水气篇云:"黄汗之

中风历节病脉证并治第五　│ 171 │

为病,身体肿,发热汗出而渴,状如风水,汗沾衣,色正黄如蘗汁,以汗出入水中浴,水从汗孔入得之。"详观二条,则知黄汗与历节,皆由于汗出入水。历节肝肾先虚,肝藏血,肾藏气,气血俱虚,故水入则伤心火而入血分,血凝气滞,不能濡养筋骨利关节,故递历关节而痛,水兼入气分,亦黄汗出,故历节痛,为历节之的证。黄汗出为历节或有或无之证,黄汗肝肾未虚,故水从汗孔入于腠理油膜间,油为脾之物,水气内居于此,卫气不得外出,是以相蒸而发黄汗,是黄汗出,为黄汗之的证。二证虽皆自汗,然历节之汗或有不黄,黄汗则无汗不黄,历节水伤血分,荣气不通,卫不独行,三焦无所御,故身体羸瘦,独足肿大,不属湿故胫热,黄汗属湿,水居膜腠之间,故身体肿,四肢头面肿,发热,湿流于下,故两胫自冷,此二证之迥然不同者也。至其兼证,历节为风血相搏,故疼痛如制,肢节疼痛不可屈伸,头眩短气喜喜欲吐,为历节所独见;黄汗主湿郁故渴,上焦有寒,其口多涎,胸中窒不能食,反聚痛,暮躁不得眠,胸满,身疼重烦燥,小便不利诸证,为黄汗所独。二证之不易辨者,为皆有黄汗,而其为历节为黄汗,则视其水入血分、入气分,入血分者为历节,入气分者为黄汗。至其治法,历节属荣卫虚,故桂枝芍药知母汤,用桂、附以振卫阳,姜、防、麻黄以达卫阳,使卫阳出于荣中,则荣气通矣,知母以清血中郁热,白芍以行血中之滞,使荣血清畅,则卫气行,甘草、白术以助荣,荣卫通行,三焦畅旺,则有以充用于身而诸证愈,总以通荣卫为主。黄汗属郁热,故芪芍桂酒汤,用芪、桂助三焦之卫气以达于腠理,芍、酒和脾土之荣气以达于膏油,则腠油间之郁热解而黄汗已。至桂枝加黄芪汤,亦所以和阴阳调荣卫,加黄芪以达少阳三焦之气,意与上同。此二证之微有不同者也。

(《医学杂志》1926 年 8 月)

问黄汗与历节二证之异同

古瑞昌

阅黄汗与历节复杂甚矣,亦皆湿郁化热逡巡^①不已而成,此二证者,可

---

① 逡(qūn)巡:因为有所顾虑而徘徊不前。

谓同源异流也。但历节之湿即流关节,故全身有汗;黄汗之湿,邪聚隔间,故独上焦有汗。黄汗无肢节痛,历节无上焦证也。且黄汗邪郁气分隔膜之间,不能蒸发脾土,湿与邪郁,故有口渴、四肢头而肿、胸中窒、暮躁不得眠之证,治之者宜以黄芪芍药桂枝苦酒汤主之,桂枝行阳,芍药行阴,黄芪气味轻清,其达于皮最捷,使阴阳和而黄汗止。若历节邪郁有形之血分,邪与血搏,故独有四肢痛足肿之证,治之者当以和血去风为主,如四物汤加红花、全蝎、黄芪、牛膝之类是也。二证之区别,全在气与血耳。故邪郁板油而不干心血,则有黄汗而无历节;邪郁心血而不干板油,则有历节而无黄汗。为医者若不详分而明变之,则用药之误,差之毫厘,即谬以千里矣。

(《医学杂志》1927 年 4 月)

【编者按】

中风之谓,千百年来,众说纷纭,莫衷一是。《伤寒论》中风、伤寒、温病三纲之中风,为广义之中风,而本篇中风为狭义之中风,此两者根本之区别。《伤寒》中风,言"太阳病,发热汗出,恶风脉缓",为外中风邪,外感表证;《金匮》中风,言"风之为病,当半身不遂,或但臂不遂者,此为痹",又言"邪在于络,肌肤不仁;邪在于经,即重不胜;邪入于腑,即不识人;邪入于脏,舌即难言,口吐涎",此与当今之脑血管病变之中风、大厥、煎厥、薄厥相似,多为内风所致,或由外风引动内风,两者迥异。因此,历代医书所谓之中风、真中风、类中风诸名,当细辨其属外感抑或内伤。

侯氏黑散方以菊花四十分为主药,可知菊花之功用。是凡气血厥逆,其轻而缓者,可用菊花以清;其重而急者,可用羚羊以平;其更重更急者,当用大黄以下,审其轻重缓急,服此三级药而都有效验。《本经》上品"菊花味苦平,主久服利血气",中品"羚羊角味咸寒,主去恶血",下品"大黄味苦寒,主下瘀血"。所谓上、中、下三品者,以缓药居上,重药居中,峻药居下,缓药可以久服,重药或可久服,峻药则仅可暂服,然上、中、下三品之分,亦不尽然如是。

风引汤、侯氏黑散,方药繁杂,虽尚有理法可寻,然与仲景制方简练相去甚远,因此,《金匮》中风篇仲景未出一方。侯氏黑散、风引汤、续命汤,疑非仲景方,或为宋代校正时所附。

历节病,以诸肢节疼痛,不可屈伸,甚则变形为主症,其内因当以"脉沉而弱,沉即主骨,弱即主筋,沉即为肾,弱即为肝"为主,外因则以"汗出入水中,如水伤心"和"饮酒汗出当风"为要,风、寒、湿邪痹阻关节,气血不利,遂致历节。历节之病,总以寒湿为主,故附子、乌头,为治历节之主药,《本经》"附子,味辛温,主寒湿踒躄,拘挛膝痛,不能行步","乌头,味辛温,主除寒湿痹","天雄,味辛温,主大风寒湿痹,历节痛,拘挛缓急",其大辛大温之力,能起沉寒痼冷,故乌头汤用乌头五枚之多。若寒湿郁久化热,则可用桂枝芍药知母汤,其中知母亦寓桂枝白虎汤之意,为热多于寒或湿久化热之历节所用,他如丹皮、赤芍、地龙、牛膝、黄柏、石膏之品,亦可酌情选用。

血痹虚劳病脉证并治第六

【原文】

（1）问曰：血痹病从何得之？师曰：夫尊荣人，骨弱肌肤盛，重困疲劳，汗出，卧不时动摇，加被微风，遂得之。但以脉自微涩，在寸口关上小紧，宜针引阳气，令脉和紧去则愈。

（2）血痹阴阳俱微，寸口关上微，尺中小紧，外证身体不仁，如风痹状，黄芪桂枝五物汤主之。

黄芪桂枝五物汤方

黄芪三两　芍药三两　桂枝三两　生姜六两　大枣十二枚

上五味，以水六升，煮取二升，温服七合，日三服（一方有人参）。

（3）夫男子平人，脉大为劳，极虚亦为劳。

（4）男子面色薄者，主渴及亡血，卒喘悸，脉浮者，里虚也。

（5）男子脉虚沉弦，无寒热，短气里急，小便不利，面色白，时目瞑兼衄，少腹满，此为劳使之然。

（6）劳之为病，其脉浮大，手足烦，春夏剧，秋冬瘥，阴寒精自出，酸削不能行。

（7）男子脉浮弱而涩，为无子，精气清冷（一作泠）。

（8）夫失精家，少腹弦急，阴头寒，目眩（一作目眶痛），发落，脉极虚芤迟，为清谷、亡血、失精。脉得诸芤动微紧，男子失精，女子梦交，桂枝龙骨牡蛎汤主之。

桂枝加龙骨牡蛎汤方　（《小品》云：虚弱浮热汗出者，除桂，加白薇、附子各三分，故曰二加龙骨汤）。

桂枝　芍药　生姜各三两　甘草二两　大枣十二枚　龙骨　牡蛎各三两

上七味,以水七升,煮取三升,分温三服。

天雄散方

天雄三两,炮　白术八两　桂枝六两　龙骨三两

上四味,杵为散,酒服半钱匕,日三服。不知,稍增之。

(9)男子平人,脉虚弱细微者,喜盗汗也。

(10)人年五六十,其病脉大者,痹侠背行,苦肠鸣,马刀侠瘿者,皆为劳得之。

(11)脉沉小迟,名脱气,其人疾行则喘喝,手足逆寒,腹满,甚则溏泄,食不消化也。

(12)脉弦而大,弦则为减,大则为芤,减则为寒,芤则为虚,虚寒相搏,此名为革。妇人则半产漏下,男子则亡血失精。

(13)虚劳里急,悸,衄,腹中痛,梦失精,四肢酸疼,手足烦热,咽干口燥,小建中汤主之。

小建中汤方

桂枝三两,去皮　甘草三两,炙　大枣十二枚　芍药六两　生姜三两　胶饴一升

上六味,以水七升,煮取三升,去滓,内胶饴,更上微火消解,温服一升,日三服(呕家不可用建中汤,以甜故也)。

《千金》疗男女因积冷气滞,或大病后不复常,苦四肢沉重,骨肉酸疼,吸吸少气,行动喘乏,胸满气急,腰背强痛,心中虚悸,咽干唇燥,面体少色,或饮食无味,胁肋腹胀,头重不举,多卧少起,甚者积年,轻者百日,渐致瘦弱,五脏气竭,则难可复常,六脉俱不足,虚寒乏气,少腹拘急,羸瘠百病,名曰黄芪建中汤,又有人参二两)

(14)虚劳里急,诸不足,黄芪建中汤主之(于小建中汤内加黄芪一两半,余依上法。气短胸满者加生姜;腹满者去枣,加茯苓一两半;及疗肺虚损不足,补气加半夏三两)。

(15)虚劳腰痛,少腹拘急,小便不利者,八味肾气丸主之(方见脚气中)。

(16)虚劳诸不足,风气百疾,薯蓣丸主之。

薯蓣丸方

薯蓣三十分　当归　桂枝　干地黄　曲　豆黄卷各十分　甘草二十八分

芎䓖　麦门冬　芍药　白术　杏仁各六分　人参七分　柴胡　桔梗　茯苓各

五分　阿胶七分　干姜三分　白敛二分　防风六分　大枣百枚,为膏

　　上二十一味,末之,炼蜜和丸,如弹子大,空腹酒服一丸,一百丸为剂。

　　(17)虚劳虚烦不得眠,酸枣汤主之。

酸枣汤方

　　酸枣仁二升　甘草一两　知母二两　茯苓二两　芎䓖二两　《深师》有生姜二两

　　上五味,以水八升,煮酸枣仁得六升,内诸药,煮取三升,分温三服。

　　(18)五劳虚极羸瘦,腹满不能饮食,食伤,忧伤,饮伤,房室伤,饥伤,劳伤,

经络荣卫气伤,内有干血,肌肤甲错,两目黯黑。缓中补虚,大黄䗪虫丸主之。

大黄䗪虫丸方

　　大黄十分,蒸　黄芩二两　甘草三两　桃仁一升　杏仁一升　芍药四两　干

地黄十两　干漆一两　虻虫一升　水蛭百枚　蛴螬一升　䗪虫半升

　　上十二味,末之,炼蜜和丸小豆大,酒饮服五丸,日三服。

附　　　方

　　《千金翼》炙甘草汤(一云复脉汤)　治虚劳不足,汗出而闷,脉结悸,行动

如常,不出百日,危急者,十一日死。

　　甘草四两,炙　桂枝　生姜各三两　麦门冬半升　麻仁半升　人参　阿胶各

二两　大枣三十枚　生地黄一斤

　　上九味,以酒七升,水八升,先煮八味,取三升,去滓,内胶消尽,温服一

升,日三服。

　　《肘后》獭肝散　治冷劳,又主鬼疰,一门相染。

　　獭肝一具,炙干末之,水服方寸匕,日三服。

金匮杂记(一)

秦伯未

　　大黄䗪虫丸之妙,在润以濡其干,虫以动其瘀,通以去其闭,而以地、芍、

甘草和养其虚,攻血而仍滋失血。盖干血不去,适足以留新血而渗灌不周,故去之不得不早。乃今人治干血劳,率以养血为无上咒,其能收效者,宜尔鲜矣。

薯蓣丸温润共剂,补散同方,观其四君、四物养气血,阿、麦、姜、枣补肺胃,桔梗、杏仁开提肺气,桂枝行阳,防风运脾,神曲开郁,黄卷宣肾,柴胡升少阳之气,白微化入营之风,虽曰治风气百疾,而未尝专理之,盖正气运而风自去也。与大黄䗪虫丸,一则攻邪而正自旺,一则补正而邪自却,遥相对峙。然而攻邪于不得不攻,补正于不得不补,此中玄机,极须参悟。

(《中医世界》1931 年 2 月)

金匮杂记(二)

秦伯未著述　秦又安校订

血痹虚劳病脉证并治第六

(一)血痹

王冰注不仁,谓不应用则瘨①痹矣。巢《源·血痹候》云:"血痹者,由体虚邪入于阴经故也。"血为阴,邪入于血而痹,故为血痹也。其状形体如被微风所吹,此形容顽痹之状也。风痹诸家不注,惟《金鉴》云:"不似风痹历关节流走疼痛也。"此以风痹为历节,恐误。巢《源·风痹候》云:"痹者,风、寒、湿三气杂至,合而成痹。其状肌肉顽厚,或疼痛,由人体虚,腠理开,故受风邪。"据此则风痹乃顽麻疼痛兼有,血痹则惟顽麻而无疼痛,历节则惟疼痛而不顽麻,三病各异,不可含混。

(二)脉大为劳

脉大为劳,有数种解说。周禹载以劳则阳气外扬,故举之有余;李

---

① 瘨(qún):手足麻痹。

彘以为重按必空濡，乃外有余而内不足之象；魏念庭直指为邪气盛，盖始因精气夺而虚，邪气遂盛而实也；陈修园则以色欲过度，肾精损而真水不能配火，故脉大。余按仲景此条，提出"男子"二字，意在弦外，考之本篇，男子失精，女子梦交，妇人则半产漏下，男子则亡血失精诸文，当互参。

（三）劳之为病

劳之为病，阴寒精自出，酸削不能行。《金匮直解》"寒"字作"虚"字看，《金鉴》直指为传写之误，误甚矣。阴寒者，阴冷也，乃七伤之一。《病源》云：肾主精髓，开窍于阴，阴虚阳弱，血气不能相荣，故使阴冷也，久不已则阴萎弱是也。酸削《病源》作"酸㾕"，《周礼》疒首疾注云：疒，酸削也。《疏》云：人患头痛，则有酸嘶而痛。《千金·妇人门》：酸惭恍惚，不能起居。刘熙《释名》云："酸，逊也。"逊，遁在后也，言脚疼力少，行遁在后，以逊遁者也。

（四）无子

仲景言男子脉浮弱而涩，为无子，精气清冷。巢《源》亦言丈夫无子者，其精清如水，冷如冰铁。实则女子亦多此候，其特征为腹皮时清，或四末不温，宜细辛、干姜、附子、紫石英辈，直温子脏。

（五）马刀侠瘿

《灵枢·经脉》篇，《少阳所生病》云：腋下肿马刀侠瘿。《痈疽》篇云：其痈坚而不溃者，为马刀侠瘿。潘氏《医灯续焰》释之云：马刀，蛤蛎之属，痈形似之。侠瘿者，发于结缨之处，大迎之下颈侧也。二痈一在腋，一在颈，常相连络，故俗名历串。知是瘿当依《痈疽》篇而作"缨"，马刀侠瘿，即《灵枢·寒热》篇所谓寒热瘰疬及鼠瘘寒热之证。张氏注云：结核连续者为瘰疬，形长如蚬蛤者为马刀。又张氏《六要》云：马刀，小蚬也，圆者为瘰疬，长者为马刀，皆少阳经郁结所致，久成病劳是也。盖瘰疬者未溃之称，已溃漏而不愈者为鼠瘘，其所由出于虚劳也。

（六）脱气

脉沉小迟，皆为阴象，其阴必盛，其阳必衰，故名脱气。气脱不固，故疾行则喘喝,于是外无气而手足逆冷,胃无气而腹满,脾无气而溏泄食不化,皆阳微气逆之证也。仲景不立方,当以附子理中为佳。又脱气之脱当作"损"解,非厥脱之脱。《抱朴子》云:奔驰而喘逆,或咳或懑,用力役体,汲汲短乏者,气损之候也。义同。

(七) 小建中汤

虚劳用小建中汤,尤在泾释为和阴阳调营卫之法,虽具特见,不及喻嘉言之简捷。喻氏云:虚劳病而至于亡血失精,消耗津液,枯槁四出,难为力矣。《内经》于针药所莫制者,调以甘药。《金匮》遵之而用小建中汤,建其中气,俾饮食增而津液旺,以至充血而生精,复其真阴之不足,但用稼穑作甘之本味,而酸辛咸苦在所不用,盖舍此别无良法也。然用法者,贵主于无过之地。呕家既不可用甘,即服甘药,微觉气阻气滞,更当虑其太过,令人中满,则可入橘皮以行之。《千金》建中汤先开其例,而《古今录验》更有除饴,《圣济总录》更有除枣之例,端宜汇而参之。

(八) 薯蓣丸

薯蓣丸滥润共剂,补散同方,观其四君、四物养气血,阿、麦、姜、枣补肺胃,桔梗、杏仁开提肺气,桂枝行阳,防风运脾,神曲开郁,黄卷宣肾,柴胡升少阳之气,白薇化入营之风,虽曰治风气百疾,而未尝专理之,盖正气运而风自去也。与大黄䗪虫丸,一则攻邪而正自旺,一则补正而邪自却,摇相对峙。然而攻邪于不得不攻,补正于不得不补,此中玄机,极须参透。

(九) 大黄䗪虫丸

大黄䗪虫丸之妙,在润以濡其干,虫以动其瘀,通以去其闭,而以地、芍、甘草和养其虚,攻血而仍滋血,盖干血不去,适足以留新血而渗灌不周,故去之不得不早。乃今人治干血劳,率以养血为无上咒,其能收效者,宜尔鲜矣。又按《金匮》血痹虚劳脉证九条,首条是汗出而风吹之,血凝于肤而为痹,然痹未至于干血;后六条是诸虚不足而成劳,然劳亦不至于虚极,故治法皆以补虚和荣卫去风气为主方。若五劳虚极,痹而内成干血者,悉皆由伤而血瘀,由瘀而为干血,则不得不别辟蹊径,制此奇方也。

(《中医指导录》1934 年 8 月、9 月、10 月)

《次仲金匮要略》择录

谭次仲

虚劳

《金匮》虚劳篇之见证,大要为羸瘦、亡血、心悸、盗汗、失眠、腰痛、下利、肠鸣、食不化、手足烦热、两目黯黑、疾行则喘,此肺痨证已极相近,惟未明言发热乏力咳嗽,亦未明言病在肺。巢氏《病源论》引申其义曰:虚劳咳嗽者,邪伤于肺也。陈修园《医学从众录》亦尝补足其义曰:此证多发热咳嗽。徐忠可注径云:劳字从火,未有劳证而不发热者也;劳字从力,未有劳证而力不疲者也。总此诸说,则肺痨之症状备矣。且肺痨之诱因,每触发于感冒及妇人经产之后。陈修园注本篇薯蓣丸云:风邪外感,日久不愈,时而偶有发热,偶有咳嗽等证,尤易见于妇人经产之后,皆为虚劳之根蒂云。此其论肺痨之诱因,亦至明晰。至于脉痨由于传染,修园附入本篇之獭肝散,颇有窥见处,修园以为此散亦仲景方也,用之以治冷劳,并主鬼疰一门相染云云。考冷劳与鬼疰皆肺痨别名,徐忠可注云:"劳(与痨同)无不热,而独言冷者何也?邪挟寒入肺也。"此冷劳即肺痨之证。又严用和《济生方》论云:"夫痨瘵一证,为人大患,传变不一,甚至灭门,大抵合而言之曰传尸,别而言之曰骨蒸淹滞、复连、尸疰、劳疰、毒热疰、冷疰、食疰、鬼疰是也,则鬼疰亦肺痨之别名,于此亦可证。"按此诸端,则肺痨之为传染病,推其祸可以灭门,古人已略明晰矣。

注:虚痨即肺痨,亦称肺结核,原因为结核菌,属慢性传染病,栖息于肺则为咳嗽,初即失胃乏力羸瘦,此其与慢性气管支炎(即上之痰饮)区别,久之渐变潮热、盗汗、上气、喘息、咯血、失眠、腰痛,若至于下利,则依亦结核,殆必死矣。治法本证尚无特效药,惟适用对证疗法,最重要者为健胃,盖肺痨之主要认识点在失胃,缘失胃而乏力消瘦,遂衰弱而死,故必便其胃纳增进,庶体重增加,肺之局部症状自必因而轻快,此乃主要治愈也。若见咳治

咳,最无意义,且胃纳因之愈衰(咳药大概坏胃),咳亦不止,乃下工之治法也。仲景本篇主以小建中汤,即建胃立法,且绝无止咳理肺之药,诚为卓见。何以知建中汤即为健胃?陈修园云:建中者,建立其中气也。尤在泾云:治虚劳而必以建中者何也?盖中者,脾胃也(脾即脏,详《中医与科学》)。虚劳不足,纳谷者昌,故必立其中气,中气之立,必以建中也,古人建中即是健胃,陈、尤之言可为借鉴。况考西药亦有桂枝、生姜,入芳香辛辣健胃剂(亦有饴糊入营养剂)而桂枝即为建中汤之君药,芳香健胃,兼缓解气管支神经之痉挛,有排痰镇咳之效。上文痰饮篇苓桂术甘汤已言之,不过痰多者对本方嫌其太甜,燥多者忌其太热,则仅师其健胃与营养立法,参照药性篇理胃肠剂可也。处方如下。

方一　桂枝尖三钱　白芍六钱　生姜三钱　大枣四枚　炙草二钱　饴糖半匙,约二三钱后下

上煎顿服。即本篇小建中汤,加黄芪三四钱,即黄芪建中汤,兼补虚(即强壮)之意,皆仲圣法也。若本方应用困难,则用下方。

方二　防党三钱　白术四钱　云苓五钱　炙草钱半

上煎顿服。即四君子汤,可因证加入各药,持久用之。陈修园云:胃气为生人之本,参、术、苓、草,从容和缓,补中健胃,胃纳增进,自旁概四肢,五脏六腑,备受其益,故一切虚证,皆宜此方为主云云,诚卓论也。余辄和老陈皮六分,法半夏二三钱,为陈夏六君,兼制痰之用。又热盛者加黄连一钱,寒多者加干姜钱半,或合平性之麦芽三四钱,皆有效(但药肆多属未发芽者,以原粒麦为之无效),此皆健胃立法也。

方三　白薇二钱　龙骨三钱　牡蛎三钱　白芍三钱　生姜老片三钱　大枣四枚,打　炙草二钱　附子熟打,二钱

上煎顿服。即仲景二加龙骨牡蛎汤,修园由《小品》篇移入。本剂牡蛎有钙之作用,中大第一医院西籍医生,恒以牡蛎作钙剂授肺痨病人,吾经验牡蛎有解热、止盗汗、镇咳、排痰、止血、止泻、利尿、补虚、平脑、安眠,应用于肺痨,甚能奏效。龙骨与牡蛎相似,白薇略解热而不伤胃,姜、枣健胃,附子补虚,此本方立法之意,且可久服无害,吾颇常用,只牡蛎、龙骨于胃力衰弱

者宜注意耳！又曰：热盛者以炮姜二钱代生姜，黄芪三钱代熟附，凡肺痨均宜以健胃剂及本方持久服之佳。

方四　磁石碎六钱　代赭石三钱　麦冬连心三钱　法夏打，钱半　覆花三钱　女贞子四钱　牡蛎三钱　旱莲草五钱

上之顿服。本方以甘润镇坠立法，皆中药之平脑剂也（参《伤寒论》十八回疏五），主肺痨干咳无痰及潮热盗汗、咯血喘息、烦躁失眠心悸等证，不偏于苦寒伤胃，不失之燥热伤津，真奇方也，余经验极有效。然肺痨证之体质亦有偏寒而适用真武四逆者，处方又宜参照上痰饮痰嗽节。本方若无潮热盗汗咯血各症，则除去牡蛎及旱莲草。

方五　川贝打，一钱半　紫菀三钱　白前三钱

上煎顿服。为平性排痰剂。又咳多喘甚、妨碍眠睡者，可参照上文哮喘节，用鸦片及闹洋花等麻醉剂，或以二味分别合本方为丸散用之，而用鸦片剂之分量，比哮喘减少，每日所服次数，亦宜减。若夜咳多者，睡前服之，但二味用法不同，性效各异，宜法意。

方六　浙贝先煎，四钱　丹参五钱　延胡三钱　白芍三钱　土红花钱半　桃仁钱半　枳实碳钱半　五鸡脂四钱　桔梗钱半

上煎顿服。主肺痛及胸肋刺痛，经验有卓效，仿本篇大黄䗪虫丸。本方若西藏红花只用五分，后下煎半分钟，或用药水冲焗。

方七　酸枣仁打，六钱　干地黄三钱　知母钱半　当归一钱　朱砂三分　柏子仁五钱

上煎睡前顿服。主失眠。本方略仿朱砂安神丸，及本篇酸枣仁汤。

方八　炙草三钱　炮姜碳二钱　阿胶珠后下，钱半　侧柏五钱　蕲艾四钱

上煎顿服。主咯血多量，为平性止血剂。若偏寒热之大咯血，参照药性血分剂及下文血证篇。本方乃合仲景之柏叶汤、胶艾汤、甘草干姜汤而变通者。

方九　柴胡三钱　地骨皮三钱　银胡五钱　鳖甲先煎，四钱　川连一钱　前胡钱半　青蒿二钱

上煎顿服。主解热，略仿秦艽鳖甲汤。又《金匮》本篇薯蓣丸方，各药味

乃强壮健胃，止血解热，镇咳排痰，均于肺痨证有意义，但过于杂乱，宜因证之缓急分别为数方用之，以免互相牵制而失效。本方专取解热，即此意也。

方拾　丽参三钱　白术四钱　云苓干钣五钱　炙草钱半　黄芪五钱　当归二钱　枣仁三钱　远志钱半　木香后下，七分　元肉钱半

上煎顿服。为强壮健胃安眠剂，而远志、木香兼有排痰作用。又本方于肺之咯血大量者，服一剂立效。按本方即归脾汤，各脏多量出血证，兼现虚弱状态者，余经验均极奏效，且药性和平，又能补益，真神方也，余最常用之。不过止血之功，难确定在于何味，予推想或在参抑在芪，尚有待医界之再加研究耳。若不用丽参，可以土术代之，又防党亦可代之，或二者各用钱半亦佳。又钙剂之牡蛎，于肺脏亦极有止血之功，前既言之，倘遇大量出血，则照常量加二倍或三倍服之，且可连服无若何副作用，消化上稍注意可也。

方十一　钠绿即食盐，一钱至二钱

上滚水冲作一次服，以止咯血之目的，用之于晨早服一次，或睡前更服一次，少量之肺出血，往往有效，此方和平可喜。又凡肺病之药，可参考药性概说理肺之剂。

（《中国医药月刊》1942 年 6 月）

金匮新义（血痹篇）

余无言

编者按：无言先生，为提倡改进中医学之健者，二十年来，主张一贯，近任上海中医专科学校教务，素来主张，得以坚定。其新著《伤寒论新义》，业已由中华书局出版，洋洋巨著，新说颇多，于六经解说，尤有独到之处。近复贾其余勇，续成《金匮新义》一书，因系杂病，更多发挥，每一病证，辄引西说以互相映证，启发后学不少。且先生尝云："中国医学，惟《伤寒》《金匮》之学说，可合于科学，今以科学方法，编此两书，其价值盖可见矣。"本篇即《金匮》中之一也。

［整理］夫尊荣人，骨弱肌肤盛，重因疲劳，汗出，卧不时动摇，加被微风，遂病血痹。但以脉自微涩，在寸口关上小紧，宜针引阳气，令脉和紧去则愈。

周扬俊曰：富贵者，能知阳气素不自强，则不敢作劳；即不获已而劳，或亦自知有节，而不至于汗出；汗出矣，不至卧后动摇，又何致虚风痹血耶？仲景论虚劳，乃以血痹发其先，良有以也。

曹颖甫曰：血痹初得之状，仲师初无明文，但云："尊荣之人，骨弱肌肤盛，重因疲劳汗出，卧不时动摇，加被微风，遂得之。"自来注家，多未明了，予特抉其隐情而发之。大约与虚劳失精家，病原相伯仲耳。夫所谓尊荣之人者，美人充下陈，卧必晏起，纳谷不多，肌肉虽盛，腠理实虚，加以内嬖①既多，精气遂削，精髓空虚，骨乃荏弱，不受外邪，固已不能任事。况又入房汗出，全身动摇，微风袭之，血受风遏，阳气不达，阴血遂凝，此风不受于肩井，即受于风池风腑，以其背在上也，故知其臂必麻木，背必酸痛。平时脉本微涩，而关上独见小紧者，正以痹在上部，不及中下也。故但须针灸所病之穴，俾血从内动，即风从外解，而紧去脉和矣。玩"则愈"二字，此意自见。

余无言曰：血痹之证，本条只言其原因及脉象，无一语及于病状，识证施治，将何道而从？即次条亦仅云，身体不仁，如风痹状，是亦为半身不遂，或但臂不遂也。然症状既相类似，而何以仲景原文，风痹与历节同科，血痹与虚劳并论乎？其尤为令人不解者，即风痹之证，云是气血之虚，而血痹之证，亦云为营卫之微，更将何术以认识此证乎？自来注家，皆随文训释，每多影响模糊之谈，除原文风痹脉微而数，血痹脉自微涩，示人以察脉，使注家有所藉口外，至于病原及症状之解释，则均纠缠不清。惟周扬俊氏，隐约其辞，明眼人可意会而出；而曹颖甫氏直揭其隐，乃不待烦言而解矣。故根据周、曹两家之说，则肾亏为其素因，而中风为其诱因耳。

其首句即云，尊荣人，骨弱肌肤盛，尊荣之人，无有不饱暖思淫欲者，中医旧说，谓肾主骨，骨既弱矣，则为肾亏无疑。肌肤盛者，以有膏粱之奉，甘脂之

---

① 嬖(bì)：宠幸。

尝，养其口体，故肌肤盛也，而实则外强中干，不任风邪之侵袭，故于重伤色欲、疲劳汗出之时，加被微风，则必风束于皮毛，血痹于肌腠，浅在之神经，失其濡养，而为麻木不仁矣，此即《内经》所谓"卧出而风吹之，血凝于肤者为痹"是也。不过初得病时，风邪犹浅，仍可由表导之而去，或逐之外出。故本条用针以引之，下条则用桂枝汤去甘草，加一善走皮表之黄芪，一日三服，以缓缓解散之，风邪既从表去，而补虚又不容稍缓矣。然此为血痹初病说法也，若因肾亏而病血痹已久者，则又当一以补虚为主，不得以此法治之矣。

患者许开勋，年已五旬，身体高而且胖，平素即有头昏气喘之疾，但亦不甚。于民国二十四年春二月间，时觉两手指麻木，如此月余，时作时止，继则麻木及于两臂，又或一侧手臂顿麻，头昏更甚，更进则项背腰臀，均感麻木，渐及两腿，步行呈蹒跚状态，强行数丈之远，则必头眩脚软，而颓然倒地，于是饮食亦少进，腰部酸痛，四肢时发震颤，畏巨响，惮急呼，怕烦嚣，几于痿废。经海上诸大名医治之，均无效果，有当风邪治，有当血虚治，有当痿证治，内服汤药，外施针灸，甚或求治于外科及疯科医生，用重剂煎汤，倾大缶中，内置横撑，令病者裸体坐于其中，另以干荷叶构成之大盖，覆于其上，使之受蒸气一小时之久，每日一次，半月又无效。最后于五月间，求治于余，并闻先君子奉仙公之医名，乞函告病状，求老人为处一方。余即将其病状，详细函禀先君，并以病者过去色欲过度，必因肾亏而致，此必《金匮》所谓血痹是也（《金匮》以血痹虚劳同篇）。但此病已近四月之久，绝非黄芪桂枝五物汤所能为力，乃决以脏器疗法试之，每日为之注射安度赐保命（endospermin）两支，五日后，麻木已愈十分之四，略能步履。病者大喜过望，第六日适先君之处方寄来，其方案为七绝一首，辞云："果惮烦嚣惮急呼，顽麻总属肾家虚，补天不用娲皇石，全赖炎黄一部书。"药味则为大熟地、山萸肉、肉苁蓉、菟丝子、上肉桂、生黄芪、巴戟肉、川杜仲、生地黄、炙龟板等。即以此方与服，又陆续注射赐保命三十支，连前共四十支，渐见痊愈。至九月间，又微觉手指麻木，仍复注射赐保命二十支，并服用方十剂而安。力劝病者以生命为重，节减色欲，至今血未复发，且于前年生一子焉。

［原文］血痹阴阳俱微，寸口关上微，尺中小紧，外证身体不仁，如风痹

状,黄芪桂枝五物汤主之。

沈明宗曰:血痹乃阴阳营卫俱微,邪入血分,而成血痹。中、上二焦阳微,所以寸口关上,脉亦见微。微邪下连,营血主病,故尺中小紧。是因气虚受邪,而成血痹也。用桂、芍、姜、枣,调和营卫,而宣阳气。虽然邪痹于血,因表阳失护而受邪,故以黄芪补其卫外之阳,阴阳平补,俾微邪去,而痹自开矣。

尤在泾曰:不仁者,肌体顽痹,痛痒不觉,如风痹状,而实非风也。以脉阴阳俱微,故不可针,而可药,《经》所谓"阴阳形气俱不足者,勿刺以针,而调以甘药也"。

丹波元坚曰:案《血气形志》篇王注,不仁,谓不应用,则瘖痹矣。《巢源·血痹候》云:"血痹者,由体虚邪入于阴经故也。血为阴,邪入于血而痹,故为血痹也。其状,形体如被微风所吹。"此形容顽痹之状也。风痹诸家不注,惟《金鉴》云:"不似风痹历关节,流走疼痛也。"此以风痹为历节,恐误也。《巢源·风痹候》云:"痹者,风、寒、湿三气杂至,合而成痹。其状肌肉顽厚,或疼痛,由人体虚,腠理开,故受风邪也。"据此,则风痹乃顽麻疼痛兼有;而血痹则唯顽麻,而无疼痛;历节则惟疼痛,而不顽麻。三病各异,岂可混合乎?

黄芪桂枝五物汤方

黄芪三两　芍药三两　桂枝三两　生姜六两　大枣十二枚

上五味,以水六升,煮取二升,温服七合,日三服。

丹波元坚曰:案据桂枝汤法,生姜当用三两,而多至六两者何?生姜味辛,专行脾之津液,而和营卫,药中用之,不独专于发散也。成氏尝论之,其意盖亦在于此耶。

（《中国医学》1941 年 1 月）

《金匮》血痹病脉证并治解

时逸人

仲景氏特著名其为血痹者,别于风、寒、湿三气成痹之症状。近代医家,于末梢运动神经之病，详列各部，麻痹现状，与古医所论之痹证，其旨相同，或疑血痹属末梢知觉神经之病，实属误会。盖末梢知觉神经为病，多发疼痛症状，血痹之病，身体不仁而已，所以有别于肌肉顽厚、麻痹、疼痛之痹证，如风痹而实非风痹，属末梢运动神经，受郁血停滞之妨害耳。喻嘉言曰："虚痨之证，《金匮》叙于血痹之下，可见痨损既成，血液必伤，或出于外，而为失血，或停于内，而为血痹。"夫喻氏思想虽高，惜多穿凿。《金匮》之论虚痨，多指劳倦虚弱而言，与后书所述之传尸鬼疰属结核病者，截然不同。血痹之病，发于虚弱之人，古医以类分篇，故血痹与虚痨并列，原文中论血痹与虚痨，决不相混，可为明证。至考其原因证候，非谓血痹之病，为贵族式之专利品，平民不得而分之，非必因卧不时动摇，加被微风而得，仲景氏所以如是云云者，盖以证明体质为其素因，以骨弱肌肉盛之人，因疲劳汗出，复感受微风所致。使筋肉强壮之人，运动适宜，体育发达，疲劳汗出，感受风寒，乃常有之事，使复行运动汗出，乃觉霍然。惟尊荣人则不然，运动少，则筋肉弱，颐养丰，则肌肤盛，本不耐邪，最易受病，小有事务，便觉疲劳汗出，筋骨酸困，肌肉重滞，故卧乃不时动摇，此为筋骨关节之间，发现虚性充血之现象（《金匮》原文"加被"二字，指复感也）。复感微风，血乃痹结，斯血痹之证成矣。其症状以身体不仁，如风痹状，其为静脉郁血，末梢运动神经，感变障碍，仲景复申明其为阴阳俱微者，正以此病。惟虚弱人所患，而强壮人则不易感受，在诊断上之明辨，则以脉自微涩，虚弱可征实。在寸口关上小紧，气血虚弱，寒邪侵袭，紧脉左右弹如夺索，属血管扩张神经，受寒邪凝泣，郁遏未伸之象，其甚者，则寸口关上俱微，而尺中小紧，紧而称其为小，则血管扩张无力，若失此不治，虽欲其紧而不可得矣。其寸口关上紧，中阳尚有鼓动之机，尺中紧，肾阳将有沉沦之惧，故在治法上辨别，一则以针引阳气，先以疏通其血脉，一则径用黄芪桂枝五物汤，以温卫助阳为主体，此治法浅深之有别也。至黄芪桂枝五物汤，即桂枝去甘草，加黄芪，用生姜，以桂、芍、姜、枣之调和营卫，去草之甘缓，加姜之辛温宣达，复益以黄芪之温卫阳固表气，其为辛温疏达，助阳活血之剂，此治血痹病之古法也。

　　著者按：《金匮》治血痹方，用针以疏通经络之血，用痹黄芪五物，以补卫阳之不振。后世医者，于此截然分界，疑用针刺者，不必投黄芪五物，用黄芪五物者，又未曾先用针刺，则补泻皆嫌太过，失乎其中，不咎考古之功未深，反以古法不可以治今病，岂不诬乎？宜日医浅田氏，欲用桂枝茯苓丸，或当归芍药散以代之矣。余尝平心论之，黄芪五物实觉其补腻之太过，惟施用针刺之后，方能恰合。苟未用针刺之者，非但黄芪宜忌，在可研究之列，芍药亦必用赤芍方妥，其归尾、桃仁、丹皮、川芎、茯苓、泽泻等，皆可加入，热郁而里滞者，仍当配以黄芩、枳实，则活血行瘀，方可愈其痹着。此浅田氏所言，实有见解，因其虚而惟以大补从事，养痈贻患，后世不善读《金匮》之过也。

（《医学杂志》1930 年 10 月）

《金匮》虚劳之研究

程门雪[①]述　田先平录

未解虚劳之先，有一语须当先白者，则倘以《金匮》所言虚大法，以治一切近时所谓吐血咳嗽痨病，十九必败善乎？徐灵胎之论叶氏也，叶氏以小建中治劳损，十八而九，徐氏正之谓古人所谓劳病，非今近除虚有火之劳病也。桂枝下咽，阳盛则毙，吐血者服生姜必致音哑，以热济热，脑腑必焚，实为不利之论。不仅叶氏为此，即黄氏、陈氏所谓复古派者，尤盛倡之，鄙滋阴清养之方为不足道，非用桂、附即用参、芪，置一切于不顾，不特传之于口，抑且笔之于书，以为法古人师仲景，实则肺肾阴亏、君相火炎之痨，遍地皆是，随时可见，若用桂、附，必犯热消阴液之危机，即用参、芪，亦冒壮火助气之大戒。偏于滋阴者，谓劳病尽属阳虚，重用苦寒，戕其生生之气，因为不合病机；偏于温补者，又谓劳病必是阳虚，太进温热，却其化源之精液，更属偏僻之见。要知人身气化，不外阴阳，病气循环，本无偏盛。必守阳常不足阴常有余、抑

---

① 程门雪（1902—1972）：名振辉，号九如、壶公，江西婺源人。知名中医学术思想家、中医临床家、中医教育家，上海中医学院（现上海中医药大学）第一任院长。专长中医内科，对伤寒、温病学说有深邃的理论造诣，用复方多法治疗热病和疑难杂症，用药以简洁、轻巧、灵动见长。著有《金匮篇解》《伤寒论歌诀》《程门雪医案》《程门雪诗书画集》等。

阴扶阳之说者,谓之愚;即谓阴常不足阳常有余、补阴配阳之说,亦为拘。自当活泼泼地不着定见,随证转移,方为能手。欲治劳病,必先将此二派聚讼纷之议论看破,然后能言其治要,知此二派之言,无不是亦无一是也,此理既明,乃言《金匮》虚劳之理。《金匮》虚劳,大势趋重阳虚,但非不知阴虚劳证者,惟不注重耳。其大旨仍从《内经》发源,《内经》有"劳者温之"一语,后人遂谓治劳用温热之品,非特仲景法,而亦《内经》法,以为取法乎上。其实《内经》"温"字不作温热觉,乃温养其脏气耳,故曰:"形不足者,温之以气;精不足者,补之以味。"温又与"蕴"通,《经》又谓:损其脾者,调其饮食;损其骨者,益其精。即谓劳伤,劳伤脏气而致损者,当藏蕴其精气,使其不妄消耗,积亏而盈也,其义深奥。若但用温热之剂,便算宗经取法,直成其为笨伯耳。《金匮》即从《内经》"劳者温之"一语发挥,谓虚劳之证,有阴虚者,有阳虚者,不能混同施治。劳者温之一法,只能施用于阳虚之劳,而不能以之治阴虚劳瘵。又恐后人不明辨证,倘有误治,为害非浅,故特将阳虚之劳重要见证,标出数者,以为规则,见此种证,便可照阳虚温养之法施治;即不见此种证,此方便不可服,此法便不可用。此点一明,前人用温用凉之辨,不攻自破矣。其标出之见证,亦有主、次二种,主证为必见者,次证为附见者,不论所附见者,是否阳虚,附证亦必照法施治,主、次二法,因不必虚劳一证,阳法一法为然,即阴虚者以外之证候,亦无不然,实学者之所最宜注意点,今但言虚劳阳虚之主病耳。《金匮》本文:"劳之为病,其脉浮大,手足烦,春夏剧秋冬差,阴寒精自出,瘦削不能行。""男子脉浮弱而涩,为无子,精气清冷。""男子脉虚沉弦,喜寒热,短气里急,小便不利,面色白,时目瞑,兼衄,少腹满,此为劳使之然。""男子面色薄,主渴及亡血,卒喘悸,脉浮者,里虚也。""虚劳里急悸衄,腹中痛,梦失精,四肢酸痛,手足烦,热咽干口燥,小建中汤主之。""夫失精家,少腹强急,阴头寒,目眩,发落,脉热虚芤迟,清谷失精,亡血,脉得弦芤动微紧,男子失精,女子梦交,桂枝龙骨牡蛎汤主之。"上数条,均言阳虚虚劳之证治也。《金匮》虚劳不详致病之因,然为属因劳而虚,致虚之由,无非亡血失精,故以二者相提并论。亡血失精,均有阳虚、阴虚二种,若上所言者,即阳虚之亡血失精也,其主要之见证,在下不在下,如阴寒精自出,精气清冷，阴头寒，少腹弦急，腹中痛清谷，面色薄，面色白，脉浮大而热证，均为亡血失精，阳虚之的证，血去则血中之温气消亡，精极则肾中真阳亦衰矣。阳精丧失，精不失气，气不温血，血不藏神，则成劳证，而诸证之中，尤以阴寒精冷、腹痛清谷、面㿠脉虚为主证，有一于此，便是阳虚，何况同见并出，则其余不问而知矣。"阴寒"二字，则阴头寒之互词，修园解阴寒为虚寒，则是病不是证矣，是为阳虚重证，岂能勿略？阴寒精冷，为肾阳不足之主象；阴虚土湿，则便泻清谷；土湿木陷，则腹中强急作痛。阳不丽于面，即面㿠；气不充于脉，则脉虚。凡精冷者，必不能生育，故无子。主证既得则有余，可迎刃而解，目无全中矣。其渴者，肾精不能化气，气不上为津液也；其悸者，肾精虚而冲气动也；其喘者，阳虚冲气上升也；小便不利者，膀胱之气不化，命门之火不足也；发落者，发为血余，亡血血不足，无以润其余也；手足逆寒者，脾阳不能温其四末，血中温气少也；四肢酸痛，酸削不能行者，脾肾精血不足，不能荣养筋骨也；盗汗者，乃阳虚阴盛，阳不入阴，及从汗泄也。凡此时候，均与主证相近，故尚易辨。

　　设见目瞑兼衄，咽干口燥，手足烦热，种种热象，则不能使人无疑，难以用药，温养之剂，必不敢投，若用寒凉，始必相安，久则增剧不可治矣。此时当先取主证，如腹痛精冷，阴寒便泻，脉虚面㿠，皆一于斯，即可断为阳虚虚痨，便宜取用温养之品；其衄者，乃阳虚血不归经，非阴虚热逼血以上行也；目瞑，乃清阳不升，非阴虚肝阳也；手足烦热，乃虚阳浮溢于外，非阴虚内热也；口干咽燥，乃阳虚津液不升，非阴虚津液不足也。虽见热象，乃为假热，仍从温养为主。以诊病之法，主证、附证均见阳虚者，易于用药；若证见寒热夹杂，便当分其主附，辨其真假，主证既定，则附证自明，真形既得，则假象易晓，治证施治，自无差忒矣。以言方治，亦分轻、重二法，轻则建中，重则肾气。建中用桂枝，益血中之温气，芍药和阴而敛虚热，姜、枣温中，甘、饴培土，证见腹中弦急作痛，手足烦热，咽干口燥者，宜之，建中能和中疏木，养阳和阴也。若兼梦遗、失血、衄血，可合桂枝龙骨牡蛎法，以潜虚阳而涩脱；若兼里急不足者，可用黄芪建中法，以建中虚而益气；若腰痛小腹拘急，小便不利，阴头寒，精气清冷，为肾阳不足，阴精不温，宜八味肾气丸，方用六味以益肾阴,桂、附以温肾阳,乃阴阳并补之方。单用回阳,阳无阴,无以化;单用益阴,阴无阳无以生也。阳虚甚者,丸中阴柔之品,宜去之,恐制其回阳之力也,天雄散主之(天雄、白术、桂枝),天雄散益火生土,暖精温血,纯为阳虚方治之极,则非证见真确不可妄用也。此《金匮》阳虚虚劳辨证治法大概也。后人若东垣辈,重遵此旨,发明劳倦伤中,气虚身热,而用补中益气法,脾阳不健,火乘土位,火郁发热,而用升阳散火法,均从阳虚一面,极端发挥,一本《内经》"劳者温之""甘温能除大热""形不足者,温之以气"之旨,惟只能用于劳倦将致虚损之时,而不能用于虚劳既成之后耳。更有进者,古人所阐发阳虚虚劳之治,均趋重"形不足者,温之以气"一层。遍览成方,均为温气之品,惟仲景当归生姜羊肉汤中,用羊肉之厚味补精,为独一之治,实则照先天生化而言,精生气,气归精,填精一法,亦为虚劳所不可少。填精之治宜于未,故《内经》以"精不足者,补之以味",与"形不足者,温之以气",相并而言,本无偏试,惟以虚劳治法言之,则填精较温气为尤要。填精之品,以龟鹿为最佳,鹿性纯阳,尤为阳虚之坚剂。历代名医善用异类,有清填补精血者,首推韩氏飞霞,其所著《医通》中采用方药,均为血肉之品,惜后人以其繁累费资,废而不用,为可惜耳。今略言之,其所用为填补者,若鹿峻①丸则鹿精也,斑龙宴则鹿血也,内鹿龙丸,外鹿髓丸,则鹿之骨髓也,异类有情丸,则鹿角、鹿茸、龟板、虎骨也,此丸用之者众,以其便易。余则近代医家,知者且少,遑论用法,今人所用,仅鹿角、鹿茸两种耳,妙药弃毁,良胜惋惜。且韩氏不但以血肉原味补虚赢,痛能以之治痼疾,其所发明之霞天膏倒仓法,去积垢而不伤正气,尤为可法可从,故吾谓韩氏为善用补味之第一人。余若景岳之全鹿丸,亦颇哙于人口,实则一丘之貉耳。

时贤缪宜亭氏,亦善用填补,惟杂取海参、鱼翅、燕窝、淡菜海腥之味,已离正道,与同河车、胎儿脐带者,同一弊病,无怪后人之指摘,惟若因噎废食,遂并一切填精正法,亦弃之如遗,则未免太过。究竟虚劳之治,先用草木药石温气,继用血肉有情填精,固一定不移之妙法,若取一弃一,是偏而不全,

---

① 峻(zuī):男性生殖器。

非完璧也。吾言至此，已觉辞费，更当折言阴虚虚劳之证治。《金匮》本文，虚劳虚烦不得眠，酸枣仁汤主之，即阴虚虚劳之证治也。阴虚者阳胜，阳胜则生热，故用知母、甘草以清热滋阴。其主枣仁者，以证在虚烦不得眠，阴液不足，心不藏神，肝不藏魂，神魂不藏，则虚烦不寐，故以枣仁敛液藏魂为君。酸枣合甘草，甘敛化阴，治其阴亏；枣仁合知母，酸苦泄热，治其虚烦。尤妙在茯苓、川芎二味，以阴虚者必火盛，火煅津液则成痰，痰阻于中，胆气不舒，亦烦而不寐，茯苓除痰而不燥，川芎能舒胆气，为世上之妙品，燥痰一化，胆木自舒，阴液既充，燥热自解。所为欲化其痰，必清其火，欲清其火，必滋其阴是也，即此一法，便为阴虚劳热者，度尽金针矣。《金匮》言劳，偏主阳虚，虽所言阴虚者，只此一段，却亦法理俱备。至若后人阴虚劳瘵之治，则连篇累牍，不能穷尽，但亦以"阴虚火盛"四字为提纲。五脏藏阴不足，五志过极，皆从火化，火盛阴液愈伤，阴伤则火愈盛，循环不已，不死不休。五脏之中，以肺、肾两脏为尤要，以上损起于肺，下损起于肾也。从上损起者，先咳嗽而后痰红；由下损起者，先遗精而后动血。若痰红之后，咳嗽更甚，动血之后，遗精依然，精血内伤，上下告竭，必致殒命。又凡上损下损之证，均以及中为极，过中则不可治，故劳证先便溏纳减，便难图就，此时舍培土一法无由，惟培土亦分等，以脾胃同属中土，而有阴阳之不同，脾阴善燥，胃阳喜润。东恒一身注重脾胃，但只顾得脾土一边，治脾之药，不能治胃，倘属胃阴不足之证，而用温燥培土，是速其死耳。后贤若缪、叶诸氏，发明阴虚劳瘵之证，其及中也，每伤阳土，胃阳告竭，舌光如镜，便溏减食，万不能以温燥扶脾之法治之，犯则必致动血伤阴，咳嗽痰红，必然增剧，另出清养胃阴一法，取石斛、扁豆、山药、莲子、麦冬、苡米之类，养胃阴培中土，而无温燥之弊，法全理足，实可补前人之不及，孰谓后人必不及前人哉？其余治疗方法，晚近各等书中言之綦详，尤当博考，更有大虚致实、虚证实治之法。本方五劳虚极羸瘦腹满，不能饮食，饮伤、房室伤、肌伤、劳伤、经络荣卫气伤，内有干血，肌肤甲错，两目黯黑，缓中补虚，大黄䗪虫丸主之，则俗言干血劳之证治也。今人单以用之妇人，一若男子无干血劳，此一误也；又以干血劳为劳证之特立者，一若初起，即为干血劳，此二误也。实则干血劳之证，男子每每见之，不独妇人，且各种劳病，皆能转成干血，不必初起定然。原文所言，五劳七伤虚极羸瘦，是统言一切劳伤之证也。一切虚劳羸极之时，但见干血之象，便当先用通润之剂，如大黄䗪虫丸者，润以濡其干，通以去其瘀，然后方可用补虚之品，否则干血不去，新血不生，藉寇兵而资敌粮，殊非良计。原文"缓中补虚"四字，乃缓用补虚之误，意谓虚劳而见干血者，当先去其实，实去方可补虚，故曰缓用补虚，非谓不可补，将当待时而补耳。后人以缓中补虚原字作解，勉强牵合，终属囫囵吞枣。若谓去邪，则所以扶正攻实，即所以补虚，已属通套之敷辞。或更谓大黄䗪虫丸，即是缓中补血之品，如修园《浅注》所云真为偏僻之邪说矣，何以知其内有干血，则肌肤甲错、两目黯黑二证为的据？甲错如鳞甲，黯黑见于目圈，便知内有干血，即可用䗪虫法，其证每多少腹胀痛而硬，上有青紧盘纹，指甲多灰白色，留心细察可辨甚多，惟不若肌肤甲错、两目黯黑之必见，故仲景以此为主。此等辨证处，最宜熟记，以便临证施治，此仍大虚致实、先治其实之法。干血既行，可用麦门冬汤、炙甘草汤，补而润之，则缓用补虚之治矣。又有血痹一证，附于虚劳门中，其见证如风痹之象，肢体不仁，其痹之来，因于痹劳汗出，而受微风，尊荣之人，骨弱于内，气虚于外，在因汗出受风，气虚血痹，则成此证。脉自微涩，微为气虚，涩为血弱也。寸口关上小紧，重受微风之象也。古用针法，和气血，祛微风，则痹自愈。今针法不传，改行汤药，则黄芪桂枝五物汤为最佳，桂枝和荣祛风，黄芪益卫固表，用之合法，数剂可愈。此证即痹类中之一种，气血不足者，虽另立血痹之名，实则无大差别也。

（《中国医学月刊》1929 年 10 月、11 月、12 月）

《金匮》虚劳不与咳嗽同篇而与
血痹同篇其意何在

冯里安

病血痹者，脉微而涩，为阳微，血滞其脉，与虚劳相似，其因亦与虚劳相同，皆元阳虚弱。阳气不能与阴和，则阴寒独行，而见阴寒之证；阴气不能与阳和,则阳气独行,而见阳热之证。昧者以寒治热,以热治寒,寒热内炽,其病益甚,岂徒云寒可治热、热可治寒而已哉?《经》云"劳者温之",虚劳证与桂枝加龙牡汤,使其阴阳营卫得其和平,则阳就于阴而寒以温,阴就于阳而热以和,犹血痹与桂枝五物汤和营之滞,助卫之行,而不失其和同意。故虚劳与血痹同篇者,意在于斯。而不与咳嗽同篇者何?《经》曰"五脏六腑皆令人咳",可知心、脾、肝、肾各有咳嗽之证,不立于虚劳而立于肺胃之中,以明咳嗽借途于肺耳。

(《绍兴医药学报》1921 年 6 月)

《金匮》虚劳不与咳嗽同篇而与
血痹同篇其意何在

冯青田

虚劳不与咳嗽同篇,而与血痹同篇者,仆以谓原无凭定也,犹手指臂肿与狐疝蛔虫同篇,五脏风寒与积聚同篇,试问其意何在? 阅里安篇中亦只能强解于彼一篇,不能强解于此两篇。考虚劳条内原无咳嗽,故不与咳嗽同篇,咳嗽者乃虚劳之兼证也。再考《金匮》全部,止有咳嗽与肺痿同篇,又与痰饮同篇(只有"咳"字并无"嗽"字),谅取其义相类。以此推之,血痹与历节相类,原可合为一篇,而不合一篇者,可知其凭定之的据也。愚见以谓如是,究属如何,即请诸道长教之。

(《绍兴医药学报》1921 年 6 月)

《金匮》虚痨病方论

钱公玄

(一)桂枝加龙骨牡蛎汤

桂枝三两　芍药三两　生姜三两　甘草二两,炙　大枣十二枚　龙骨三两

牡蛎三两

（二）天雄散

天雄三两,炮　白术八两　桂枝六两　龙骨三两

（三）小建中汤

桂枝三两　芍药六两　甘草二两,炙　生姜三两　大枣十二枚　胶饴一升

（四）黄芪建中汤

即于小建中汤内加黄芪一两半。气短胸满者,加生姜;腹满者,去枣,加茯苓一两半;及疗肺虚损不足,补气加半夏三两。

（五）八味肾气丸

地黄八两　山茱萸四两　薯蓣四两　茯苓三两　丹皮三两　泽泻三两　附子一两,炮　桂枝一两

（六）薯蓣丸

薯蓣卅分　当归　桂枝　曲　地黄　豆黄卷各十分　甘草二十八分　芎䓖　麦冬　芍药　防风　白术　杏仁各六分　柴胡　桔梗　茯苓各五分　阿胶　人参各七分　干姜三分　白蔹二分　大枣百枚,为膏

（七）酸枣仁汤

酸枣仁二升　甘草一两　知母二两　茯苓二两　芎䓖二两

（八）大黄䗪虫丸

大黄十分,蒸　黄芩二两　甘草三两　桃仁一升　杏仁一升　芍药四两　干地黄十两　干漆一两　虻虫一升　水蛭百枚　蛴螬一升　䗪虫半升

夫古之所谓劳病者,凡一切虚证之极候,皆得名之谓劳;而后世之所称劳病,则每指咳嗽吐血盗汗潮热之病而言,是即肺结核证,国医谓系阴虚成劳者也。若以《金匮》方,治后世所谓劳病(肺结核),宜乎其格不相入也。盖《金匮》治虚劳,方有多种,主种种之虚证,兹分别释之如下。

桂枝龙骨牡蛎汤者,治遗精及女子梦交之方也。此乃肾虚之证,肾虚则相火旺,精关不固,而流溢自出,此病后世多采用养肾阴、清相火、收敛涩精等药治之,而仲景主以桂枝龙骨牡蛎汤,轻描淡写,回与后世用药不相同。按肾虚遗精,古人每谓之心肾不能相交,心肾主水火,火妄动则精水自流,

《金匮》本文述其症状，梦感失精，是火妄动也。阴寒发落，是下虚寒也。是则阴阳不相和谐，故火妄动而精水自溢也。精失则下焦愈虚寒，下虚则虚火愈炽，如此互为因果，则阴阳更不能协调，而病更剧。桂枝汤本为调和阴阳之妙方，今加龙骨、牡蛎，则引药入里，温其内脏之气血，且龙骨、牡蛎，长于收敛潜阳，收敛则可以涩精，潜阳则可以制火，为失精之要药也。按古之桂枝，即今之官桂，故桂、芍合用，善能益卫养荣，调气和血，非只为太阳表虚设也。仲景小建中汤、黄芪建中汤，皆治虚损之方，而概本桂枝汤加味，可见桂枝、芍药之可以调和阴阳也。故经方中桂、芍之应用颇广，至近世仅以桂枝为表药，以芍药为调经药，是全失仲景法矣。此所以桂枝龙骨牡蛎汤之可以愈失精梦交也。至天雄散一方，附见于桂枝龙牡汤条文之后，未述明主何等病，后世以附于该条之后，以为亦主失精之方，然其药极温燥，天雄属附子同类，而燥烈过之，方中白术用至八两之多，对于失精病人，似嫌过于辛烈。后人谓精系藏于肾而属水，雄、术能温摄水分，故亦主遗精，然究系穿凿之词，尤在泾氏疑之，故该方似非寻常梦遗失精者所宜也。

小建中汤者，温中补虚之方也。《金匮》述其证候颇复杂，主里急悸衄、腹痛失精、肢酸烦热、口干咽燥之证，实则一言蔽之曰，阴阳不相和谐故尔。阴阳之所以不相和谐，由于气血虚弱，故上见悸衄烦热、口干咽燥，虚火上浮也，里急腹痛，梦中失精，气弱虚寒也，四肢酸疼，血虚筋痿也。此条注释，尤在泾之说最为中肯，宜加索玩。方用小建中汤，以桂枝汤倍芍药以调和阴阳，重用胶饴，恋守中之品，则药力专于温中，中气得守，则上下不失其度，运行不停其机，诸证悉除矣。至黄芪建中汤，主虚劳里急诸不足，所谓诸不足者，即该小建中条之诸不足也。方用小建中增芪，则温中益气之力益伟，效当更胜。方后附加减法，短气胸满则加生姜，是重热剂以温气也，腹满者去枣，恐其甘壅中气也，惟补气加半夏，则理殊不可解，当存疑。

八味肾气丸者，补肾之圣方也。国医所谓肾虚，大半指副肾腺内分泌不足诸病而言，内分泌之重要性，固毋待烦言，而对于性机能方面之影响尤大，故肾虚之人，阳痿滑精、腰痛背楚、少腹拘急、头晕眼花、食少神疲诸证杂陈，皆肾气丸所主也。肾气丸中主药，地黄、山萸、山药，皆滋养强壮药，对于荣养不良内分泌枯竭，具有滋长培润之力；附子、肉桂为兴奋强心药，古人言其可以温壮肾阳，是即亢进内分泌之谓；丹皮平肝，茯苓去湿，泽泻利水，以宣泄肾渴也。是方也，补中有泻，补而不滞，养阴而又可以温阳，纳扶阳药于滋阴剂中十倍之一，是即《内经》所谓少火生气之义，故其对于肾虚及一切虚损，无不宜之。设与前三方相较，则肾气丸之效力较桂枝、建中为胜，盖肾气丸中附、桂之温阳，其力较建中之桂枝为胜，而肾气丸中地、萸之滋补肝肾，更非一味芍药之所可比拟，故宜于较重之证者也。夫人身以气血为根本，虚弱之人，气血不足，然气血乃互为根源者也。故气虚者其血必不充，血虚者其气亦必不足，不过其间有所偏胜而已，而气血一有不足，则阴阳之不能和谐必矣。故仲景虚劳病方，每以温药与滋养剂并用，盖以之整调阴阳兴奋神经，则体力之瘦弱可以转变，而气血逐渐可以调畅而复元也，肾气、建中，尤可为其代表。后人昧于此义，遇阴虚则一味滋腻填补，阳虚则用刚燥，板实不灵，由斯观之，仲景偶乎远矣。

薯蓣丸主风气百疾，所谓风气百疾，究何所指，殊难得明确之解释。若以药效推测之，则此所谓风，大概系指痛风、鹤膝风等病，盖由于久病营养不良，涉及筋骨络脉不利，而见拘急疼痛牵强等症状者，即知觉神经与运动神经之疾患也。因其久病不愈，营养不良，宜以丸药缓之调治，故亦列入《虚劳》篇中也。薯蓣丸方中药品，人参、阿胶、当归、川芎、地黄、芍药、麦冬皆滋养强壮药，有益气养阴，补血活血之功，白术、茯苓、大枣、甘草、生姜、神曲皆和中健脾药，柴胡、白蔹、豆卷、防风、桂枝、杏仁、桔梗皆行气祛风活络之药，察其意，盖由养血、祛风、健脾三类药品组织成方者也。夫久病气血皆虚，用补气养血剂则可以恢复其营养，用健脾药则可以助消化增饮食，则正气日旺，再益以祛风之剂，则可以利关节而纾筋络也。惟方中以薯蓣为君，其用量独重者，盖以薯蓣不寒不热，甘平滋润，可以补脾肾益气血，夫脾主四肢，肾主骨髓，所谓风气百疾，正四肢骨节间病，故以之为君药也。仲景方后云，每服一丸，空腹酒送，则必为大丸可知，如后世再造丸之属，酒服者，助其药力之流行也。

酸枣仁汤者，主治血虚虚烦不卧，养阴安神之方也。阴虚则火旺，火旺则神不宁,此一定之理也,投以酸枣仁汤,极为合格。方中以枣仁为君,枣仁为国药中镇静安眠剂之上品,亦含有强壮滋养作用,故古人目为补血平肝潜阳安神药,如用重量,颇能奏安眠之效,且无流弊而少副作用,对于阴虚不眠,尤属对证良药也;辅以知母、甘草,苦甘可以化阴,以清相火也;茯苓有镇静作用,故以为副药;川芎有行血通经之功,夫虚火旺则血上壅,用川芎之活血药,正可以疏导其壅,而血脉流畅,则神自宁矣。此方选药极精,配合至妙,阴虚不眠之良方也。

大黄䗪虫丸为攻瘀之方,后世皆称为治干血痨之圣方,其实一切血滞瘀凝之病,皆可借用,惟干血痨系病久气血因虚而滞,致成顽固之疾,虚中挟实,故宜以丸剂缓图,则本方更为合宜耳。干血痨男女皆有之,人皆以为惟女子独有者,殊非。此病既成,当先去其瘀血,为刻不容缓之事,故大黄䗪虫丸中用药颇峻。方中桃仁、干漆、虻虫、水蛭、䗪虫、蛴螬皆攻血之剂药,地黄、芍药以养血攻瘀,而兼顾正也,大黄、黄芩清热导下,使瘀凝下达也,杏仁行气润下,以流通气滞也,甘草以协和之。每服五丸,亦用酒下,酒能行药入血,而益增其行血活血之功耳。

(《新中医刊》1939 年 7 月、8 月)

虚劳诸不足风气百疾薯蓣丸主之论

李仲恒

当考唐王焘《外台秘要》,论五脏劳,筋极附于肝劳,脉极附于心劳,肉极附于脾劳,气极附于肺劳,骨极精极则附于肾劳,其方有虚实寒热之分,不能混治,此不独指劳之虚家言固当如是也。及考其杂疗五劳七伤方,采《古今录验》十六味薯蓣丸,二十四味大薯蓣丸,以为可以治虚劳诸不足,而反置仲景薯蓣丸方于其后,而不知此正治虚劳之风气百疾者,此诚王焘之博而寡要,而未得《灵枢》约方之法也。试举《金匮》薯蓣丸之证治论之。夫曰虚劳,必其人过于动而阳烦,失于静而阴扰,故易招风气之疾,所以邪气盛则脉大,精气夺则脉虚。夫曰诸不足，据尤在泾谓，阴阳诸脉，并俱不足而眩悸喘喝、失精亡血等，相因而至，一若诸证悉具乃为不足者。不知里急腹痛，四肢酸疼，手足烦热，脾虚劳也；亡血卒悸，心虚劳也；目眩目瞑，肝虚劳也；咽干口燥，喘衄，肺虚劳也；失精梦交腰痛，肾虚劳也。所谓诸不足者，不必诸证并至，实指凡有一二脏不足者言之耳。然薯蓣丸，又必因风气百疾而主治者，则曷以故？按《唐书》张文仲谓风状百二十四，气状八十，虽不但指虚劳家言，而虚劳之风气，仍当分两疾而论。如内风则为肠鸣，久风则为溏泄，推而至风痹侠背，风动目眩，斯风之百疾，遂善行数变矣；如短气者面色白，脱气者手足寒，推而至阴头寒者阳气弱，喜盗汗者阴气亏，斯气之百疾，遂渐耗而真损矣。释者，如沈明宗徒以为肝脏血虚，木盛生风；黄坤载以为肝脾阳虚，木郁风动；《金鉴》亦曰风中其内之气分，则病百疾，均未能于"风气"二字分诠之，所以薯蓣丸方，终无确解耳。盖君以薯蓣者，取其味甘入脾，补土以生金，培土以敌木，长肌肉以益正气，除寒热以御邪风；佐以参、术、苓、草者，得少火则气自生；使以芎、劳、芍、地者，俾血行则风自减；干姜、桂枝，阳药也，辛温可以助气；麦冬、阿胶，阴药也，柔润可以熄风；柴胡得桔梗而气升，防风得白敛而风静；豆黄卷，本治膝痛筋挛也，而即以治肾风之酸疼；杏仁本治咳逆喉痹也，而即以治肺气之喘喝；臣以大枣百枚为膏者，俾得佐薯蓣之力，平胃气以养脾气，脾为孤脏，中央土以灌四旁，而百疾不作，所谓阴阳形气不足者，宜调以甘药之旨也。然尤有曲焉，后儒注《金匮》者误以为神曲，故其方遂不可通。按《外台》录薯蓣丸，引仲景只一"曲"字，《古今医统正脉》录《金匮》所载亦只一"曲"字，考《尚书·说命》"若作酒醴，尔惟曲蘖"，注曲为酒母，又考《七经纬纂》，以麦酿黍为酒注麦阴也，是先渍曲。及读《左传》叔展曰：有麦曲乎？有山鞠穷乎（宣公十二年）。注麦曲鞠穷，所以御湿（诂注正义并同），鞠穷即川芎（《皇清经解》《左氏补注》引本草同）。据古经考之，"曲"字其为麦曲无疑，麦曲气味甘温，佐川芎去湿以祛风，即以佐薯蓣健脾以化气，况本方下云空腹酒服，正取曲可为酒母，俾服丸者得同气相求之义耳。此丸之所以能治虚劳之风气百疾，其约方如此。若夫神曲者，原名六神曲，其方杂以青蒿、苍耳、野蓼之流，见陈修园本草附录。若虚劳家服之，实转足以招致风气百疾,可断言者注者犹以为薯蓣丸藉神曲以开郁焉,其误人甚矣。又试以《外台》五脏劳篇证之,温脾丸则用麦曲,人参消食八味散则用陈麦曲,疗脾益气方则用法曲,又引《千金》虎骨酒方,则用曲四升。遍考诸方,从未有用神曲者,且法曲与大麦蘖、小麦蘖多同一方,则麦曲与麦芽又自有别。注家一误,致令后世医学家只知有神曲而不知有麦曲,药物家又不知作麦曲而只知制麦芽,于是用薯蓣丸者几不能为完方焉。甚矣医药考据之难,然后知非博通经传注疏者,不足与论长沙方法也。愿以质诸海内同志者,故余论及之。

(《中医杂志(广东)》1926 年 9 月)

缓中补虚的大黄䗪虫丸有没有疑问

潘北辰

大黄䗪虫丸

芍药四两　甘草三两　黄芩二两　大黄十分蒸(十分即二两半)　䗪虫半升　桃仁　杏仁　蛴螬　虻虫各一升　水蛭百枚　干漆一两　干地黄十两

上十二味,末之,炼蜜和丸小豆大,酒饮服五丸,日三服。

师论上表它治"五劳,虚极羸瘦,腹满,不能饮食,食伤,忧伤,饮伤,房室伤,饥伤,劳伤,经络荣卫气伤,内有干血,肌肤甲错,面目黯黑"(面目黯黑作两目黯黑者,误也),临了,还自注一句"缓中补虚",惟是有了"缓中补虚"一句,就免不掉我们发生疑问了!

大黄䗪虫丸的组织里,明明地有下瘀血汤和抵当汤的分子,当然要算是十二分地在驱逐血毒上用神,怎么忽然着下这一句缓中补虚呢? 难道有了缓中补虚这句,可使我们放胆用它? 或者为病人信仰方面,尽管挪这句话去敷衍,再不然,那抵当汤和下瘀血汤一经蛴螬、干漆、地黄、黄芩、芍药、甘草、蜜等物混成一系,就不免要受同化,也就不免要变异它们的本质?

既这样说,何妨把那蛴螬、干漆、地黄、黄芩、芍药、甘草、蜜等物,挪来仔细探讨一下。

《本经》上表蜜"安五脏,诸不足,益气补中",表甘草"坚筋骨,长肌肉,倍气力",是甘草和蜜俱有补虚的可能。《千金》上曾用甘草和蜜为丸,治小儿羸瘦惙惙,羸瘦惙惙当然与五劳系下的虚极羸瘦病情相类,大概甘草和蜜对于补虚,是没有疑问的吧。至论"缓中",是不是要让芍药?《别录》上表芍药"通顺血脉,缓中"。

哦!缓中要跟着通顺血脉讲!可是,血脉不通顺,郁血,则其人腹中血毒异常紧张,势必发现所谓腹满,怪不得大黄䗪虫丸的组织上,会有种种通顺血脉的药物来帮助芍药。

那么,大黄䗪虫丸的作者既取重芍药、甘草,就当名以芍药甘草丸,不当名以大黄䗪虫丸?

这个疑问,在前也曾有人讨论过。大黄䗪虫丸这名词,实由下瘀血汤讹传来的,但未说到这大黄䗪虫丸应该名以芍药甘草丸,也许因师论上已有个主治脚挛急的芍药甘草汤,不便再用芍药甘草丸来代表它。

其实,这种观念,根本上就觉有些不对,现在却无暇再去怎么纠正。

且说芍药甘草汤主治的脚挛急,这个"脚"字,本来宜活着!作兴在腹诊上发现腹肌挛急,只怕大黄䗪虫丸证之腹满不能饮食,便与《内经》上所表鸡矢醴证"心腹满,且食则不能暮食,名曰鼓胀"差不多。而且师论上曾用桂枝加芍药汤治腹满时痛,虽然这个"时"字,是代表发作性的,也是启示桂枝用法,毕竟腹满痛要说是芍药的对象,若更大实痛,则用桂枝加芍药汤再加大黄,名桂枝加大黄汤,此又可以探出大黄䗪虫丸之用大黄,亦不过在大实的腹痛吧!

说到大黄,《本经》上表它"下瘀血血闭",可是它善于驱除血毒的,又表它"破癥瘕积聚,留饮宿食",似觉又要分别论了。以宿食论,则知道它又能驱除食毒;以留饮论,则知道又能驱除水毒。

惟是用大黄驱除水毒,尝配以杏仁,如大陷胸丸是已;用大黄驱除食毒,亦尝配以杏仁,如脾约丸是已;只有驱除血毒,务须配以桃仁,征诸大黄牡丹汤、桃仁承气汤以及抵当汤和下瘀血汤等,莫不含有这样意义,于是可以看出桃仁与杏仁的异点。

《药征》上表"杏仁主治胸间停水也,故治喘咳",表"桃仁主治瘀血,少腹满痛",亦复把桃仁与杏仁分别得十分清楚。然而《圣济总录》上有杏仁与桃仁合组的方剂(杏仁、桃仁各半两,炒,研用,水调生面,和丸梧子大,每服十丸,姜汤下,微利为度),取它对付上气喘息,难道大黄䗪虫丸有桃仁、杏仁组织,也会有上气喘急么?

大黄䗪虫丸证应该有上气喘急,不但从桃仁、杏仁上可以看出,而大黄、芍药一组,似亦有分。《千金》上有大黄、芍药合组的方剂,名神明度命丸(大黄、芍药各二两,为末,蜜丸如梧子大,服四丸,日三,不知可加至六七丸,以知为度),《千金》作者表它治久患腹内积聚,大小便不通,气上抢心,腹中胀满,逆害饮食。今照"腹中胀满,逆害饮食"句上著以"气上抢心"四字,便可知道大黄䗪虫丸证腹满不能饮食,也免不掉要发现上气喘急呢,而久患腹内积聚一语,并使我们悟到大黄佐芍药所治的大实腹痛,原来是这么一回事。

但我们单说芍药得大黄,能对付实痛,似觉抓不住大黄䗪虫丸证的要领,必须知道芍药合地黄能对付虚痛,试看《千金》芍药汤(芍药、地黄、牡蛎、桂枝),有芍药、地黄组织,《千金》作者表它治虚热头痛,不是提到虚复说到痛么?

对啊!这种病者早已犯着了消耗热,消耗热的病毒,原是碳酸和瓦斯产生的一种病毒,富有刺激性,能令人筋肉拘挛,能令人神经兴奋,并能绞榨一切有管腺无管腺,令人分泌穷匮,丧失营养,以至虚极羸瘦。

若问消耗热,何以说是碳酸和瓦斯产生呢?这里面很觉复杂,不如让我简单地说几句吧!大概肝脏放弃了吸收血中碳酸制造胆汁的天职,血中碳酸过剩,迴归至心,不免令人烦,则需地黄对付它。而胆汁来源恐慌,肠管内缺乏胆汁调剂,自然发酵多余,发生瓦斯,不免令人热,则需要黄芩对付它。《千金》芍药汤之下,所谓"若通身发热,加黄芩二两",于此可以悟出,设使仍觉有些怀疑,可更参看《千金》上治四肢烦热的三物黄芩汤,不是有黄芩与地黄合组么?

我相信，虚极羸瘦系消耗热所致，腹满不能饮食亦系消耗热所致，《千金》上治月经不通、脐下坚结、大如杯盘、发热往来、下利羸瘦的那个方剂（生地黄汁三十斤取汁，干漆一斤为末，内地黄汁中，煎令可丸，每服酒下如梧子大三丸，不知加之，常以食后服），既取重干漆，并不曾丢掉地黄，因为地黄能救济消耗热，即能救济羸瘦。《本经》上表地黄主伤中，《别录》上表地黄补五脏内伤不足，这些话，是很有意思的。况且干漆能通利月经，则能通利坚结，《别录》表干漆消瘀血痞结，尤觉使我感到额外有味。干漆地黄煎丸，是否能治子宫癌肿？自是另一个问题。

然而《千金》上有一个治风痹，游走无定处，名曰血痹，大疼的方剂（药多不便录），既用干漆、地黄，复用蛴螬，我便悟到蛴螬配伍干漆、地黄，当能消除肌肤郁血，大黄䗪虫丸证的肌肤甲错，自然是肌肤受消耗热留下的郁血象征。至论面目黯黑，也许与湿疸病的面目黄黑相类似，《千金》上表湿疸是这么说："湿疸之为病，始得之，一身尽疼，发热，面色黄黑，七八日后壮热，热在里，有血，当下去之如豚肝状，其小腹满者，矾石滑石散急下之。"可见大黄䗪虫丸的作者认识了面目黯黑，是由下腹有郁血所表现，所以挪对付少腹硬满、小便自利的抵当汤来建设；又认识了肌肤甲错是由内有干血所表现。所以挪对付腹痛有干血着脐下的下瘀血汤来建设。

下瘀血汤与抵当汤，同系大黄桃仁组织起来的，不过一方面有水蛭、虻虫，一方面有䗪虫。若以我的见解说，䗪虫喜居垃圾堆中，用它直造下腹秽积之所，亦取其性之所近也；而水蛭、虻虫性又俱嗜吸血，故站在处方的立场上，常视它们能驱除血毒。惟是虻虫能飞，便能去胸上浮越之郁血，所以《本经》表它"通利血脉及九窍"；水蛭善泳，便善去下腹潜在之郁血，所以《本经》表它"逐恶血，瘀血月闭"。

总之，大黄䗪虫丸证，说到腹满不能饮食，便觉有对付单腹胀的路径，说到内有干血，便觉有对付干血痨的路径。但是我们用到大黄䗪虫丸，对付干血痨时，往往需要归芪建中汤间服取效，对付单腹胀时，往往需要延年人参饮间服取效，可是，经方亦在我们怎样运用罢啦！

（《神州国医学报》1936 年 10 月）

劳病脉浮大，手足烦，春夏剧，秋冬瘥释义

徐少楠①

　　夫阴阳贵乎相济，不济而偏盛偏虚，则寒热之病作，阳虚则寒，阴虚则热，劳即阴虚阳盛之为病也。阴虚者，精亏也；阳盛者，气旺也。精亏不能固气，而气暴于外，故其脉浮大也。四肢者，诸阳之本，阴虚不足以藏阳，故手足烦热也。此时阴虚阳盛，已达于极。其遇春夏则剧甚，秋冬则瘥愈者，势所必然也。盖阴虚已极，正畏阳之熏灼；阳盛已甚，正待阴之滋养。春夏者，木火炎盛之时也，反助其阳以灼阴，灭其阴以助阳，所以剧于春夏也；秋冬者，金水相生之候也，正阴气得位，阳气已微，阴得位则可熄其阳，阳已微则不烁其阴，所以瘥于秋冬也。《经》曰"至其所生而愈，至其所不胜而甚，至于所生而持，自得其位而起"，此之谓也。

（《中医杂志》1922 年 6 月）

【编者按】

　　血痹的成因有内因和外因之分，内为气血不足，外为感受风邪，故《诸病源候论·血痹候》曰："血痹者，由体虚邪入于阴经故也。"《南阳活人书》曰："痹者，闭也，痹而不仁，故曰痹也。"血痹的症状以肢体局部麻木不仁，甚或轻度疼痛为主。此与风、寒、湿三气杂至合而为痹之痛在关节不同，仍须鉴别。治疗上，仲景轻证仅需"针引阳气"，重证则用黄芪桂枝五物汤，即桂枝汤方倍生姜之温，复加黄芪益气固表，辛甘发散，强荣振卫，扶正达邪。

　　虚劳脉法，仲景言"脉大为劳，极虚亦为劳"，然文中更有脉大、虚大、浮大、弦大、虚沉弦、浮弱而涩、极虚、极虚芤迟、芤动微紧、虚弱细微、沉小迟等，其脉之沉、浮、虚、微、大、小，可见虚劳无定脉，亦无一定证候，知其常，即

---

　　① 　徐少楠（生卒年不详）：丁甘仁门人。

可知其变也。

关于虚劳证治,仲景创诸多方,如"失精家,少腹弦急,阴头寒,目眩,发落,脉极虚芤迟……男子失精,女子梦交"之桂枝龙骨牡蛎汤、天雄散,"虚劳里急,悸,衄,腹中痛,梦失精,四肢酸疼,手足烦热,咽干口燥"之小建中汤,"虚劳里急,诸不足"之黄芪建中汤,"虚劳腰痛,少腹拘急,小便不利"之八味肾气丸,"虚劳诸不足,风气百疾"之薯蓣丸,"虚劳虚烦不得眠"之酸枣汤,当辨其阴阳气血之偏胜,随证选用。后世对于虚劳证治,亦有极大补充,如李东垣甘温除大热之说,朱丹溪阳常有余、阴常不足之论;明代张景岳、薛己、赵献可温补学派的盛行,尤其是张景岳基于阴阳互根理论所创制的左右归,于临证有较多的贡献;清陈修园提出"温补二字宜串看,有以温为补者,有以补为温者",实有补"无形之气"与"有形之质"之别。诸家之论,当灵活看待,临证仍以辨证论治为准则,不可偏执一端。

至于大黄䗪虫丸,仲景有"缓中补虚"一语,遂致后世众说纷纭。大黄䗪虫丸方,原抵当汤丸化出,复加干漆、蛴螬、䗪虫,化瘀活血之力倍增,俾血流畅则干血自化。余如黄芩《本经》主下血闭,杏仁主金创,芍药主除血痹破坚积,地黄主逐血痹、除寒热积聚,甘草主金创,何一不是补中兼攻之法?即干漆,《本经》亦主绝伤补中、续筋骨、填髓脑、安五脏,与地黄主填骨髓、长肌肉,甘草主坚筋骨、长肌肉倍力,于此可知仲景条文所云"缓中补虚"寓意之深也。

肺痿肺痈咳嗽上气病脉证治第七

【原文】

(1)问曰：热在上焦者，因咳为肺痿。肺痿之病，何从得之？师曰：或从汗出，或从呕吐，或从消渴，小便利数，或从便难，又被快药下利，重亡津液，故得之。曰：寸口脉数，其人咳，口中反有浊唾涎沫者何？师曰：为肺痿之病。若口中辟辟燥，咳即胸中隐隐痛，脉反滑数，此为肺痈，咳唾脓血。脉数虚者为肺痿，数实者为肺痈。

(2)问曰：病咳逆，脉之何以知此为肺痈？当有脓血，吐之则死，其脉何类？师曰：寸口脉微而数，微则为风，数则为热，微则汗出，数则恶寒。风中于卫，呼气不入；热过于荣，吸而不出。风伤皮毛，热伤血肺，风舍于肺，其人则咳，口干喘满，咽燥不渴，时唾浊沫，时时振寒。热之所过，血为之凝滞，畜结痈脓，吐如米粥。始萌可救，脓成则死。

(3)上气面浮肿，肩息，其脉浮大，不治，又加利尤甚。

(4)上气喘而躁者，属肺胀，欲作风水，发汗则愈。

(5)肺痿吐涎沫而不咳者，其人不渴，必遗尿，小便数，所以然者，以上虚不能制下故也。此为肺中冷，必眩，多涎唾，甘草干姜汤以温之。若服汤已渴者，属消渴。

甘草干姜汤方

甘草四两,炙　干姜二两,炮

上㕮咀，以水三升，煮取一升五合，去滓，分温再服。

(6)咳而上气，喉中水鸡声，射干麻黄汤主之。

射干麻黄汤方

射干十三枚,一云三两　麻黄四两　生姜四两　细辛三两　紫菀三两　款冬花三两　五味子半升　大枣七枚　半夏大者八枚,洗,一法半升

上九味,以水一斗二升,先煮麻黄两沸,去上沫,内诸药,煮取三升,分温三服。

(7) 咳逆上气,时时吐浊,但坐不得眠,皂荚丸主之。

皂荚丸方

皂荚八两,刮去皮,用酥炙

上一味,末之,蜜丸梧子大,以枣膏和汤服三丸,日三夜一服。

(8) 咳而脉浮者,厚朴麻黄汤主之。

厚朴麻黄汤方

厚朴五两　麻黄四两　石膏如鸡子大　杏仁半升　半夏半升　干姜二两　细辛二两　小麦一升　五味子半升

上九味,以水一斗二升,先煮小麦熟,去滓,内诸药,煮取三升,温服一升,日三服。

(9) 脉沉者,泽漆汤主之。

泽漆汤方

半夏半升　紫参五两,一作紫菀　泽漆三斤,以东流水五斗,煮取一斗五升　生姜五两　白前五两　甘草　黄芩　人参　桂枝各三两

上九味,㕮咀,内泽漆汁中,煮取五升,温服五合,至夜尽。

(10) 大逆上气,咽喉不利,止逆下气者,麦门冬汤主之。

麦门冬汤方

麦门冬七升　半夏一升　人参三两　甘草二两　粳米三合　大枣十二枚

上六味,以水一斗二升,煮取六升,温服一升,日三夜一服。

(11) 肺痈,喘不得卧,葶苈大枣泻肺汤主之。

葶苈大枣泻肺汤方

葶苈熬令黄色,捣丸如弹丸大　大枣十二枚

上先以水三升,煮枣取二升,去枣,内葶苈,煮取一升,顿服。

（12）咳而胸满，振寒脉数，咽干不渴，时出浊唾腥臭，久久吐脓如米粥者，为肺痈，桔梗汤主之。

桔梗汤方（亦治血痹）

桔梗一两　甘草二两

上二味，以水三升，煮取一升，分温再服，则吐脓血也。

（13）咳而上气，此为肺胀，其人喘，目如脱状，脉浮大者，越婢加半夏汤主之。

越婢加半夏汤方

麻黄六两　石膏半斤　生姜三两　大枣十五枚　甘草二两　半夏半升

上六味，以水六升，先煮麻黄去上沫，内诸药，煮取三升，分温三服。

（14）肺胀，咳而上气，烦躁而喘，脉浮者，心下有水，小青龙加石膏汤主之。

小青龙加石膏汤方（《千金》证治同，外更加胁下痛引缺盆）

麻黄　芍药　桂枝　细辛　甘草　干姜各三两　五味子　半夏各半升
石膏二两

上九味，以水一斗，先煮麻黄去沫，内诸药，煮取三升。强人服一升，羸者减之，日三服，小儿服四合。

附　　方

《外台》炙甘草汤　治肺痿涎唾多，心中温温液液者（方见虚劳）。

《千金》甘草汤

甘草

上一味，以水三升，煮减半，分温三服。

《千金》生姜甘草汤　治肺痿，咳唾涎沫不止，咽燥而渴。

生姜五两　人参三两　甘草四两　大枣十五枚

上四味，以水七升，煮取三升，分温三服。

《千金》桂枝去芍药加皂荚汤　治肺痿吐涎沫。

桂枝三两　生姜三两　甘草二两　大枣十枚　皂荚二枚，去皮子，炙焦

上五味，以水七升，微微火煮取三升，分温三服。

《外台》桔梗白散　治咳而胸满，振寒脉数，咽干不渴，时出浊唾腥臭，久

久吐脓如米粥者,为肺痈。

桔梗　贝母各三分　巴豆一分,去皮,熬,研如脂

上三味,为散,强人饮服半钱匕,羸者减之。病在膈上者吐脓血,膈下者泻出,若下多不止,饮冷水一杯则定。

《千金》苇茎汤　治咳有微热,烦满,胸中甲错,是为肺痈。

苇茎二升　薏苡仁半升　桃仁五十枚　瓜瓣半升

上四味,以水一斗,先煮苇茎得五升,去滓,内诸药,煮取二升,服一升,再服,当吐如脓。

(15)肺痈胸满胀,一身面目浮肿,鼻塞清涕出,不闻香臭酸辛,咳逆上气,喘鸣迫塞,葶苈大枣泻肺汤主之(方见上,三日一剂,可至三四剂,此先服小青龙汤一剂乃进。小青龙方,见咳嗽门中)。

金 匮 杂 记(一)

秦伯未

咳逆上气,喉中有水鸡声者,为寒饮攻肺,属射干麻黄证。咳逆上气,咽喉不利者,为火气冲肺,属麦门冬汤证。若咳逆上气,时时唾浊,但坐不得眠者,系痰气为病,非皂荚丸不能宣导通达,然药性剽悍,不在十枣之下,用时宜慎。

(《中医世界》1930 年 12 月)

金 匮 杂 记(二)

秦伯未著述　秦又安校订

肺痿肺痈咳嗽上气病脉证治第七

(一)肺痿

丹波元简曰:肺痿非别病,即后世所谓劳嗽耳。《外台·苏游传尸论》

云：其初得半卧半起，号为殗殜①；气急咳者，名曰肺痿。许仁则论云：肺气嗽者，不限老少，宿多上热，后因饮食将息伤热，则常嗽不断，积年累岁，肺气衰，便成气嗽。此嗽不早疗，遂成肺痿。又云：肺气嗽，经久将成肺痿，其状不限四时冷热，昼夜嗽常不断，唾白如雪，细沫稠黏，喘息气上，乍寒乍热，发作有时，唇口喉舌干焦，亦有时吐血者，渐觉瘦悴，小便赤，颜色青白毛耸，此亦成蒸。陈氏《妇人良方》劫劳散证治云：劳嗽寒热盗汗，唾中有红线，名曰肺痿。按元简此说，博引繁征，自有见地。观仲景叙肺痿之成因，由汗出、呕吐、消渴、二便下多，皆足亡津液而生燥热，肺虚且热，与劳嗽正复雷同。

（二）肺痈

痿者萎也，如草木之萎而不荣，为津烁而肺焦也；痈者壅也，如土之壅而不通为热聚而肺溃也。虚实不同，危重则一。今人执《金匮》之葶苈大枣汤，《千金》之苇茎汤，以为肺痈为病，泻决自愈，不知初起可活，已成必殆，仲景"始萌可救，脓成则死"二语，实经验之谈。徐灵胎谓脓成亦有愈者，全在用药变化，汉时治法，或未全备，语近含糊，不足信也。危氏《得效方》云：诊其脉数而实已成，微而涩渐愈，面色白，呕脓而止者自愈，有脓而呕食，面色赤，吐脓如糯米粥者不治。男子以气为主，得之十救二三；妇女以血为主，得之十全七八。历试屡验。

（三）上气面浮肿肩息

上气面浮肿肩息，其脉浮大不治，徐忠可以为肺痈证之元气惫者，不知乃肺胀之不治证也。"上气"二字，诸家不释，《周礼·天官·疾医职》云嗽上气，郑玄注："上气，逆喘也。"逆喘而至面浮肩息脉浮大，不但肺不制，兼之肾气脱，故又增下利，则脾肾皆脱而尤甚，与肺痈之候，显然有别。

（四）肺胀

肺胀之证，喘而烦躁，仲景用小青龙加石膏，盖即后世所谓呴嗽哮嗽之属也。巢《源》云：痰气相击，随嗽动息，呼呴有声，谓之呴嗽。《本事续方》云：哮嗽如拽锯。是。

---

① 殗殜(yè dié)：病不甚重，半起半卧，古传尸之又名。

（五）甘草干姜汤

肺痿属热，治宜清润，仲景用甘草干姜汤者，辨其非肺痿的证也。肺痿的证，自当吐涎沫，然必见咳渴不遗尿，目不眩。若不咳不渴，遗溺目眩，则为肺阳虚而不能制下，且有痰饮中阻矣。故取理中之半，以回其阳。虽云肺中冷，其胃阳亦虚乏可知，与大病差后喜唾者，主以理中汤意略同。

（六）水鸡声

水鸡声者，咽喉有声，如水鸡之鸣也。水鸡有二，《本草》苏颂云，鼋即今水鸡；又司马相如传颜经，庸渠一名水鸡，即本草所谓鹳。此之水鸡，盖指蛙而言，取其鸣声连连不绝。主以射干麻黄汤者，射干、紫、冬降逆气，麻黄、姜、辛发邪气，半夏消饮气也。《金鉴》云：甘草干姜汤治肺中冷，故以温中为主；射干麻黄汤治肺经寒，故以散外为主。病同冷饮，而有在外在内之别；方同辛温，而有主温主散之异。

（七）皂荚丸

咳逆上气，喉中有水鸡声者，为寒饮攻肺，属射干麻黄证。咳逆上气，咽喉不利者，为火气冲肺，属麦门冬汤证。若咳逆上气，时时唾浊，但坐不得眠者，系痰气为病，非皂荚丸不能宣导通达。《兰台轨范》称稠痰黏肺，不能清涤，非此不可。然药性剽悍，不在十枣之下，曾有洞泄不禁而死者，用时宜慎。

（八）厚朴麻黄汤

厚朴麻黄汤与泽漆汤，不详见证，而但以脉之浮沉为辨，恐是脱遗。考《千金》厚朴麻黄汤，治咳而大逆上气，胸满喉中不利，如水鸡声，其脉浮者，方同；又《千金》泽漆汤，治上气其脉沉者，方中紫参作紫菀，当从之。

（九）麦门冬汤

本方注者，均从火气上逆、咽喉不利着眼，余疑即肺痿之主方。虽不言咳，而火气上逆，则为喘为咳，已在言外，与下条葶苈大枣泻肺汤之治肺痈，恰相对峙，揭出以俟明哲。

（十）葶苈大枣泻肺汤

仲景用药，泻必兼补，故无弊。葶苈大枣泻肺汤与桔梗汤二方，葶苈苦寒,力能降泄肺中之气,而必君以大枣,桔梗开提肺气,而必君以甘草,得此意者,可以知配合之义,此唐容川之说也。实则大枣、甘草,俱非君药,桔梗汤之用甘草,取其解毒排脓,尤非培土生金可比。

(《中医指导录》1934 年 10 月、11 月、12 月)

读《金匮》杂记

顾振呼

肺痿肺痈咳嗽

甘草干姜汤之治肺痿,肺气虚寒,寒饮蕴塞之痿也。原文曰:肺痿吐涎沫而不咳者,其人不渴,必遗尿小便数。此证之所以认其为寒者,在吐涎不渴,认其为虚者,在遗尿溺数,其痿云者,实肺气之,不振而痿,非肺叶之焦热而痿也。盖肺热之痿,热灼液枯,叶焦缩小,致枯痿不能张举为呼吸,必咳吐涎沫,渴而索饮,此证乃无形之肺气先虚,气不足便是寒,虚寒相抟,饮斯蕴塞,气无容留之处,肺之作用尽失,上不能化其水饮而饮泛,故吐涎不渴,下不能固其膀胱而节制,故溺数尿遗也。主以甘草干姜汤者,干姜之辛温,足以行气而通肺,足以涤饮而散寒,凡肺气愈辛愈耗,愈理愈虚,而气虚热者,辛之转足以振之,理之反所以通之,喻氏所谓耗气之药,转令补气者也。况此汤甘草为君,纯甘缓益,补中寓通,重在扶正可知。原文下有"若服汤已渴者,属消渴"句,意非仲师原文,以原属肺冷,无服汤后遽变消渴之理。按《千金方》肺痿门甘草干姜汤下无"服汤已"三字,但云"若渴者,属消渴证"数字,附注于"必眩不渴"句下,是明明注释此证之必不渴,若渴者当属消渴证,以消渴亦有溺数之故,非指服汤后之渴也。

麦门冬汤治大逆上气,咽喉不利,此肺虚液亏之上气也。云咽喉不利者,意必肺燥痰涩,不利咳咯,黏滞咽喉之谓。喻氏称麦门冬汤大队生津,独入半夏辛温,为利咽下气,夫火逆之上气,岂半夏所能下哉?不知此方实润肺豁痰妙剂,大队甘凉,则肺燥润而火逆上气自平,略佐辛温,则肺气利而痰自松越,尚何火透上气咽喉不利之有？凡液亏干咳气促之肺劳,与肺热叶焦之肺痿,此实主方,与甘草干姜汤相为对待。

咳而上气,喉中水鸡声之射干麻黄汤,肺痈不得卧之葶苈大枣汤,一主寒遏痰阻,肺气不宣之上气,一主郁热壅逆,肺气不降之喘证。不宣者麻黄、生姜、细辛之辛宣之,不降者葶苈之苦泻之。此二汤同为上气峻剂,一纵一横,亦兀峙相对待者。

越婢加半夏汤,小青龙加石膏汤,肺胀主方也,其证相同而实异,咳喘上气脉浮,同也,然一则喘而目如脱状,脉浮而大,一则喘而烦躁,脉但浮,异矣。尤异者在"心下有水"四字,盖小青龙汤本涤饮方也,麻、辛、姜、桂辛散温利,专祛表里水寒,《金匮》但云心下有水,而不载水之见证,其尚有心悸冒眩之类,在所必然,所载咳喘上气脉浮,乃由水饮所致而然也。稍加石膏,则因烦燥,是温利中寓清法也。若越婢加半夏汤,纯治外寒遏内热之肺胀,乃清热中兼表法也。然外寒遏肺热,越婢足矣,又加半夏者,以外寒遏肺热,但阻无形之肺气则喘,兼动有形之水气斯胀,故喘者未必胀,肺胀必兼喘,喘未必有水气,肺胀则必挟水气,半夏即以治越婢所不能治之水饮也。是以小青龙加石膏汤之治肺胀,为水饮中之外寒动肺热者,越婢加半夏汤之治肺胀,为外寒遏肺热中之兼水饮者,病源偏异,所主不同也。按大青龙汤亦用麻、桂、石膏,而此必用小青龙加石膏者,表里之势殊,所主之邪异也。又大青龙与越婢汤,只差一桂枝,而用途各别者,大青龙乃发太阳汗中兼清法,越婢汤乃清肺热中兼汗法也。

(《中医杂志》1926 年 12 月)

《金匮》肺痿肺痈病脉证并治篇解

时逸人

本篇在《金匮》原文中,以肺痿肺痈病与咳嗽上气病并列,叔和王氏于《脉经》中,乃与下文之痰饮咳嗽病,合为一篇。今以严格论之,感冒之咳嗽,与痰饮之咳嗽，及肺痿、肺痈之咳嗽，固迥不相同，而本篇中之咳嗽上气病，与肺痿、肺痈病，原因各别，症状亦殊，不得混同立论，特分别而解释之。

肺痈则赅括恶臭性支气管炎、支气管扩张、肺坏疽、肺脓肿等证，其兼有表证者，古称为赤膈伤寒。肺痿为肺结核之别名，古称劳嗽是也。《外台》载苏游传尸论云："其初得时，半起半卧，即为殢殗^①；气急咳者，名曰肺痿。"许仁则云："肺气嗽者，不限老少，宿多上热，复因饮食将息失宜，则常嗽不断，积年累月，肺气日衰，遂成肺痿。"由是可知，肺痈、肺痿，二证显然分别，不可混淆。至其判断病证之预后，《金匮》以始萌可救，脓成则死；徐氏洄溪云："肺痈、肺痿之疾，脓成亦有可愈者，全在用药变化，汉时治法，或未全耳。"编者以现代医学之眼光，觉本篇所列之方法，缺漏甚多，故不敢避续貂之诮^②，为之补苴修正如下。

（一）肺痈肺痿之原因

热在上焦，因咳为肺痿，《金匮》著有明文。古医于痈痿并提，言痿为痈在其中，以虚者为痿，而实者为痈，立言虽欠精到，实亦汉时文法简单之故。夫因热而咳，乃肺病之常；因咳而痿，乃肺病之变。其所以成肺痿、肺痈之重证，当另有理由，故古医有此疑问。

（二）肺痿之病理

或从汗出，或从呕吐，或从消渴，小便利数，或从便难，又被快药下利，重亡津液，故得之。以亡津液，而便成肺痿，或有怀疑者，不知古之所谓肺痿，即肺结核之代名词。肺结核之病，原为结核杆菌，西历一八八二年，细菌大家科什氏所发见，其传染于人也，或由胎血遗传，或由外伤侵袭，或由呼吸，或由接吻，传染途径，即无法堵塞，传染机会，即无法避免，然而或病或不病者，以其人抗毒力有强弱也。西医治此之法，以美食营养为首务，使此法为不误，则知营养佳良者，能抵抗结核菌，亡津液，以丧失营养之互词。由是可知西医之美食营养，乃补救于既病之后，仲景谓重亡津液，乃推原于未病之先，其旨一也。与其病后美食营养，孰若病前保全津液，西医知注重预防，而

---

① 殢殗（tì yè）：殢，困于；殗，病。
② 诮（qiào）：责备。

不知津液之可贵，则犹未达一间。至肺痈之病理，古医以风热相搏，蕴结在肺，血为凝滞，故蓄积痈脓。以近世之学理言之，不外表邪之留恋、碳酸之停积，及肺部机能亢盛之证（古医疑为风热）。又凡恶臭性支气管炎、支气管扩张、肺坏疽、肺脓肿等，多为续发病，其原发病，皆有咳嗽，咳嗽则多因外感风邪而起（此"风"字指空气刺激而言）。古医以"风热"二字，作为肺痈之定案，尚觉情犹可原耳。

（三）病状

肺痿病状，口中辟辟燥，咳即胸中隐隐痛，或吐涎沫而不咳者，必眩。肺痈病状，咳逆，口干喘满，咽燥不渴，时唾浊沫，或喘不得卧，或胸满而痛，或时出浊唾腥臭。据《金匮》所言若是，以近代之学理释之，病之成于内者，其形必显于外，肺痿、肺痈之证已成，津液化为浊沫（古称浊沫即稠痰也），故口中干而辟辟燥；肺脏组织变化，故咳则胸中隐隐痛，此乃普通肺病之证，不得据此而名肺痿；或吐涎沫而不咳者必眩，此因肺中冷而寒饮停积，古医尝以甘草干姜汤以温之矣。以其不上气，不咳，故不得称为肺胀；以其不唾脓血，故不得称为肺痈，但以吐涎沫而名肺痿，殊不足以征实在。故欲求肺痿病之真谛者，当归于肺结核之症状详之；肺痈以咳逆、口干、喘满、时出浊唾腥臭，或有喘不得卧者，实以风热蕴结，痰血凝聚，于肺脏之组织内，有肿疡之趋向耳。

（四）诊断

以近世之考察，肺痿属第三期之肺痨，肺脏组织成空洞性而萎缩也；肺痈属恶臭性支气管炎，肺受外邪之侵袭，蕴酿而成痈脓也，其判别迥不相同。在古时之所分者，惟脉数虚与脉数实之间耳。

（五）治法

《金匮》于肺痿证，未举治法，其甘草干姜汤，乃治类似肺痿之肺冷寒饮，至肺痿证之正治法，求于《金匮》中者，后人拟以麦门冬汤试之，喻氏之清燥救肺汤亦在可用之列，有效与否，殊不敢必。肺痈证之方法有二，一为桔梗汤，一为葶苈大枣泻肺汤。咳而胸满，脉数咽干，时出浊唾腥臭，及吐脓如米粥者，主以桔梗汤，以宣肺气，而吐痈脓，此已成之治法也；其在初结成痈之际,胸胀满,喘不得卧,以葶苈大枣汤急泻之,犹肠痈主以大黄牡丹皮汤泻法。此肺痿、肺痈治法之大概也。《金匮》附列治肺痿之方法有四:甘草汤,甘以缓之,乃《伤寒论》中少阴病咽痛用甘草汤之方法也;其生姜甘草汤一法,用参、甘、姜、枣四味,甘缓辛润,治咳唾涎沫不止之证,属肺气虚弱者;桂枝去芍药加皂荚汤,即前方,去人参之壅补,加桂枝之辛通,及皂荚之攻浊,因冒寒而痰浊内停,故用温化攻浊之法,其治肺痿涎沫多,心中温温液液者;用炙甘草汤,用虚弱之故以辛温滋润,以增加营养为先。至治肺痈方法,桔梗白散,猛攻其痰浊,此已成之治也;葶苈泻肺汤,专泻其停滞,此初萌之治法也;而苇茎汤方,有下热散结通瘀之力,宜后世奉为治肺痈之主剂,与河间之桔梗汤配合,取用尤多。

编者按:肺痿之症状,《金匮》不详,但以寸口脉数、其人咳、口中反有浊唾涎沫者,为肺痿之病。又曰"咳唾脓血,脉数虚者为肺痿",又曰"肺萎吐涎沫",夫咳而唾涎沫,及不咳,而吐涎沫,一则为轻浅之肺病,一则为胃停痰饮,于此而名肺痿,可见古人立名之疏。即寸口脉数,为上热之征,脉数虚者,为虚热之象,皆不得执此而便指为肺痿。咳唾脓血一证,究竟为肺痈为肺痿,实难究诘,近世以肺痨第三期,肺脏组织崩坏,成空洞性者,即名肺痿。余仍嫌其不切,既名第三期肺痨,何得又谓之萎?且痨有传染性,而萎无传染性,几微之分,一言可决。近人慎轩氏,泥定热在上焦者,因咳为肺痿,属于热痿,肺痿吐涎沫,而不咳者,属于寒痿,以寒热两项,若鸿沟之判别,仍嫌其穿凿。盖凡病皆有虚实寒热之判别,不当于肺痿而固执之。论肺痿病,而不首分寒热虚实者,以本病之主要症状,在《金匮》中尚不明了,求之后世所言,亦多附会,不足据以为实,主证既不能明,而沾沾于寒热之争执,舍本逐末矣。逊清光绪初年,余有族叔祖,年逾六旬,平素性急,所遭境遇复不良,懊恼急躁,乃常有之事。适因其子,作幕失败,负罪甚重,赔贴极巨,家道乃日益中落,惊恐随怒之余,乃成肺病,其时余年尚幼,今所追忆者,惟十中一二而已。初起时,饮食少思,精神倦怠,两胁不舒,咳嗽气短,卧寐不宁,继则咳嗽加剧,咳出白沫,饮食日减,益形瘦削,旬日后咳势稍平(因力弱无力咳嗽之故),常吐白沫,中夹浅红如烂肉形,气腥微臭(恐属肺脏烂坏之脱落者），每吐白沫中，必夹此如烂肉状少许，其时气息奄奄，小便自遗不知，饮食下咽即呛出，虽用参汤，未能咽下，如是者，二三日即死矣。当时似闻医者曾谓，此证似属肺痿，无药可救云云。今追溯而志之，以补医书之缺略。

附录慎轩氏《肺痿吐涎沫与痰饮吐涎沫辨》节录，并加修正，以资研究，其言曰：肺痿不足之病也，痰饮有余之病也，二证皆并吐涎沫，何以辨之？考《伤寒论》中所解吐涎沫证，非止肺痿痰饮一项。曰干呕吐痰涎者，半夏干姜散主之；曰干呕吐痰涎头痛者，吴萸汤主之；曰大病后，喜睡了了者，胃上有寒，当以丸药温之，宜理中丸。此三条之吐涎沫，责在胃寒。夫胃寒之何以吐涎沫？盖中阳不振，吸液管中所吸收之液体，不能随经分配，停滞于内，故涎沫独多。《经》所谓："饮入于胃，游溢精气，上输于脾，脾气散精，上归于肺，水精四布，五经并行。"其所谓上输于脾，即指吸液管之作用；其所谓上归于肺，即静脉血，归并左房，而为肺循环也。因中阳虚，则吸管失其功用，不能上归于肺，而壅满于中，此所以吐涎沫，而或作干呕者，此症状，古医名曰胃寒，知吐涎沫之属胃寒，则肺痿痰饮之吐涎沫，亦有属于胃寒之可能矣。试观小半夏、小青龙、五苓、十枣、苓桂术甘等方，治痰饮，不离姜、术、桂之温中燥湿；甘草干姜、生姜甘草、炙甘草等方，治肺痿，不离姜、草之甘温合用。古医以吐涎沫为寒于益明，惟仅属胃寒者，半夏、干姜、吴萸、理中等方，温胃为已足；胃寒而并停水者，则苓桂术甘、五苓等方，温胃而导水；胃寒而兼津液不足，不能上濡肺脏，而为肺痿，故炙甘草、生姜等方，温胃而兼以生津。

或疑寒在于胃，何以兼病及肺痿与痰饮？不知中阳衰弱，吸管失职，停滞在胃，则吐涎沫，停滞在内，则为痰饮，肺部干燥，则为肺痿，其吐涎沫虽同，而一责其为水，一责其为燥，实不同也。肺痿之吐涎沫，心中温温液液，若有不能自胜；痰饮之吐涎沫，心腹筑筑沥沥，宛有形质可证。痰饮主咳，卧则亦必甚，水壅上也；肺痿之咳，行则更剧，肺气伤也。痰饮形体如肿，肺痿肌肤中错，此外证之有别也。水停于内则脉弦，肺气亏损，脉多虚涩，痰饮脉弦，肺痿脉虚而涩，此脉象之有别也。知痰饮属水，肺痿属燥，则病状治法，俱可了然矣。

或疑痰饮吐涎沫，理所宜也，燥病何以亦吐涎沫？庸知痰饮之吐涎沫，因痰饮而吐涎沫也；肺痿之吐涎沫，因吐涎沫而肺痿也。其流虽同，其源各异，焉得毋辨？又肺痿虽属于燥，而燥有寒热之分，《金匮》以热在上焦者，因咳为肺痿，此热燥之肺痿也。火热内灼，津液消亡，痿证既成，无法补救，譬草木枯槁，灌溉何益。仲景所以不立方者，法为其不治也。其肺痿吐涎沫而不渴，乃寒燥之肺痿也，惟其因胃寒而吐涎沫，因涎沫而肺吐痿，故仲景用甘草干姜汤以温之。注家论肺热证，多言热而遗寒，实十虑之失。

或以肺热叶焦，敷布失司，因吐涎沫，然肺热叶焦之痿躄证，何以不吐涎沫？况敷布失司，或停蓄而为水饮，或下注而为泄泻，何以反致上溢？且上焦有热之病，势必口渴口燥，何至涎沫反多？或谓肺痿初起时，由于寒伏肺中，是又不然，肺脏，一经感触寒邪，鼻塞流涕、恶寒咳嗽之证，一时迸至，何能久伏？或谓初起时，或亦有现伤寒咳嗽之症状，久而不愈，变成肺痿，然甘草干姜汤证，不咳不渴，何当是伤寒咳嗽之变证？据是以观，上文所论吐涎沫之肺痿，属于胃寒盖无疑义。至热燥之肺痿，或谓由所寒化为热，是又不然。服甘草干姜渴已，渴者，此由寒而化热矣，何以不变为热证之肺痿，而反变为热证之消渴？由是可知，热证之肺痿，必非寒证所化可知。况《金匮》原文曰"或从汗出，或从呕吐，或从消渴，小便利数，或从便难，又被快药下利，重亡津液"，由是肺虚且热，成为热燥之肺痿，与吐涎沫胃寒之肺痿，各不相混也云云。

又按肺痈、肺痿大证也，亦重笃之证也，考之《金匮》，数语即了，殊不足以尽其底蕴。痿病症状，余既以所见补之；至肺痈病之症状治法，先哲何廉臣先生之验案，可资研究也。兹节录如下。

［廉勘］徐氏曰：肺痈病脓已成者，《金匮》虽云"始萌可救，脓成则死"，然多方治之，竟有生者。盖予平日治此证甚多，集唐人以来治肺痈之法，用甘凉之药，以清其火，滋润之药，以养其血，滑降之药，以祛其痰，芳香之药，以通其气，更以珠黄之药解其毒，金石之药填其空，与数法而行之，屡试必效，此真善治肺痈之良法，而非自炫其能之谎语也。惟徐氏医案，往往有法无药，此亦巧于藏拙，一则避后人吹毛求疵，一则欲后人勤求古训之深意耳。民七之秋，吾绍一士兵，名陈士卿者，年廿余岁，夏初患肺病，屡服西药，咳嗽

终莫能愈,秋初患暑湿并寒夹食,经军医某氏(系德医)多方救治,病亦日重一日,已达极点,遂断其必死,推决不治,经友人吴炳墀君,介绍往诊。至则病人面赤如朱,膈胸赤肿,昏厥不语,已五昼夜,口喷秽气,唇焦齿黑,目瞪口噤,四肢厥冷,按其胸腹,灼热异常,大便水泻如注,臭秽难闻,溺短赤涩,脐间动脉,动震应手,诊其脉两寸浮洪,数而有力,两关尺以弦搏数,愈按愈盛,望其舌,焦紫起刺,层层黑晕,在摄氏检温表中,已一百〇五度,遂断为暑湿病中之坏热证,病势凶险已极,必须大开大下,力图一线生机,或可急救。乃用解毒承气汤,加紫雪五分,三物白散一分,以药汤频频调下。服一煎后,时隔四句多钟,毫无变动,又进次煎,服毕,即大吐臭痰一碗许,乃开言,腹中如锥刺,或如刀割,疼剧不可忍,同人为之抚摩,半句钟许,又大泻黑垢甚多。次日上午,又邀诊视,察其脉尺如昨,寸部滑数有加,且兼促象,舌唇只退黑晕一层,大便通后乃闭,小便全无,躁则狂言乱语,静则独语而笑,温度仅退一度,四肢不厥转温,于原方略为加减,去紫雪及白散,加犀角尖一钱,鲜车前草汁二大瓢,与金汁和匀同冲,安宫牛黄丸一粒,生大黄又加二钱。服二煎后,连下黑垢二次,热度昏谵依然,咳吐臭痰,如米粥状,则加多矣,满屋臭不可闻,同人为之掩鼻。从此连诊七日,皆从前方加减,或减安宫牛黄丸,或仍用紫雪,或减少犀黄,加鲜竹叶、黄芩等,宗凉膈散法,如是出入。臭痰日吐两盂,黑垢一日一次,多则二次,惟小便日渐加多,终赤而浑浊,温度退致一百〇一度,昏谵犹多,清晨时神识较清,略能应对一二语,脉搏数而不弦,脐中跳动渐底,舌苔白腐满布,略现黑点。约计生军已服至三两,金汁已有九两,紫雪服至二钱余,牛黄丸服至六粒,至此外感暑湿食滞之邪,已去大半,乃一意疗其肺痿,改用加减苇茎汤,磨冲太乙紫金丹一粒,宗徐氏甘凉清火、芳香通气之法。连诊数日,皆从此方加减,或加新绛、旋覆、橘络通其肺络,或加竹沥、梨汁、鲜石菖蒲汁豁其臭痰,或加制硼砂、甘中黄、生石膏解其毒以防腐。至第五日,忽然寒战壮热,手足躁扰,头面身背遍发黑斑疮疤,而胸膈赤肿始退,臭痰全无,口吐稀白痰甚多,或痰中带脓,或夹紫血,如丝如珠,谵语不减,神识转清,但睡醒后,仍有昏言,面唇转白,体亦憔悴,脉搏小数微弦,舌苔白腐大减,胃动思食,口燥喜饮,胸中尚隐隐痛,大便已转嫩黄,时溏时燥。改用《古今录验》续命、桔梗汤,生白归身、白茯苓各一钱,苡仁一钱,桑皮二钱,生地二钱,北沙参四钱,甘润以养其胃,甘寒以清其热,另用王氏圣灵丹加减,珠粉、西黄各三分,琥珀一分,月石、石膏各一分,没石子、辰砂各五分,各研细末和匀,每用五分,以鲜茅根汁、鲜菩提根各钱,煎汤送服,日夜各一服。服完胸痛止,痰血除,益信徐氏以珠黄之药解其毒、金石等药填空之说,精确不磨也;且知马氏培之麝香走窜、盗泄真气、肺痿忌服之说,亦难拘执。终以《金匮》麦门冬汤,加石斛、玉竹生津液以善后。其口燥甚时,用顾晓澜一八饮,去西瓜汁、荷叶汁(甘蔗汁、梨汁、藕汁、芦根汁、鲜生地汁、鲜茅根),加麦冬汁、淡竹沥,各用二大瓢,重汤炖,温服,甘润养胃,以生其津。数剂后,病乃霍然,饮食起居如常矣。

(《国医杂志》1934 年 6 月、9 月)

《金匮》肺痿肺痈释义

沈济苍[①]

肺痿即今之肺结核,《金匮》所说证候不具,盖取其相似以区别肺痈也。肺结核与肺痨同一病候,苏游知虚劳、骨蒸、肺痿、传尸诸病同源,故相合而为肺痨之定论,于此知肺痿尚有虚劳、骨蒸、传尸诸候也。肺痈则赅括恶臭性支气管炎、支气管扩张、肺坏疽、肺脓肿诸病,二证俱有炎性渗出物,当皆唾脓血,故《金匮》肺痿条"咳唾脓血,脉数虚者为肺痿,数实者为肺痈"三句,应作另一条看。惟肺痈属实,其脓臭,其人不甚羸瘦;肺痿属虚,其脓为软化之干酪变性物,无臭气,其人羸瘦殊甚,此其大较也。且胸中痛,脉滑数,唾臭脓,可谓肺痈之特有证,而脉数虚,唾涎沫,不得遽认为肺痿,故吾谓《金匮》所说不具也。古人以病家羸瘦萎悴,肺叶萎而不荣,名为肺痿。是不仅

---

① 沈济苍(1906—1994):江苏川沙(今属上海浦东新区)人。毕业于上海中医专门学校与上海国医学院,师从章次公,曾任嵩山区第一联合诊所所长、上海市卫生局中医处正职、上海中医学院伤寒温病教研室主任,著有《温病名著通俗讲话》《伤寒论析疑》《沈济苍医案》《沈济苍讲伤寒》等。

望文生义,且将与诸慢性衰弱病,混而不分矣。

(《自强医学月刊》1930 年 3 月)

咳嗽证《金匮》一列于肺痿肺痈篇一列于痰饮篇论

诸文萱[1]

咳嗽之证,必由于肺,以肺为华盖,又为清金,宜以清肃。古人云:金空则鸣,金实则瘖,金碎则哑。若气不肃降,势必上逆,逆则咳嗽,故咳嗽虽有五脏六腑之分,要皆不离乎肺也。《金匮》肺痿、肺痈之咳嗽,及痰饮之咳嗽,二病不同,治法亦异,而其为咳也,则皆肺邪所致,读其文而研求其理,不同之中,顾亦有相同者焉。肺痿、肺痈之咳嗽,多由误汗重亡津液而生燥热。肺虚且热,则肺叶焦枯,致成肺痿,故作咳嗽,与肺痈之咳嗽不甚同;肺痈咳嗽,由于痰涎脓血,俱蕴蓄于肺脏之内肺,气壅塞不通,气逆不降,逆则咳嗽。二证虽有不同,其为郁热而成则一,故其脉皆数,而虚数实数,则有别也。痰饮咳嗽,由于饮邪渍肺,肺主气,又主呼吸,气逆不平,为饮邪所迫,致成咳嗽。盖饮为阴翳之邪,又为寒湿之气,其脉若弦若沉若细若伏,亦为阴象,大都由寒而得,不若肺痿肺痈之咳嗽,从热而来也,所以肺痿肺痈用皂角、葶苈、麦冬等,皆泻其实而清其热,痰饮用苓桂术甘、细辛、干姜等。所谓病痰饮者,当以温药和之,以温胜寒而消阴翳也。其病原不同,其治法亦遂大异。虽然,观夫肺痿肺痈篇中,射干麻黄汤之治咳而上气,喉中水鸡声,小青龙加石膏汤之治肺胀咳而上气,烦躁而喘,脉浮者心下有水,厚朴麻黄汤治之,脉沉者泽漆汤治之,皆有干姜、生姜、细辛、麻、桂辛温辛热之品,驾驭其间,可知肺痿肺痈之病,虽由于热,而咳嗽亦有因寒因饮者,不可概以凉药治也。观夫痰饮篇中,咳家其脉弦为有水,有支饮家咳烦胸中痛者,皆用十枣汤以治之,盖以水饮渍入于肺,扰乱清道,抟击阳气,十枣汤中虽有大枣、芫花温

---

[1] 诸文萱(1902—1984):字乐三,号希斋,浙江安吉人。著名书画家、美术教育家。浙江美术学院(现中国美术学院)教授,通晓中医,曾在民国中医药期刊中发表多篇论文。

剂以和之,然非甘遂、大戟之苦辛性寒,不能荡涤拘留之水饮,又可知痰饮之咳嗽,虽当用温药,亦有用苦寒以去其实者,不可概以温药治也。此所谓不同之中,亦有相同者在也。

（《医学杂志》1923 年 6 月）

【编者按】

肺痿之病,仲景曰因"热在上焦,因咳为肺痿",或重亡津液而得之,此与《内经》"五脏因肺热叶焦,发为痿躄"之说,两相印证。其症,以寸口脉数、其人咳、口中反有浊唾涎沫、不渴遗尿为主,此为肺中虚寒,与前之"热在上焦"又有不同。故肺痿之证,当分虚寒与虚热。虚寒肺痿当温肺复气,用甘草干姜汤,附方《外台》炙甘草汤、《千金》甘草汤、《千金》生姜甘草汤、《千金》桂枝去芍药加皂荚汤,亦多用温药为主;虚热肺痿原书未出方治,亦可选用麦门冬汤养阴润肺,益气生津。

肺痈之病,为外感风寒或风热,郁而化热,酿热成瘀,蓄结痈脓而成,故口中辟辟燥,胸中隐隐痛,脉反滑数或数实,虽初起或有"寸口脉微而数,微则为风,数则为热,微则汗出,数则恶寒",似卫分证,但此阶段较短,可迅速入里化热,一旦脓成,则恶寒自罢,而转入气分、血分矣。肺痈证治,仲景出诸多方治,如葶苈大枣泻肺汤、桔梗汤、《外台》桔梗白散、《千金》苇茎汤。葶苈大枣泻肺汤,《本经》"葶苈味辛寒,主癥瘕积聚,结气饮食寒热,破坚逐邪,通利水道",祛痰行水,下气定喘,故肺痈肺胀喘甚胸满者宜之。桔梗汤、《外台》桔梗白散两方均用桔梗,《本经》"主胸胁痛如刀刺",《金匮》排脓散、排脓汤皆用桔梗,可见其化痰排脓之力。苇茎汤为现今临床常用之肺痈方,其芦根、薏苡仁、冬瓜子、桃仁四药,清肺化痰,祛瘀排脓。

咳嗽上气,是以症状而命名疾病者,故其所赅甚广,凡因风寒风热、痰浊水饮、五脏功能失调,引起肺失宣肃,即外感内伤,皆可引起咳嗽甚至上气,《内经》所谓"五脏六腑皆令人咳,非独肺也"。咳嗽上气共出七方,射干麻黄汤为外寒里饮郁肺之方,厚朴麻黄汤为寒热两感表证之方,泽漆汤为痰饮咳嗽里证之方,越婢加半夏汤为肺胀风水之方,小青龙加石膏汤为伤寒化热表证仍在之方,皂荚丸为痰浊壅肺之方,麦门冬汤为肺阴亏耗气逆之方。而"上气面浮肿,肩息,其脉浮大",此为喘脱重证,可用真武汤合黑锡丹,或救万一。本篇咳嗽上气诸条,可与后之痰饮咳嗽篇诸条互相参考,灵活辨证。

奔豚气病脉证治第八

【原文】

（1）师曰：病有奔豚，有吐脓，有惊怖，有火邪，此四部病，皆从惊发得之。师曰：奔豚病，从少腹起，上冲咽喉，发作欲死，复还止，皆从惊恐得之。

（2）奔豚气上冲胸，腹痛，往来寒热，奔豚汤主之。

奔豚汤方

甘草　芎䓖　当归各二两　半夏四两　黄芩二两　生葛五两　芍药二两　生姜四两　甘李根白皮一升

上九味，以水二斗，煮取五升，温服一升，日三夜一服。

（3）发汗后，烧针令其汗，针处被寒，核起而赤者，必发贲豚，气从小腹上至心，灸其核上各一壮，与桂枝加桂汤主之。

桂枝加桂汤方

桂枝五两　芍药三两　甘草二两，炙　生姜三两　大枣十二枚

上五味，以水七升，微火煮取三升，去滓，温服一升。

（4）发汗后，脐下悸者，欲作贲豚，茯苓桂枝甘草大枣汤主之。

茯苓桂枝甘草大枣汤方

茯苓半斤　甘草二两，炙　大枣十五枚　桂枝四两

上四味，以甘澜水一斗，先煮茯苓减二升，内诸药，煮取三升，去滓，温服一升，日三服（甘澜水法：取水二斗，置大盆内，以杓扬之，水上有珠子五六千颗相逐，取用之）。

金 匮 杂 记（一）

秦伯未

奔豚汤重在泄肝胆之邪，故用芎、归、芍、草养正外，驱生葛、黄芩、半夏、生姜、李根群药以散逆。后世泥守此证为肾积，无有能用其方者，不知倘系寒水一端致然，则已有桂枝加桂汤、苓桂草枣汤，何为更立此方耶？而奔豚之治法，从此缺残矣。

（《中医世界》1930 年 12 月）

金 匮 杂 记（二）

秦伯未著述　秦又安校订

奔豚气病脉证治第八

（一）奔豚从惊发得之

仲景以奔豚之始本于惊，注者各逞己意，莫衷一是。若援古释古，则以巢《源》为当，巢云：奔豚气者，肾之积气，起于惊恐忧思所生。若惊恐则伤神，心藏神也；忧思则伤志，肾藏志也。神志伤动，气积于肾，而气上下游走，如豚之奔，故曰奔豚。若心中踊踊，如车所惊，如人所恐，五脏不定，食饮辄呕，气满胸中，狂痴不定，妄言妄见，此惊恐奔豚之状。若气满支心，心下闷乱，不欲闻人声，休作有时，乍瘥乍极，吸吸短气，手足厥逆，内烦结痛，温温欲呕，此忧思奔豚之状。

（二）奔豚汤

以奔豚为肾积者，始见《难经》。奔豚汤重在泄肝胆之邪，故用芎、归、芍、草养正外，驱生葛、黄芩、半夏、生姜、李根群药以散逆。后世泥守此证为肾积，无有能用其方者，不知倘系寒水一端致然，则已有桂枝加桂汤、苓桂草枣汤,何为更立此方耶? 而奔豚之治法,从此缺残矣。

(三) 茯苓桂枝甘草大枣汤

不因惊发,而君火虚极,肾邪微动,亦能凌心而作奔豚,此属《难经》肾积,则苓桂草枣汤为主方矣。用茯苓泄水以伐肾邪,桂枝行阳以散逆气,甘草、大枣助脾土以制肾水,其着力处全在于肾也。

(《中医指导录》1934 年 12 月)

奔 豚 解

钱公玄

编者:奔豚气是精神的感应神经的衰弱、错乱、幻觉,谜一样的病患,这里是它清楚的分析同解答,钱先生在医校教授《金匮》时,就有阐明它的信念,这篇就是他的实践,正如来信所说乃解释《金匮》奔豚篇之文。

[考正] 豚者,猪子也,亦作豘。谓其病作,有如奔后之豚哼哼吼鸣之义也;或谓其病发气冲,犹如豚之奔突,故名;以有谓豚系水畜,奔则水激而发声,一如病状也。三说当如第一说为正。

考奔豚之名,始见于《内经》,谓系肾积,发于少腹,上至于心,上下无时,继见于《伤寒》《金匮》。

[原因]《金匮》论奔豚之原因,云从惊恐得之,而《内经》属之少阴,二说虽似相悖,而实相关。《内经》言肾主恐,惊恐则伤肾,伤肾则气冲,盖惊恐乃精神之刺激紧张,最易造成神经性发作性疾患,如心悸、头痛、胃痛等病,常由七情所造成,故因惊恐之刺激,而病发作性之气奔冲激,于理尤觉切合。是以奔豚之原因,当属诸少阴亏损、叠受惊恐而成,盖肾虚之人,神经衰弱,尤易因精神感动而致疾也。

[病状] 至奔豚之病状,实非止一端,今以《金匮》《伤寒》原文证之。《金匮》云:"奔豚病,从少腹上冲咽喉,发作欲死,复还止,皆从惊恐得之。"又云:"奔豚气上冲胸,腹痛,往来寒热,奔豚汤主之。"《伤寒》云:"发汗后,脐下悸

者,欲作奔豚,茯苓桂枝甘草大枣汤主之。"又云:"发汗后,烧针令其汗,针处被寒,核起而赤者,必发奔豚,气从少腹上至心,灸其核上各一壮,与桂枝加桂汤。"此二条亦曾重见于《金匮》。

由斯观之,气之上冲则一,其剧者,上冲至咽喉,发作欲死,惴惴然其气将绝,及其病已,则亦一如平人;其次则上冲不至咽喉,仅至胸中而止,或引起胸中痛,亦有作往来寒热者,然往来寒热,非必见之证也;其病之最轻浅者,仅脐下悸动,仲景言其欲奔豚,是奔豚将成未成之候,似即后所谓动气之类也,动气不可发汗大下,盖因其虚故也。

[治法]奔豚既有轻重之别,则其治法亦有差等。仲景治奔豚凡出三方,苓桂草枣、桂枝加桂及奔豚汤是已,三方之中,桂枝加桂及苓桂草枣,皆温降之方,惟前者力胜,而后者力逊。原文以苓桂草枣主脐下悸,盖治奔豚之轻证,及奔豚将成未成者而设;桂枝加桂汤药力较峻,仲景以主烧针,发汗起核而发奔豚气者(烧针又曰温针,其法若何,殊难解释)。温针被寒,何以起核? 又何以必致诱发奔豚? 其理尤不可解。但从实验言之,桂枝加桂汤治奔豚,效果至佳,奔豚已成,及较重证均可用之。盖桂枝本温气降逆之上品,东医谓其主上冲,良非虚语,且古之桂枝,即今之官桂,而加桂汤,更加牡桂二两,牡桂温肾摄下,故取效更捷,奔豚主方,舍此莫属也。

其他若茴香、沉香、乌药、刀豆子之顺气,苁蓉、巴戟、故纸、芦巴之暖肾,虚人若人参、附子之补气温阳,皆宜增入,可补古方所不逮也。至奔豚汤一方,杂清热、滋阴、降逆之品于一炉,而方中复有甘李根白皮一味,仲景未尝见用于他方,可知是古人用治奔豚之主药矣。考甘李根白皮性大寒,又可以治消渴心烦。是奔豚汤性偏于寒,与桂枝加桂及苓桂草枣,大相径庭,当系有热邪者,方可用也,此亦奔豚之别治。

惟甘李根白皮,后人殊少取用,近时则药肆中,且有不备之者,其治效若何,无从测知。

鄙见桂枝为此证之效药,仍不可废。若兼热邪杂感故因素体阴虚,则宜随证加减与之,当仍能获效者也。

(《新中医刊》1938 年 9 月)

《金匮》奔豚病方论

钱公玄

(一) 奔豚汤

川芎二两　当归二两　甘草二两　半夏四两　黄芩二两　生葛五两　芍药二两　生姜四两　甘李根白皮一升

(二) 桂枝加桂汤

桂枝三两　芍药三两　甘草二两，炙　生姜三两　大枣十二枚　牡桂二两

(三) 苓桂草枣汤

茯苓半斤　甘草二两，炙　桂枝四两　大枣十五枚

奔豚病为一种神经性发作性疾患，其病状非止一端，详见于《伤寒》《金匮》《巢源》诸书，惟其正确之病因与病理，人言人殊，至今尚未臻明确。考之《内经》《金匮》，得其二端，《内经》言肾之积曰奔豚，《金匮》谓奔豚病从惊恐得之，二说虽似相悖，而实相关。盖《内经》言肾主恐，惊恐则伤肾，伤则气冲，盖惊恐乃精神之刺激紧张，最易造成神经性发作性疾患，是以古说论奔豚之病理，目为肾虚所致，盖肾虚之人，神经本已衰弱，尤易因惊恐而得病也。循是以求治法，则温肾摄下纳气诸法，当为治此病之要则也。

《金匮》治奔豚凡出三方，其中桂枝加桂及苓桂草枣汤皆温降之方，惟前者力胜而后者力逊。原文以苓桂草枣主脐下悸者，盖治奔豚之轻证，将成而未成之候也。脐下悸者，腹中动悸攻冲之谓，盖已有气冲之象，惟尚未上咽喉耳。方用桂枝、甘草辛甘化阳，大枣甘缓守中，以益其中气，茯苓制水镇逆也。桂枝加桂汤药力较猛，以实验言之，此方治奔豚效果至佳，奔豚已成，气上冲胸咽者，均可用之。盖桂枝本乃温气降逆之上品，东医谓其主上冲，良非虚语，且古之桂枝即今官桂，其力尤胜。桂枝加桂汤中更加牡桂二两，牡桂温肾摄下，故取效更捷，奔豚病之主方，当舍此莫属。

至奔豚汤一方，杂清热滋阴降逆之品于一炉，而方中复有甘李根白皮一

味,仲景未尝见用于他方,可测知是古人治奔豚之主药矣。考甘李根白皮性大寒,又可以治消渴心烦,则奔豚汤一方性偏于寒,其立法与桂枝加桂、苓桂草枣大相径庭,当系有热邪者方可用之,此亦奔豚之别治,不可为常例也。奔豚汤近人每少采用,而甘李根白皮,近时药肆中且有不备之者,其治效若何,无从测知。总之桂枝为此证之效药,治奔豚者不可废也,其他暖下顺气之药,亦宜加入,以增功力。若兼热邪杂感,或因素体阴虚者,则随证加味与之可也。

(《新中医刊》1939 年 11 月)

奔 豚 之 研 究

何奎垣

　　夫人之藉以为生者,阴、阳二气耳,阴阳顺则清爽,阴阳逆则病生,至情至理。百事必求其情理,百病必求其情理,处事失其情理,则事无寝息之日,治病失其情理,则病无起色之时。世人因色欲而生,亦多因色欲而死,每见醉酒入房、饮茶成癖、游泳饮冷、饱食甘眠之辈,皮黄骨瘦,小腹隐痛,此奔豚证之所由起也。奔豚者何? 有物如豚奔走,气冲腹痛,时止时作是也。男子得此证,医多误作疝气治,妇人得此证,医多误作血龟治,竟至经年累月不瘥,若不审辨明晰,贻害无穷。古人安名定证,有义存焉,何不曰奔犬? 何不曰奔羊? 而竟曰奔豚哉? 何不曰睡豚? 何不曰行豚? 而竟曰奔豚哉? 岂知犬羊之性,好燥而恶湿;豚豕之情,好湿而恶燥也。睡豚固然安静,行豚亦甚优游,即腹内有物如豚之睡行,何至有气冲腹痛之患? 而奔豚则不然矣,试观豚之奔也,或左或右,欲前欲后,有一种惊跳惶恐之景象,腹内有物如斯,其苦何堪! 大抵奔豚一证,男妇皆有,男多因酒色而生,妇多因食色而起,间有穷途落魄,怨女旷夫,中情郁抑,气已不舒,加以啜寒食热,湿气蓄聚而成者亦有之。治法不外乎养阴除湿为本,使其阴阳气顺,水火既济。然禀有厚薄,病有新久,不能定一方通治,当因人而设想焉。

(《杏林医学月报》1932 年 2 月)

甘 澜 水 说

黄眉孙

仲景作甘澜水,取水二斗置盆内,以杓扬之,俟水上有五六千颗珠子相逐,即取为利水之用。古注谓取其轻清流动,固自有说,因当其时,尚未知有空气之故。今观黎君伯概诗注所云,水压空气,生出白点,理甚精细。盖气在水中,破水而出,其泡良久方散,泡散则气散也。仲景用以治病,殆取空气最足乎?抑空气和水,有化合之妙乎?西人空气说,每百容积内,氧气二十一分,氮气七十九分,每百分之重量内,氧气二十三分,氮气七十七分,皆含有碳气氢气少许,此氮氢碳氧,合成空气之原素,确有可凭也。予常将利水之药煮好,照法用杓扬之,俟珠子多时,即取以饮病者,颇有效验。愚谓若先做好甘澜水,然后和药煮之,则空气散尽矣。鄙见如此,未知然否,望同志诸君,有深明化学者,指示而教导之。

(《神州医药学报》1915 年 7 月)

【编者按】

奔豚又作奔独、贲豚,同义也。奔,快跑、疾驰之意。豚,同独,《说文》"独,小豕也"。奔豚病从少腹,气上冲咽,复还则止,而发作甚剧,有欲死之苦状,然未言奔豚病发至死也。奔豚其因,各家所注不一,《素问》以奔豚病在冲脉,《灵枢》《难经》以奔豚病出于肾,肾之积名曰贲豚,皆不言从惊恐得之,与《金匮》不同;杨玄操以《素问》之冲疝当《金匮》之奔豚,而以《难经》肾积别为一种奔豚;《诸病源候论》则于《金匮》《内》《难》之说两面调和,然巢氏惊恐奔豚,与《金匮》之说虽合,而所列证象,为《金匮》《内》《难》所无,既为《金匮》所无,遂无人验证,亦无治法。仲景所论"奔豚病,从少腹起,上冲咽喉,发作欲死,复还止,皆从惊恐得之",不事修饰,无虚构空论,信之有征也。

本篇之治,仲景所列三方。奔豚汤,以病名方,为本篇之主方,其主药为甘李根白皮,《别录》"大寒无毒,治消渴,止心烦逆,奔豚气",余药似与本病关系不大,若以方测证,则本方可治肝郁血虚、郁而化火之奔豚。桂枝加桂汤,亦见于《伤寒论》117条,为阳虚寒邪上犯,冲气上逆,外灸核上以散寒,内服桂枝加桂汤平冲降逆。苓桂草枣汤,亦载于《伤寒论》65条,为阳虚饮停,冲气上逆所致,故用苓桂剂温阳利水以平冲逆。桂枝加桂汤与苓桂草枣汤皆用桂枝,《本经》"牡桂味辛温,主上气,咳逆结气,喉痹吐逆",《别录》"桂,主温中,利肝肺气",是桂枝主上气,平冲逆,非后世所云桂枝可泄肾气也。

胸痹心痛短气病脉证治第九

【原文】

（1）师曰：夫脉当取太过不及，阳微阴弦，即胸痹而痛，所以然者，责其极虚也。今阳虚知在上焦，所以胸痹心痛者，以其阴弦故也。

（2）平人无寒热，短气不足以息者，实也。

（3）胸痹之病，喘息咳唾，胸背痛，短气，寸口脉沉而迟，关上小紧数，栝蒌薤白白酒汤主之。

栝蒌薤白白酒汤方

栝蒌实一枚，捣　薤白半升　白酒七升

上三味，同煮，取二升，分温再服。

（4）胸痹不得卧，心痛彻背者，栝蒌薤白半夏汤主之。

栝蒌薤白半夏汤方

栝蒌实一枚　薤白三两　半夏半升　白酒一斗

上四味，同煮，取四升，温服一升，日三服。

（5）胸痹心中痞，留气结在胸，胸满，胁下逆抢心，枳实薤白桂枝汤主之；人参汤亦主之。

枳实薤白桂枝汤方

枳实四枚　厚朴四两　薤白半斤　桂枝一两　栝蒌一枚，捣

上五味，以水五升，先煮枳实、厚朴取二升，去滓，内诸药，煮数沸，分温三服。

人参汤方

人参　甘草　干姜　白术各三两

上四味，以水八升，煮取三升，温服一升，日三服。

（6）胸痹，胸中气塞，短气，茯苓杏仁甘草汤主之；橘枳姜汤亦主之。

茯苓杏仁甘草汤方

茯苓三两　杏仁五十个　甘草一两

上三味，以水一斗，煮取五升，温服一升，日三服（不差，更服）。

橘枳姜汤方

橘皮一斤　枳实三两　生姜半斤

上三味，以水五升，煮取二升，分温再服（《肘后》《千金》云：治胸痹，胸中愊愊如满，噎塞习习如痒，喉中涩，唾燥沫）。

（7）胸痹缓急者，薏苡附子散主之。

薏苡附子散方

薏苡仁十五两　大附子十枚，炮

上二味，杵为散，服方寸匕，日三服。

（8）心中痞，诸逆心悬痛，桂枝生姜枳实汤主之。

桂枝生姜枳实汤方

桂枝三两　生姜三两　枳实五枚

上三味，以水六升，煮取三升，分温三服。

（9）心痛彻背，背痛彻心，乌头赤石脂丸主之。

赤石脂丸方

蜀椒一两，一法二分　乌头一分，炮　附子半两，炮，一法一分　干姜一两，一法一分
赤石脂一两，一法二分

上五味，末之，蜜丸如桐子大，先食服一丸，日三服（不知，稍加服）。

九痛丸　治九种心痛。

附子三两，炮　生狼牙一两，炙香　巴豆一两，去皮心，熬，研如脂　人参　干姜
吴茱萸各一两

上六味，末之，炼蜜丸如桐子大，酒下，强人初服三丸，日三服，弱者二丸。兼治卒中恶，腹胀痛，口不能言；又治连年积冷，流注心胸痛，并冷冲上气，落马坠车血疾等，皆主之。忌口如常法。

金 匮 杂 记 (一)

秦伯未

胸痹痞痛,莫妙于薤白诸方,惟薤白一物,施于胃实者无妨,倘胃虚者,必致暖气频频,以其通阳之力甚猛也,不可不知。

(《中医世界》1930 年 12 月)

金 匮 杂 记 (二)

秦伯未著述　　秦又安校订

胸痹心痛短气病脉证治第九

(一) 栝蒌薤白白酒汤

胸痹痞痛,莫妙于薤白诸方,杜工部《薤》诗云"衰年关膈冷,味暖并无忧",可见其辛温而散胸膈结气甚神也。惟白酒一物,注家无解,或指为酒之白者,即今之烧酒。然《内经》治筋痹,有白酒和桂,且饮美酒云云,则白酒非常酒,另有一种也。考《千金方》用白截浆一斗,《外台》亦引《伤寒论》载本条,而方中则用白截酒,程敬通云:截音"再",酢浆也。则知白酒即是酢浆,今用米醋极验。

(二) 人参汤

胸痹,心中痞气,气结在胸,胸满胁下逆抢心,枳实薤白桂枝汤主之,人参汤亦主之。一治胸中实痰外溢,一治胸中虚痰内结,因人素禀而施,两不移易之法。譬之《内经》鸡矢醴方,专为鼓胀实证而设,若投虚证,祸不旋踵。此处界限,极宜划清。

(三) 胸痹缓急

胸痹缓急者,或缓而痛暂止,或急而痛复作也,或疑缓系"绞"之讹,似是而却非。《外台》载胸痹心下坚痞缓急方四首,《圣惠》亦同。

(四) 赤石脂丸

赤石脂丸,意在散寒回阳,故用附子之温,复用乌头之迅,佐干姜行阳,大散其寒,佐蜀椒下气,大开其郁,又恐过于开散,则佐赤石脂入心固涩而收阳气也。《千金方》有乌头圆,药同而分量出入,治并同。

(《中医指导录》1934 年 12 月)

读《金匮》杂记

顾惟一

胸痹

胸为气海,清阳所聚,下有膈膜,起于背脊,连肝系,循肋以布于胸中前后,蔽六腑浊气,以成其为心之离照,肺之清虚也。痹者闭也,能闭清阳,非阴即浊,气寒水饮浊阴也。阴邪痹胸,清阳失旷,气道窒滞,膈塞不通,即成胸痹。

短气不足以息,胸背痛,或心痛彻背,为胸痹必有之证;脉阳微阴弦,寸口沉迟,为胸痹必然之脉;喘息咳唾,不得卧,胁下逆抢心,胸中满塞,心中痞,诸逆心悬痛,为胸痹兼有之证。辛温开泄,苦温降通,横之纵之,而胸痹治法,殆亦尽矣。

《金匮》胸痹诸方,最轻灵者,推茯苓杏仁甘草汤与橘皮枳实生姜汤,二者轻苦微辛,流动气机而已,其证但云胸中气塞短气,则所受者非阴厉之邪,而所伤者只无形肺气,肺气痹而心阳膈气未痹,故未致于胸背彻痛,略予通降理气足矣。较峻者为薤白三方,栝楼薤白白酒汤,主喘息咳唾,胸背痛短气,寸口沉迟,关上小紧数,是寒痹肺与膈膜也。膈气窒滞,则痛引胸背,肺窍不通,则寒郁伏热,寒郁为寸沉迟,伏热为关紧数,其喘息咳唾,正较气塞短气为深重。故用薤之辛滑,酒之窜利,以温宣肺窍,祛沉寒而伸伏热;栝楼利气,畅膈膜而化滞痰也。其栝楼薤白半夏汤,只多半夏一味,主不得卧心痛彻背,则兼和胃以涤饮可知。枳实薤白桂枝汤,主心中痞气,气结在胸,胸满胁下逆抢心者,枳实、桂枝,通降峻于薤、蒌,则气已结在胸而胸满,逆自由于胁而抢心,病机显重,瘀势过深,方制因亦增重耳。若桂枝生姜枳实汤,与薏苡附子散二方,乃胸痹中之水饮主方也,寒饮凌心,如群阴蔽日,阳光失用,无以成离照当空之象,故一则通阳而散令出表,一则温化以渗之下行,所异者,只表里轻重间耳。桂枝生姜枳实汤证云"心中痞,诸逆心悬痛",注家以心悬痛谓如悬物摇动而痛,逆气所致,其实"痞逆悬痛"四字,已包括气寒水饮交迫之意,水气悸动之甚也。《素问》曰"心痹者,脉不通,烦则心下鼓",心下鼓非即心悬痛乎? 姜、桂之辛温,通管气以散水寒,枳实之纯苦,降逆气以逐痞结,其悬痛痞逆,有不已者夫? 薏苡附子散证,但云胸痹缓急,"缓急"二字,李彣、魏荔彤作痛之缓急解,果尔,则君薏苡殊无谓;陈修园、尤在泾、周扬俊等,均谓阳痹不用,筋失柔养,指缓急为软短弛长之证,以薏苡为专利筋络之湿,而附子专开阳痹,令阳气之柔则养筋。予意胸痹甚不致成软短弛长之拘挛证,此必水气随心阳之宣否而进退上下,则其胸痹之短气胸满等证,亦随水气之进退上下,而为时甚时轻时缓时急也,缓急乃指病情之缓急,非筋之缓急,亦非专指痛之缓急也。盖水气轻浮,随气而滋,即随气而化,如云如雾,阻蔽阳光,杳无实质。如前方之生姜,失之太表,枳实治属有形,必不合度,故君苡之轻清徐缓,输化下行,佐附之辛热助阳,煦令宣托,苡重于附凡五倍,示轻清化湿中兼温煦法也。此与真武汤内之茯苓、附子同意,惟苡质较苓为轻浮,上下之势殊耳。胸痹方似峻而实缓,制法要妙者,莫如乌头赤石脂丸,治背痛彻心,心痛彻背,此所痹者纯在膈膜邪势深伏,搜剔功专。其中乌头、蜀椒、附子、干姜辛热猛烈极矣,反佐赤石脂之湿涩,拨乱在诸散,又正在一收,为诸散一收法,且石脂之涩,善填空窍足以佐辛走而神其用,制耗散而全其功。尤妙以蜜泛丸,使干旋雄烈为和平,搜除锢邪不伤正,峻品作丸,法至美备,诚万举万当,妥善妙方也。近世目为峻利,鲜有用者,良方远弃,惜哉! 胸痹有涉虚者,宜人参汤,补中寓通,即理中汤加桂枝也。凡气虚不化者,猛剂宣通每正益亏而邪反滞,惟此方权衡最善,或愈后调补亦当则守此法。

(《中医杂志》1926 年 6 月)

《金匮》胸痹心痛短气病方论

钱公玄

（一）栝楼薤白白酒汤

栝楼实一枚,捣　薤白半斤　白酒七升

（二）栝楼薤白半夏汤

栝楼实一枚,捣　薤白三两　半夏半升　白酒一斗

（三）枳实薤白桂枝汤

枳实四枚　厚朴四两　薤白半斤　桂枝一两　栝楼实一枚,捣

（四）人参汤

人参　甘草　干姜　白术各三两

（五）茯苓杏仁甘草汤

茯苓三两　杏仁五十个　甘草一两

（六）枳橘生姜汤

橘皮一斤　枳实三两　生姜半斤

（七）薏苡附子散

薏苡仁十五两　大附子十枚,炮

（八）桂枝生姜枳实汤

桂枝　生姜各三两　枳实五枚

（九）乌头赤石脂丸

乌头一分,炮　赤石脂二分　附子一分,炮　干姜一分　蜀椒二分

《金匮》胸痹心痛短气病,包括胸脘间疼痛胀痞窒闷一类病,即近代所谓肝胃气痛等证是也。是类疾患,多由于七情改伤,气血凝滞而致,滞则不通,不通则痛,此一定不易之理,故仲景主用温通之法以治之,气血之凝滞者得温则行,而痛亦随愈也。

栝楼薤白白酒汤,与栝楼薤白半夏汤,皆治胸痹胸背引痛喘息咳吐之

证,胸痹病之正方也。按胸中为心肺之位而属阳主气,若气不行则阳不化,阳不化则水湿易于凝聚,若病痛痞喘咳唾多痰涎等证,意中事也,惟痹之甚者,痛愈剧而湿痰愈盛耳。仲景出二方,前者力缓而后者力胜。栝楼实功能行气逐疾,《伤寒》小陷胸汤之主药,最能清除胃中痰浊而导滞气者也;薤白头辛热之品,温中行气止痛之要药也;白酒亦辛温通气之品,以为佐也。若其痹之甚者,则再增半夏以助药力,当用栝楼薤白半夏汤矣。盖阳痹之甚者,则痰浊之结亦愈胶固,半夏辛以行气,温以通阳,而又最善涤痰燥湿耳。

枳实薤白桂枝汤主胸痹证而肝气郁结者,故心中痞而胁下气逆上冲也。方用栝楼、薤白以逐痰温中,枳实、厚朴行气疏肝,桂枝通阳也。惟仲景原文有“人参汤亦主之”六字,考人参汤即理中丸原方,并药量亦未更分毫,仲景何以另立人参汤之名,不审其义何在,岂人参汤原方已佚,后人遂以理中丸为汤以补其阙欤?其方乃温补中州之剂。尤氏谓审其病之久暂,与气之虚实以定二方之应用,盖谓栝楼薤白桂枝汤应用于实证,方中多破气药;而人参汤应用于虚证弱人,故以补为泻,盖中虚者不可多行,乃以人参汤之温补中阳以化气滞也。其说亦尚可通,惟即是虚人,鄙意亦宜于人参汤中酌加疏肝药以与之也。另有桂枝生姜枳实汤一方,其主治亦与栝楼薤白桂枝相仿佛。《金匮》云:“心中痞,诸逆心悬痛,桂枝生姜枳实汤主之。”心悬痛者,牵掣作痛之意也,牵引作痛,当亦不外肝气滞郁而致。该方中枳实疏肝气,生姜降逆气,桂枝宣阳气,则悬痛可除也。惟其功力较逊于栝楼薤白桂枝汤,盖无朴、薤之温中行气也。按枳实一味,本为疏肝行气、消积化滞之妙品,后人分枳壳、枳实为二,行气每用枳壳,而消导方用枳实,其实二者本是一物,惟力有缓急,仲景时则不分实与壳,故每用枳实作疏肝之用,《金匮》胸痹诸方,《伤寒》之四逆散,皆其例也。

茯苓杏仁甘草汤与枳橘生姜汤二方,俱治胸痹轻证之缓方也。原文主胸中气塞短气之证,是乃胸闷不畅之意,无剧痛气冲之象,其证候之不急可知。仲景谓二方皆主之,惟二方之功力微有出入。枳橘生姜汤苦辛通降而和胃,茯苓杏仁甘草汤则甘淡而肃肺。故枳橘生姜当主胸闷而兼呕吐者,盖三者皆健胃行气药,而橘皮用量颇重,止呕之力胜也;茯苓杏仁甘草汤则当主胸闷而兼有咳唾者,方中茯苓、杏仁肃肺镇咳化痰,甘草和中,其药量颇轻,胸痹诸方中之最轻剂也。

薏苡附子散,治胸痹缓急之证者也。所谓缓急者,即疼痛时急时缓之意也,此盖病久阳气衰微而阴凝结滞不散,故痛无已时,或剧或缓也。仲景制为散以常服,盖亦缓图之治。附子可以扶阳散寒,苡仁可以利气化湿,观《千金》以苡仁治肺痈,可知其可以行痹气而化湿浊阴凝之结滞矣。

乌头赤石脂丸,治胸痹最峻之方也。《金匮》云:"心痛彻背,背痛彻心,乌头赤石脂丸主之。"其所谓心痛彻背,背痛彻心,即形容其剧痛奇烈,无可奈何之状也。乌头赤石脂丸大热之方,乌头与蜀椒皆热烈有毒之药,而有止痛之效者也,附子、干姜亦均大热温中散寒之品,故该方止痛之力独胜,而散寒之力独雄。惟方中更用赤石脂一味,按赤石脂乃收敛之品,何以用于温通剂中耶?被附、姜、乌、椒,虽皆温阳兴奋药,然究属走散毒烈之品,故需以赤石脂之重镇收涩以驾驭之耳;且赤石脂色赤,古说可以入心以安心气,此乃古人用药之奥妙也。按该方药力至峻,故仲景方后注明,每服仅可如梧子大者一丸,日三服,不知则稍加服,可知其性之猛迅矣。此乃止痛皆用之剂,俟其痛定寒气稍散,即当别以温表之剂以调之,不可频用者也。

(《新中医刊》1939 年 12 月)

乌头赤石脂丸之乌头系乌梅之讹,除《药征》及《续药征》,一般作者所言有没有其他理论或事实可以证明其不谬

潘北辰

《药征》上说:"《博物志》曰:'乌头、附子、天雄,一物也。'《广雅》曰:'奚毒,附子也,一年为侧子,二年为乌喙,三年为附子,四年为乌头,五年为天雄。'为则按其效皆同,而后世辨别之,不可从矣。"

读过了这一节，便可知道古时人所创造的经方，既取重附子，即不得复用乌头，既取重乌头，即不得复用附子，这是可断言的。师论上对付心痛彻背背痛彻心的乌头赤石脂丸。

蜀椒一两，一法二分　　乌头一分，炮　　附子半两，炮，一法一分　　干姜一两，一法一分
赤石脂一两，一法二分

上五味，末之，蜜丸如梧子大，先食服一丸，日三服，不知稍加。

经过《续药征》作者考察一下，便认乌头系乌梅之误，其言曰："枞按：此方当在《六经》篇内某证条下，而治'心痛彻背，背痛彻心'者矣。今详前后之条，及病证方法，盖厥阴病，蛔厥，心痛彻背，背痛彻心，下利恶寒者主之，当是同甘草粉蜜汤、大建中汤等，在乌梅丸之前后矣。《外台秘要》第七，心背彻痛方内曰：'仲景《伤寒论》，心痛彻背，背痛彻心，乌头赤石脂丸主之。'小注云：'出第十五卷中。'然则是本《伤寒》厥阴篇内方，而必有前后之证存矣，何以言之？则蜀椒治蛔厥，干姜治下利腹痛，乌头、附子并治厥逆，赤石脂惟治下利，由此观之，此方岂惟治心背彻痛乎？余尝疑乌梅能治蛔，故蛔厥心痛彻背背痛彻心，则此方不可无乌梅矣。然则乌头是乌梅之误矣乎？凡仲景之方，无乌头、附子并用者，则益知乌头是乌梅之误矣。"

这么，可见经方里头既有附子，若复碰到乌头，则其乌头必系乌梅的讹传，自不消再说了。

惟是《续药征》作者对于乌梅赤石脂丸，除原有治例"心痛彻背，背痛彻心"之外，更发见种种对象，什么蛔厥咧，什么下利咧，什么恶寒咧，不得说它没有研究的价值，然在我们看起来，它所发见的，还觉有些未曾彻底，何以呢？它既承认乌梅赤石脂丸系《伤寒》厥阴篇里的方剂，它就该知道厥阴病的主要证在厥热进退。厥热进退也者，殆即现代人所谓回归热是也，当然要苦冷几天，复苦热几天，或者苦热的当儿，并未离掉冷候，苦冷的当儿，并未离掉热候，可是，适合乌梅赤石脂丸的病者，不得说他止有恶寒哩。

无论怎么考究，厥阴病的厥热进退，只可说有热胜与厥胜不同，厥胜则下利，热胜则否，乌梅赤石脂丸所肯治的下利也许占着厥胜吧。然而治到厥，不得全抛却热于不顾；治到热，又不得全抛却厥于不顾。所以乌梅赤石脂丸的

作者既推重附子、蜀椒、干姜救着厥，依然丢不掉乌梅顾着热。若以为仅用乌梅赤石脂丸说得不透，可更挪乌梅丸来参考，乌梅、黄连、黄蘗等物，就是注重在治热的，采集附子、蜀椒、干姜等物，就是注重在厥的(表9-1)。

表9-1 乌梅丸分析

乌梅丸的表层											
乌梅	苦酒	蜂蜜	黄蘗	黄连	人参	附子	细辛	当归	桂枝	干姜	蜀椒
治热的					治厥的						

这么，对于厥阴病的厥热之方式，不也可藉乌梅丸得以显著么？《续药征》作者因乌梅丸能主蛔厥，又能主久利，遂悟到乌梅赤石脂丸能治下利，并能治蛔厥，这倒不曾弄错了。假使有人追问道，这蛔厥的厥，是怎么会产生，又何以得会与下利俱见，问到这里，只怕《续药征》作者便没有什么回答，因为《续药征》作者尚未知道乌梅赤石脂丸现存治例"心痛彻背，背痛彻心"是抽象的，不是具体的，如果要找寻乌梅赤石脂丸具体的治例，本来另有一条，在师论上是这么说："心中寒者，其人苦病，心如啖蒜状，剧者心痛彻背，背痛彻心，譬如蛊注(乌梅赤石脂丸主之)，其脉浮者，自吐乃愈。"

我相信这条在"譬如蛊注"之下，应该有"乌梅赤石脂丸主之"一句，这么，才可晓得适合乌梅赤石脂丸的病者，首先要发作心如啖蒜状。若问病者怎么会发作心如啖蒜状呢？那可以说，病者胸膈间饶有一种咖啡色酸恶水，这种咖啡色酸恶水，是不是瘀热化？或瘀血化？此际不遑谈！但说病者既犯着了咖啡色酸恶水。在新病方面，则发见心中懊侬，如栀子豉汤证；在久病方面，则发见心如啖蒜状，如乌梅赤石脂丸证。只怕《肘后》借重吴茱萸汤所治的食毕噫醋及醋心，亦距心如啖蒜状不远呢？

照乌梅赤石脂丸所用的蜀椒、干姜，好像从吴茱萸汤里的吴茱萸、生姜摹拟出；所用的乌梅、赤石脂，好像从栀子豉汤里的栀子、香豉摹拟出。不信，请看《肘后》治大病差后、虚烦不得眠、胸中痟①疼、懊侬那个方剂，是豉

---

① 痟(yuān)：骨节酸痛。

七合、乌梅四枚,其下有言,无乌梅用栀子十四枚,可见乌梅原与栀子相通。再看《千金翼》内有一节说,痰饮,无时节……赤石脂散主之,赤石脂散,即赤石脂一物为末,酒服方寸匕,并云服尽一斤,则终身不吐水,又不下利。因此,便可悟到咖啡色酸恶水久久不除,竟会攒向肠管里去,令人发生下利。

至论蛔厥的蛔,当然也是从这咖啡色酸恶水产生的,这个见解,不仅靠乌梅赤石脂丸和乌梅丸可以看出,而《千金》上治妇人带下白病无子的大黄丸。

茈胡一斤　茯苓如鸡子大一枚　芎䒀五两　蜀椒二两　干姜　大黄碎如豆粒,熬令黑　朴消煅,各一升

上七味为末,蜜和丸如桐子大,先食服七丸,米饮下,加至十丸,以知为度。

也有蜀椒、干姜组织,《千金》作者曾表示它的经验说:"服药十日下血,二十日下长虫,及青黄汁。"这长虫可算是蛔虫,而先十日所下之血,可算是咖啡色酸恶水,足征蛔虫全仗咖啡色酸恶水以生存,咖啡色酸恶水一去,则蛔虫无所逗留,自是一个事实。若谓服大黄丸先十日所下之血,不可认为咖啡色酸恶水,我更记起《千金》吐血栏内有这么一节说:"凡吐血后,体中但自俺俺然,心中不闷者,辄自愈。假令烦躁,心中闷乱,纷纷呕吐,颠倒不安,医工又与黄土汤、阿胶散,益加闷乱,卒致不济。如此闷者,当急吐之。"

这一节里所谓假令烦躁云云,不是与栀子豉汤证心中懊憹有同样情绪么?其所吐的血,当然不是生理上正常的血,惟有认它是瘀热,是瘀血,或是瘀热与瘀血混合,即我所假定的一种咖啡色酸恶水,不然,怎么能再去用催吐的方剂呢?试看《千金》作者所揭示那个催吐的方剂是:

瓜蒂二分　杜衡　人参各一分

上三味,治下筛,服一钱匕,或无水浆,但得下,即可。羸人小减之。

我曾根据《外台》称为三味吐散,《千金》作者并于其下表示它的经验说,吐去青黄,或吐血一二升,无苦。这吐去青黄,自然与大黄丸所取下的青黄汁是一样的来由,因此,我便知道三味吐散催吐出来的血,自然与大黄丸所取下的血,也是一样。倘不假定这血为咖啡色酸恶水,难道真个承

认它出自动脉的血吗？况且师论上表示乌梅赤石脂丸的一节临了，所谓其脉浮者自吐乃愈，那自吐出来的物质，不是咖啡色酸恶水是什么？又安知三味吐散的适应证，不是由乌梅赤石脂丸证心如啖蒜状同一个大门里跑出来的么？

由此，我敢说，病者苦过心如啖蒜状，而发作心痛彻背，背痛彻心，固不仅靠乌梅赤石脂丸去解决它，作兴有用三味吐散催吐的机会，也作兴有用大黄丸取下的机会。若问大黄丸证究属如何，也许，与结胸证差不多吧！

（《神州国医学报》1936 年 11 月）

胸痹寒疝合论

杨德仙

胸者，宗气之所聚，胸痹者，胸中气结不运，阴乘阳位，而痹于上焦也，故其证胸满喘息，短气不利，痛引心背，其治用桂枝、薤白，开泄而即愈。疝者，腹痛之总称，寒疝者，腹中寒浊凝沍，阴乘阴位，而痹于下焦也，故其证绕脐痛，白津出，手足厥冷，其治用川椒、乌头，温化而可已。二者，盖皆阳虚寒邪之发病也。尝考仲景书，胸痹以栝楼薤白白酒汤为主方，其有挟痰饮者栝楼薤白半夏汤，气逆不降者枳实薤白桂枝汤，阳痹不用筋失所养者薏苡附子散；寒疝以大乌头煎为主方，其有寒多血虚者当归生姜羊肉汤主之，阳绝于里者抵当乌头桂枝汤，此二者之变化，而其方之为通畅散寒仍一也。质言之，胸痹者，阳不足阴太过，而干于上；寒疝者，外寒与内寒交盛，而结于下。其发病之地位悬殊，其致病之原因一贯，仲景以寒疝隶于胸痹之后，其旨深哉！

（《中医世界》1933 年 10 月）

【编者按】

本篇论述胸痹、心痛、短气三者，然短气仅为胸痹之兼症，故主要论述胸痹与心痛两病证,而此两者又有一定的相关性。痹者,阻也,痹者,痛也。胸痹是胸中痞塞不通,胸膺疼痛,与心痛的症状相类似,两者可单独发生,也可相互影响。

关于本病的病因,本篇第一篇即明示:"夫脉当取太过不及,阳微阴弦,即胸痹而痛,所以然者,责其极虚也。今阳虚知在上焦,所以胸痹心痛者,以其阴弦故也。"阳微则主上焦极虚,包括心阳不振、心气心阴两虚、肝肾阴虚等,阴弦故主阴寒胸痛,有心脉瘀阻、寒凝心脉、痰浊痹阻等,本虚标实,故致此病。

胸痹心痛以"阳微阴弦"为特征,其本质是心阳虚,故温通心阳是治疗本病的根本,贯穿始终。仲景在论治胸痹时,主要有心肺、心脾、心肾三个方向,其中脾和肾尤为重要。对于"喘息咳唾,胸背痛,短气"等主症,以上焦阳气不得宣发通达为主,仲景用薤白宣通上焦阳气,栝蒌皮利气宽胸,用药多立足于上焦心肺,如栝蒌薤白白酒汤、栝蒌薤白半夏汤,陶弘景《名医别录》云薤白"去水气,温中,散结"。对"心中痞,留气结在胸,胸满,胁下逆抢心""心中痞,诸逆心悬痛"等主症,或兼中焦脾胃症状,仲景用桂枝以宣通心脾阳气,多配枳实、厚朴等理气宽中之品,如枳实薤白桂枝汤、桂枝生姜枳实汤,或用干姜温中散寒,如人参汤;于营卫气血亏虚之胸痹,亦可用小建中汤建其中气,取《难经》"损其心者,调其营卫"之意。而于症情严重,若见"心痛彻背,背痛彻心""心中寒者,其人苦病心如啖蒜状,剧者心痛彻背,背痛彻心,譬如蛊注"等症,必损及全身阳气,病涉心肾,仲景多用附子、乌头等辛温大热之品,以急温心肾阳气,如乌头赤石脂丸、薏苡附子散。更有病情严重者,如见脉微欲绝、亡阳肢冷,为心阳暴脱之重证,近似于西医之心肌梗死后心力衰竭或心源性休克,此时可用大剂量之附子、干姜急救回阳,如通脉四逆汤。从这些方证中可见,对不同程度的心阳虚证,仲景用薤白、桂枝、附子三味,从肺、脾、肾三焦的角度以温心阳,这种动态的辨证观亦为仲景辨治心阳虚证的核心部分。

近代医家论治冠心病胸痹心痛,多从活血化瘀、化痰通络等法,而忽视了心阳在心系疾病甚或胸痹心痛病中的重要地位。须知本病有虚有实,即使实证,亦实中夹虚,实证当化瘀宣通,虚证必须扶正培本。倘若不辨虚实,一味活血化瘀,辨病论治,则徒伤正气。仲景本篇"阳微阴弦"一辞,对温阳法在胸痹心痛的临床诊治中,有其警示意义。

腹满寒疝宿食病脉证治第十

【原文】

（1）趺阳脉微弦，法当腹满，不满者必便难，两胠疼痛，此虚寒从下上也，以温药服之。

（2）病者腹满，按之不痛为虚，痛者为实，可下之。舌黄未下者，下之黄自去。

（3）腹满时减，复如故，此为寒，当与温药。

（4）病者痿黄，躁而不渴，胸中寒实，而利不止者，死。

（5）寸口脉弦者，即胁下拘急而痛，其人啬啬恶寒也。

（6）夫中寒家，喜欠，其人清涕出，发热色和者，善嚏。

（7）中寒，其人下利，以里虚也，欲嚏不能，此人肚中寒（一云痛）。

（8）夫瘦人绕脐痛，必有风冷，谷气不行，而反下之，其气必冲；不冲者，心下则痞也。

（9）病腹满，发热十日，脉浮而数，饮食如故，厚朴七物汤主之。

厚朴七物汤方

厚朴半斤　甘草三两　大黄三两　大枣十枚　枳实五枚　桂枝二两　生姜五两

上七味，以水一斗，煮取四升，温服八合，日三服。呕者加半夏五合，下利去大黄，寒多者加生姜至半斤。

（10）腹中寒气，雷鸣切痛，胸胁逆满，呕吐，附子粳米汤主之。

附子粳米汤方

附子一枚,炮　半夏半升　甘草一两　大枣十枚　粳米半升

上五味，以水八升，煮米熟汤成，去滓，温服一升，日三服。

（11）痛而闭者，厚朴三物汤主之。

厚朴三物汤方

厚朴八两　大黄四两　枳实五枚

上三味，以水一斗二升，先煮二味，取五升，内大黄，煮取三升，温服一升。以利为度。

（12）按之心下满痛者，此为实也，当下之，宜大柴胡汤。

大柴胡汤方

柴胡半斤　黄芩三两　芍药三两　半夏半升，洗　枳实四枚，炙　大黄二两大枣十二枚　生姜五两

上八味，以水一斗二升，煮取六升，去滓再煎，温服一升，日三服。

（13）腹满不减，减不足言，当须下之，宜大承气汤。

大承气汤方

大黄四两，酒洗　厚朴半斤，去皮，炙　枳实五枚，炙　芒硝三合

上四味，以水一斗，先煮二物，取五升，去滓，内大黄，煮取二升，内芒硝，更上火微一二沸，分温再服，得下余勿服。

（14）心胸中大寒痛，呕不能饮食，腹中寒，上冲皮起，出见有头足，上下痛而不可触近，大建中汤主之。

大建中汤方

蜀椒二合，去汗　干姜四两　人参二两

上三味，以水四升，煮取二升，去滓，内胶饴一升，微火煎取一升半，分温再服。如一炊顷，可饮粥二升，后更服，当一日食糜，温覆之。

（15）胁下偏痛，发热，其脉紧弦，此寒也，以温药下之，宜大黄附子汤。

大黄附子汤方

大黄三两　附子三枚，炮　细辛二两

上三味，以水五升，煮取二升，分温三服。若强人煮取二升半，分温三服。服后如人行四五里，进一服。

（16）寒气厥逆，赤丸主之。

赤丸方

茯苓四两　乌头二两,炮　半夏四两,洗,一方用桂　细辛一两,《千金》作人参

上四味,末之,内真朱为色,炼蜜丸如麻子大,先食酒饮下三丸,日再夜一服。不知,稍增之,以知为度。

(17) 腹痛,脉弦而紧,弦则卫气不行,即恶寒;紧则不欲食,邪正相搏,即为寒疝。绕脐痛,若发则白汗出,手足厥冷,其脉沉弦者,大乌头煎主之。

乌头煎方

乌头大者五枚,熬,去皮,不㕮咀

上以水三升,煮取一升,去滓,内蜜二升,煎令水气尽,取二升,强人服七合,弱人服五合。不差,明日更服,不可日再服。

(18) 寒疝腹中痛,及胁痛里急者,当归生姜羊肉汤主之。

当归生姜羊肉汤方

当归三两　生姜五两　羊肉一斤

上三味,以水八升,煮取三升,温服七合,日三服。若寒多者,加生姜成一斤;痛多而呕者,加橘皮二两,白术一两。加生姜者,亦加水五升,煮取三升二合,服之。

(19) 寒疝腹中痛,逆冷,手足不仁,若身疼痛,灸刺诸药不能治,抵当乌头桂枝汤主之。

乌头桂枝汤方

乌头

上一味,以蜜二斤,煎减半,去滓,以桂枝汤五合解之。得一升后,初服二合,不知,即服三合;又不知,复加至五合。其知者,如醉状,得吐者,为中病。

桂枝汤方

桂枝三两,去皮　芍药三两　甘草二两,炙　生姜三两　大枣十二枚

上五味,剉,以水七升,微火煮取三升,去滓。

(20) 其脉数而紧乃弦,状如弓弦,按之不移。脉数弦者,当下其寒;脉紧大而迟者,必心下坚;脉大而紧者,阳中有阴,可下之。

附　方

《外台》乌头汤　治寒疝腹中绞痛,贼风入攻五脏,拘急不得转侧,发作

有时,使人阴缩,手足厥逆(方见上)。

《外台》**柴胡桂枝汤**方　治心腹卒中痛者。

柴胡四两　黄芩　人参　芍药　桂枝　生姜各一两半　甘草一两　半夏二合半　大枣六枚

上九味,以水六升,煮取三升,温服一升,日三服。

《外台》**走马汤**　治中恶心痛腹胀,大便不通。

杏仁二枚　巴豆二枚,去皮心,熬

上二味,以绵缠,捶令碎,热汤二合,捻取白汁饮之,当下。老小量之。通治飞尸鬼击病。

(21)问曰:人病有宿食,何以别之?师曰:寸口脉浮而大,按之反涩,尺中亦微而涩,故知有宿食,大承气汤主之。

(22)脉数而滑者,实也,此有宿食,下之愈,宜大承气汤。

(23)下利不欲食者,有宿食也,当下之,宜大承气汤。

大承气汤方(见前痉病中)

(24)宿食在上脘,当吐之,宜瓜蒂散。

瓜蒂散方

瓜蒂一分,熬黄　赤小豆一分,煮

上二味,杵为散,以香豉七合煮取汁,和散一钱匕,温服之。不吐者,少加之,以快吐为度而止(亡血及虚者,不可与之)。

(25)脉紧如转索无常者,有宿食也。

(26)脉紧,头痛风寒,腹中有宿食不化也(一云寸口脉紧)。

金 匮 杂 记（一）

秦伯未

大黄附子汤本治胁下偏痛发热,其脉紧弦之方,盖非温不能已其寒,非下不能去其结,而余借治阳虚阴结之大便闭塞证,亦往往随手取效,以其理相同也。

（《中医世界》1930 年 12 月）

金 匮 杂 记（二）

秦伯未著述　秦又安校订

腹满寒疝宿食病脉证治第十

（一）厚朴七物汤

厚朴七物汤为表里两解之剂,较之桂枝加大黄汤多枳、朴而少芍药,盖枳、朴专泄壅滞之气,因里挟实邪,故用之;芍药专收耗散之阴,与阴血无预,故去之。

（二）附子粳米汤

疗寒以热药,腹中寒气,非附子辛热,不足以温之;雷鸣切痛,非甘草、大枣、粳米之甘,不足以和之;逆满呕吐,非半夏之辛,不足以散之。五物相需,而为佐使,此附子粳米汤之组织也。按《删繁》附子汤加宿姜、白术,《小品》解急蜀椒汤加蜀椒、干姜,《百一选方》附子粳米汤加人参、黄芪、白术、川姜、木香。

（三）痛闭

痛而闭者,胃胀便难之证也。六腑之气不行,故主以厚朴三物汤方,方与小承气同,但承气意在荡实,故君大黄,三物意在行气,故君厚朴。仲景善于用药,真神矣哉!

（四）减不足言

腹满时减时满,虚满也;腹满常满不减,实满也。腹满减而不足云减,所以形其满之至也。虚满当温,实满当下,故用大承气,与痛闭之用厚朴三物,心下满实之用大柴胡,虽缓急不同,而攻泄则一,所谓中满者泻之于内也。

（五）心胸中大寒痛

心胸中寒痛,而名曰大者,以寒甚格拒于中,而为呕逆不能饮食;寒甚聚坚于外,而为上冲皮起出见头足,以至上下痛不可触近,则内而脏腑,外而经络,痛之甚,亦由寒之甚矣。意者必更有厥逆脉伏等大寒之象,故主大建中以大散寒邪,大建中虚。《千金衍义》云:虚寒积聚之治,此方最力。方中人参辅椒、姜温散之法,人皆得之。至于胶饴为助满之首,列而反用,以治痛呕不能食,是专用助满之味,引领椒、姜、人参,为泄满之通使也。

(六) 大黄附子汤

大黄附子汤本治胁下偏痛发热,其脉紧弦之方,盖非温不能已其寒,非下不能去其结,或借治阳虚阴结之大便闭塞证,亦往往随手取效,以其理相同也。

(七) 寒疝

疝者痛也,阴气积于内,寒气结搏而不散,腑脏虚弱,风冷邪气相击,则腹痛里急,故启玄注《大奇论》云:疝者寒气结聚之所为也。《急就篇》颜师古注云:疝,腹中气疾,上下引也。楼氏《纲目》云:疝名虽七,寒疝即疝之总名也。今人以疝为睾丸胀痛之专称,不求古训之过也。

(八) 白汗

"白汗"二字,早见于《内经·阴阳别论》,王冰释为流汗,《淮南·修务训》云:奉一爵酒,不知于色,挈一石之尊,则白汗交流。仲景所云白汗出者,盖不堪痛苦之甚而汗出也。程林作"冷汗"解,徐彬、沈明宗、尤怡、魏荔彤仍原文作"白津"解,并非。

(九) 当归生姜羊肉汤

当归生姜羊肉汤,补虚散寒止痛之方也,故产后虚寒腹痛用之,寒疝腹痛亦用之。余尝治大肠痈,因过用下血药后,腹中痛甚,亦以此方施之,极验,志此以全其能。

(十) 宿食

宿食者,宿谷未消,新谷又入,脾气既弱,不能磨之,则经宿而停滞也。令人腹胀气急,噫气酸臭,时复憎寒壮热。仲景于上脘用瓜蒂散,下脘用大承气汤,乃因高越之、因重减之之法;若在中脘,则以消运磨化,如时方保和丸为佳,《金鉴》称其可吐可下,实则吐下两非所宜。

(《中医指导录》1934 年 12 月,1935 年 1 月、2 月)

读《金匮》杂记

顾惟一

寒疝腹满

心胸中大寒痛,呕不能饮食,腹中寒,上冲皮起,出现有头足,上下痛不可触近,大建中汤主之。此疝气冲心类之冲胃证,殆张子和所谓冲疝也。夫冲心者必昏厥,惟冲胃故痛呕不能饮食,由肝肾气寒,交结有形,循冲脉而上冲阳明,证候与奔豚同辙。大建中汤之饴糖、参、姜,大建中阳,蜀椒泄肝肾阴浊之逆,此证用此法,最高最妙,然近世殊不多观矣。

大黄附子汤主胁下偏痛,发热脉弦紧,此寒实证也。痛病发热而脉数实,为热实,宜寒下,诸承气汤是也;今弦紧,则属寒实,故用大黄附子汤温下之。予以之移治寒湿食积之暴急痢,效殊神速,然细辛必在用之,斯能尽其锢邪而下也。

赤丸之治寒气厥逆,乃寒证挟水气冲心之厥逆也。观其重用苓、夏,轻使细辛,非以祛水气者乎?乌头消阴寒,制冲逆,为斩关夺门之将,所以直捣巢穴,使之向导者也。炼蜜为丸,是甘缓济其急,而尽祛其寒也;朱砂为衣,是去邪先护心,为有制之师也。方似竣厉,实万举万当者。

大乌头煎,抵当乌头桂枝汤,同治寒疝之厥逆者,大乌头证脉沉紧绕脐痛,而发则自汗出,故但主乌头合蜜,以专破阴寒。抵当乌头桂枝证,则腹中痛逆冷至手足不仁,身疼痛,故兼入桂枝汤以旁通表阳。二者均佐蜂蜜,不但解乌头毒,实急走中寓留恋,去邪务尽之法也。观古圣制方,用极猛烈品,每佐极和平者,或监之以灭其弊,或反佐以全其用,神妙处即在佐使之间,且赤丸方,及胸痹门乌头赤石脂丸,均炼蜜为丸,蜜与乌头,自有形影相随之配,要亦相得益彰,如桂枝之芍、葶苈之枣之类欤!

(《中医杂志》1926 年 9 月)

《金匮》宿食条解

刘民叔[①]

[引言] 本期为"胃病专号"，张君赞臣索稿于余。余原拟撰述《千金胃腑方疏》一文，藉以阐发汉唐间疗治胃病之奥旨，无如诊务缠人，日鲜暇晷，兼以限期甚迫，未便草草交卷，不得已，乃抄录吾蜀先进熊公其言所撰《金匮》宿食条解，意存介绍，非敢掠美，不过聊应张君之命勉塞索稿之责而已。

问曰：人有病宿食，何以别之？

宿食者，言食传舍于肠胃，歇宿而不去也。食入于胃，泌津液而化糟粕，小肠受盛，大肠即为传导，曷为歇宿而不去？以寒积胸中，无真气以为输运也。何由知寒积胸中？无真气以为输运，因与漏疝病，同一虚寒，从下而上，是以知之也。人既有病宿食，若嚼腐吞酸，嘈杂呕吐，饱闷痞滞，浊苔厚腻，与恶食伤食、恶闻食臭及大便坚结闭秘等证。有诸内，必形诸外，此在人所恒有，亦为人所易识，其为别之奈何！盖宿食之病，包藏祸心，变幻靡测，固有现以上所列病情，亦有未现以上所列病情。苟因以上所列病情，一毫未现，即不能认定为宿食，既不能认定为宿食，纵多方揣度，断不能从宿食病由处施治。历古以来，因是而致夭札者，殆不知几恒河沙数矣。故设为代问，欲世之操斯术者，务在于无可别之中，而其求有可别也。

寸口脉浮而大，按之反涩，尺中亦微而涩，故知有宿食，大承气汤主之。

阳明脉大，胃气下降，则大而不浮。今脉浮而大，且见之于寸口，是胃气上逆，而不获降于下矣。大不应涩，按之反涩，则胸中大气，已被阻而不行，加以诊之于尺，由沉及中，以细微之脉，变之而为微涩，是肾气下遏而不得升于上矣。仲师言寸言尺，虽未论及于关，其实寸大而涩，中关之阂而降，俾阳

---

① 刘民叔（1897—1960）：民国经方汤液大师，名复，四川成都人。师从国学大师廖季平，钻研古医汤液学说，精于内科，兼通妇儿。早年常投麻、桂、白虎、承气原方以治时症，晚年探索用巴豆、甘遂、大戟以治疗臌胀、肿瘤等疑难重症，又善用附子、硫黄等辛温之品。著有《鲁楼医案》《伊尹汤液经》《时疫解惑论》《肿胀编》《华阳医说》《伤寒论霍乱训解》《素问痿论释难》《神农古本草经》等。

不得通于阴；尺微而涩，由关之拒而不升，俾阴不得交于阳。关格不通，阴阳离决，而生机息矣，故知有宿食，宜下之以大承气也。

脉数而滑者实也，即有宿食，下之愈，宜大承气汤。

脉数而滑，谓之而为实者，盖以大肠糟粕，结而为实，积瘀蕴热，无所疏泄，势必蒸腾于上，手太阴所主之脉适当其冲，不独迫凑之而为数，并令激变之而为滑。数与滑并见，即此行阳行阴之度，于迅速中，而杂以流利，可决其中有宿食，宜急下以大承气，而病乃得愈也。

按涩则不滑，滑则不涩，即微数二脉，亦大相反，何以均主宿食？不知脉涩而微，就浊垢之窒塞于内而言；脉滑而数，就浊热之充溢于外而言。下节又出紧脉，亦主宿食，盖言由内达外，切迫中而兼有绞束之象，谓之为涩不得，谓之为滑更不得，故状之为转索，总见顽涎恶垢，碍硋于中，则开阖之机关不利，而脉之所应，亦为变动无常。仲师形容其脉象之变态，最为微妙，虽宿之证，非此数脉所能尽。然即数脉以为推测，一任病机百出，无难为之抉露矣。

下利不欲食者，此有宿食，当下之，宜大承气汤。

此"利"字，作"通"义解，盖言大便未至闭塞，而所下尚属通利，顾下而特别之曰利，其中有甚不利者可知。不欲食者，不能食也，不曰不能食，而曰不欲食，正见欲食，而不能畅其所欲又可知。独是宿食之病，其最难为辨者，莫如下之不利，食之不欲。兹则举以为纲，其中尤别有精义。盖上窍主纳，下窍主出，食若为宿，固结肠窍，不获即次传导。是下之所出，既有扞格之形；而上之所纳，不无厌弃之状。当此出纳失职，已将宿食病根之所在，露其端倪，又恐人忽焉罔察，不克烛微阐幽，以发其隐伏，因于藏之深深，直从无可名状之处，特笔提出"下利不欲食"五字，为认宿食秘法，不啻茫茫大海，定以罗针，使不迷于子午。言更为之引伸其说，举凡大便如常，而下出觉艰涩者，多日方解，而粪条极细小者，或不时坠服，而解后觉稍畅者，或随时欲解，而下出觉未尽者，俱可以下之不利例之；或朝食不能暮食，暮食不能朝食者，或未食觉可畅食，既食转不喜食者，或食下欲作呕吐，而不敢稍为多者，或食后即为胀闷，而移时始得安者，皆可以食之不欲括之。然临危施治，必研讯于未病之前，有此以上所列病情，始可引为确据。否则，或因六淫七情之感，寒热错杂于中，则虽充塞于阳明之表，尚未蓄积于阳明之里，不得以暂时之便食不调，而遽认为宿食，贸然下以承气也。从此细参，悟得登大觉路，可以普济无量众生矣。

宿食在上脘者，当吐之，宜瓜蒂散。

胃有三脘，上脘主纳，中脘主化，下脘主出。食在上脘，停宿不去，既未腐化，何能下出？当就邪之所在，因而吐之，此所以宜于瓜蒂散也。

脉如转索无常者，宿食也。

尤在泾云："脉紧如转索无常者，紧中兼有滑象，不似风寒外感之紧而带弦也。故风寒所束者，紧而不移；宿食所发者，乍滑乍紧，如以指转索之状，故曰无常也。"

按宿食之病，本属于寒，而有时间化于热。其寒已化热者，下之以咸寒；其寒未化热者，下之以温热。此节紧脉转索无常，与上二节微涩数滑，互相比较，上节之脉，是寒已化热现象，既均主以大承气汤；此节之脉，是寒未化热现象，并未示以应用何方，非脱简也，盖以总义条中，举凡与紧脉相似者，胥可比类而得，兹故不复赘，此乃仲师之微意，特为补录数条，以广宿食治法。

趺阳脉微弦，法当腹满，不满者必便难，两胠疼痛，此虚寒从下上也，当以温药服之。

此节为脏寒腑实立法也。趺阳脾胃之脉，若见微弦，即知足厥阴肝木，不能合手少阴心火以生立，反挟足少阴肾水以侮土。虚寒从下而上，横聚于腹，决无轻散之理，不循肠胃之外而为腹满，必入肠胃之内，而为便难，既至便难，两胠亦必疼痛。此乃寒邪凝聚，且停积未久，不必遽用下夺，但常服以温药，以助其运化，则便难胠痛之患，自可以不作矣。

其脉数而紧乃弦，状如弓弦，按之不移，脉数弦者，当下其寒。

此节为脏寒腑热立法也。数则为热，紧则为寒，数与紧合，其状为弦，且按之不移，则不得名为数紧，直可谓为数弦也。夫脉既为数弦，不曰当下其热，而曰当下其寒者，盖以脉数，不过为腑之瘀热，而弦是乃为脏之伏寒，恐人知其腑热,而略其脏寒,特示以治热为标,治寒为本,于当用承气方中,审系肾寒,加入四逆辈,肝寒加入吴茱萸汤,脾寒加入理中汤,变寒下之法而为温下之法也。

脉紧而迟者,心下如坚;脉大而紧者,阳中有阴,可下之。

此节为脏腑俱寒立法也。其脉紧迟为寒,按之心下,既已聚之如坚。大为阳脉,若大而兼紧,不得为阳,乃寒气积而不散,更从心下,入于足阳明胃、手阳明大肠之中,一派阴霾之气,搏结宿垢而成坚块,不异地冻水冰,此而议下,必为审度其可者。言外见心下坚结,既非寒下之承气堪除,肠胃冷积,尤非温下之大黄、辛、附能解,惟主以刚猛峻热之剂,如《卒病》所载之备急丸、九种心痛丸等,间以甘温佐之,以壮阳光而消阴变,则阴邪既散,而阳窍自通也。

脉紧头痛风寒者,腹中有宿食不化也。

尤在泾云:"头痛风寒者,非既有宿食而又感风寒也,谓宿食不化,郁积之气,上为头痛,有如风寒之状,而实为食积类伤寒也。仲师恐人误以为外感,故举以示人曰腹中有宿食不化,意亦远矣。"

按尤注宿食不化,郁积之气,上为头痛,足征特识。但宿食郁积,气既可为之上,则气亦可为之下,气既可由里达表,则气亦可由腑入脏,惜就文衍义,未能通其义于言外,言特为抽引其绪。《伤寒论》有正阳、阳明,有太阳、阳明,有少阳、阳明,三阴寒化皆有自利证,三阴热化皆有可下证,是六经之气,既可传于阳明;且《经》云"食气人胃,浊气归心,淫精于脉,脉气流经",是阳明所化浊气,亦可淫精脉络,以遍流于六经。可见阳明居中土,与各经联络贯注,并无此疆彼界之分,则知正气从此出入,即可知邪气亦从此出入。今宿食郁积,阻遏气机,内而经络脏腑,外而四肢九窍,病变千端,无微弗到,如神龙之不可方物,则其所现病状,不仅类于风寒,病类风寒,其痛不仅在头,而头不仅有痛,即脉亦不仅为紧。此仲师援例以发其概,不过随举风寒言之,而非截然于脉紧头痛之外,为宿食病,所不能逞其毒也。然宿食之为病,脉紧头痛,既与风寒无异,则脉紧头痛风寒,与非脉紧头痛风寒,从可类推矣。所冀举一反三,于引而不发之中,得其跃如之妙。

(《医界春秋》1935 年 4 月)

　　腹满是以症状命名的一个病证,或伴有腹痛,由于腹满往往是其他疾病的一个症状,故病机亦相对复杂,临证当辨其寒、热、虚、实之不同。阳明、太阴为腹满之二端,所谓"实则阳明,虚则太阴"。"腹满时减,复如故,此为寒,当与温药"与"腹满不减,减不足言,当须下之,宜大承气汤",为一寒一热、一虚一实之对子。实热腹满,除大承气汤外,有"病腹满,发热十日,脉浮而数,饮食如故"之厚朴七物汤,为小承气汤与桂枝汤合方,表里双解;有"痛而闭者"之厚朴三物汤,即《伤寒论》小承气汤加重厚朴、枳实用量,行气除满;有"按之心下满痛者,此为实也,当下之"之大柴胡汤,为少阳兼阳明里实。虚寒腹满,有"腹中寒气,雷鸣切痛,胸胁逆满,呕吐"之附子粳米汤,有"心胸中大寒痛,呕不能饮食,腹中寒,上冲皮起,出见有头足,上下痛而不可触近"之大建中汤,均为虚寒寒湿内盛。更有寒实腹痛之大黄附子汤,为后世开创了温下治法的先河。赤丸一条,《医宗金鉴》疑其必有脱简而不释,然以方测证,乌头、细辛温散寒气,半夏、茯苓祛痰化饮,本证当为阳气不振,水饮上逆。

　　《说文》:"疝,腹痛也。"寒疝是由阴寒凝滞所致以腹中拘急疼痛为主的一种病证,或可曰,寒疝可以是前者虚寒腹满之更甚者,两者在程度上有轻重之分,因此治疗上,以温阳散寒止痛为大要。寒疝绕脐痛其剧则汗出肢冷,治以大乌头煎,破积散寒止痛,此属寒疝本证。大乌头煎主治寒气内结之沉寒痼冷,而赤丸主治阳气不振水饮上逆,乌头桂枝汤则为表里皆寒之表里两治之疝痛。当归生姜羊肉汤为"精不足者,补之以味"虚寒治法,大建中汤为"形不足者,温之以气"寒虚治法,一以补为温,一以温为补也。至于附子粳米汤温经散寒,降逆止痛,为治胃肠虚寒腹痛证。凡此数条腹痛寒疝方治,其为因寒而虚及因虚而寒设。

　　宿食,主要由饮食不节、食滞肠胃、经宿不化所致。《脏腑经络先后》篇曰:"谷饪之邪,从口入者,宿食也。"仲景本篇多处以脉象辨宿食,如"寸口脉浮而大,按之反涩,尺中亦微而涩""脉数而滑者,实也""脉紧如转索无常者"

"脉紧",用脉象以言病机。宿食在上者,因而越之,用瓜蒂散涌吐宿食;宿食在下者,引而竭之,用大承气汤攻下积滞。当然,宿食若在中脘,非吐下所能奏效者,后世如保和丸、枳实导滞丸等消导之品,皆可随证选用。

五脏风寒积聚病脉证并治第十一

【原文】

（1）肺中风者，口燥而喘，身运而重，冒而肿胀。

（2）肺中寒，吐浊涕。

（3）肺死脏，浮之虚，按之弱如葱叶，下无根者，死。

（4）肝中风者，头目瞤，两胁痛，行带伛，令人嗜甘。

（5）肝中寒者，两臂不举，舌本燥，喜太息，胸中痛，不得转侧，食则吐而汗出也（《脉经》《千金》云：时盗汗，咳，食已吐其汁）。

（6）肝死脏，浮之弱，按之如索不来，或曲如蛇行者，死。

（7）肝著，其人常欲蹈其胸上，先未苦时，但欲饮热，旋覆花汤主之（臣亿等校诸本旋覆花汤方，皆同）。

（8）心中风者，翕翕发热，不能起，心中饥，食即呕吐。

（9）心中寒者，其人苦病心如啖蒜状，剧者心痛彻背，背痛彻心，譬如蛊注。其脉浮者，自吐乃愈。

（10）心伤者，其人劳倦，即头面赤而下重，心中痛而自烦，发热，当脐跳，其脉弦，此为心脏伤所致也。

（11）心死脏，浮之实如麻豆，按之益躁疾者，死。

（12）邪哭使魂魄不安者，血气少也，血气少者，属于心，心气虚者，其人则畏，合目欲眠，梦远行而精神离散，魂魄妄行。阴气衰者为癫，阳气衰者为狂。

（13）脾中风者，翕翕发热，形如醉人，腹中烦重，皮目瞤瞤而短气。

（14）脾死脏，浮之大坚，按之如覆杯，洁洁状如摇者，死_{（臣亿等详五脏各有中风中寒，今脾只载中风，肾中风中寒俱不载者，以古文简乱极多，去古既远，无文可以补缀也）}。

（15）趺阳脉浮而涩，浮则胃气强，涩则小便数，浮涩相搏，大便则坚，其脾为约，麻子仁丸主之。

麻子仁丸方

麻子仁二升　芍药半斤　枳实一斤　大黄一斤　厚朴一尺　杏仁一升

上六味，末之，炼蜜和丸梧子大，饮服十丸，日三，以知为度。

（16）肾著之病，其人身体重，腰中冷，如坐水中，形如水状，反不渴，小便自利，饮食如故，病属下焦，身劳汗出，衣（一作表）里冷湿，久久得之，腰以下冷痛，腹重如带五千钱，甘姜苓术汤主之。

甘草干姜茯苓白术汤方

甘草二两　白术二两　干姜四两　茯苓四两

上四味，以水五升，煮取三升，分温三服，腰中即温。

（17）肾死脏，浮之坚，按之乱如转丸，益下入尺中者，死。

（18）问曰：三焦竭部，上焦竭善噫，何谓也？师曰：上焦受中焦气未和，不能消谷，故能噫耳。下焦竭，即遗溺失便，其气不和，不能自禁制，不须治，久则愈。

（19）师曰：热在上焦者，因咳为肺痿；热在中焦者，则为坚；热在下焦者，则尿血，亦令淋秘不通。大肠有寒者，多鹜溏；有热者，便肠垢。小肠有寒者，其人下重便血；有热者，必痔。

（20）问曰：病有积、有聚、有谷气，何谓也？师曰：积者，脏病也，终不移；聚者，腑病也，发作有时，展转痛移，为可治；谷气者，胁下痛，按之则愈，复发为谷气。诸积大法，脉来细而附骨者，乃积也。寸口，积在胸中；微出寸口，积在喉中；关上，积在脐旁；上关上，积在心下；微下关，积在少腹；尺中，积在气冲；脉出左，积在左；脉出右，积在右；脉两出，积在中央。各以其部处之。

金 匮 杂 记

秦伯未著述　秦又安校订

五脏风寒积聚病脉证并治第十一

（一）常欲蹈其胸上

肝著，其人常欲蹈其胸上，魏念庭释为肝脏有邪住著，而胸胁郁闷格塞，喜踊跃以振动之；尤在泾谓胸者肺之位，蹈之欲使气内鼓而出肝邪，以肺犹橐籥①，抑之则气反出也，俱欠晓畅；惟周禹锡解作喜人按之揉之，最入理。盖肝主疏泄，郁抑不舒，势必下乘中土，土必弱而时满，气必结而不开，蹈之为义，行也，见《一切经音义》引《广雅》。若作"践"字、"履"字、"蹑"字等顿足蹋地解，则非但文不可通，即用旋覆花汤之散结和血通阳，亦不合。

（二）心伤

心主生血，亦生阳气。心伤之证，当属血分。血虚者其阳易浮，热动于中，故面赤自烦。心虚于上，肾动于下，故当脐跳动。

（三）麻仁丸

麻仁丸治脾约证，脾约者，因胃强而脾为约束，不行津液，失其润泽，大便干坚也。故用麻仁滋燥，芍药和阴，杏仁滑利，加入小承气中，下以令胃弱，滋以令脾厚，乃承气之变法，下不亡阴之活法。

（四）肾著

肾著用甘姜苓术汤，其病在肾，其药属脾，何耶？盖其因为湿也。人之阳气，原于下而盛于中，湿壅则阻遏阳气，不能发越，故专取术、草之和中，干姜之温化，茯苓之淡渗，治其因也。仆又重寻其病灶，似属带脉之发病，带脉围于腰，属于脾，水湿内积，失乏约束提挈之力，则腰冷痛重，凡久病带下，其腰必疼。治宜补中化浊，可证也。历来注家，因仲景有"病属下焦"一语，俱

---

① 橐籥（tuó yuè）：古代冶炼时用以鼓风吹火的装置，此喻肺主气、司呼吸、调节气机的功能。

从肾阳发挥,不无可议,录出以质大雅。

(五) 三焦竭部

上焦竭善噫,下焦竭即遗溺失便,仲景俱责于中焦之气未和,其义至精。盖上焦受气于中焦,而下焦复发气于上焦,推而言之,肾中之元阳不振,则脾胃之转运不速,是中焦又复受气于下焦也,各有分部,而相助为理如此。中医格致之妙,最宜体味。

(《中医指导录》1935 年 2 月)

《金匮》五脏风寒积聚病方论

钱公玄

(一) 旋覆花汤

旋覆花三两　葱十四茎　新绛少许

(二) 麻子仁丸

麻子仁二升　芍药半斤　枳实一斤　大黄一斤　厚朴一尺　杏仁一升

(三) 甘姜苓术汤

甘草　白术各二两　干姜　茯苓各四两

按《金匮》五脏风寒积聚篇,其文最晦塞难解,而方亦最少,计凡三张而已,故古今注家,每以为必有阙文,兹谨就该篇诸方药加以探讨。旋覆花汤者,疏肝之妙方也,仲景主治肝著,此病名虽颇特殊,惟以其所述症状及旋覆花汤之效力推测之,则属于肝气郁滞无疑。方中旋覆花乃疏肝理气之妙品,葱白温通中阳而行气滞,新绛乃通络活绛之品。夫肝主藏血,凡肝郁之证之甚者,则血亦泣滞,故用疏肝理气药而效微者,可加活血通络之药,如新绛、归须、川楝、元胡之类皆是也。此法后人用者颇众,其实皆滥觞于《金匮》旋覆花汤。此方可治一切肝气不调之证,皆有功效,如师其意扩充,再加疏肝行气药二三味,更有伟效。惟后人见肝著见证,有欲人蹈其胸上之语,疑惑不定,其实此不过胸次窒闷之甚者之形容词耳。总之,旋覆花汤之应用,以肝气不调为准则，乃不易之论也。

麻子仁丸即《伤寒》脾约麻仁丸，乃缓下中之平剂也，在伤寒为虚人阳明证之轻下剂，在杂病则阴枯液少而肠燥之缓泻药也，盖方中有泻下润胸滋阴之药也，虽亦采用朴、枳、川军，惟制为丸药服时，可以伸缩其量，则其功力殊为缓和，润肠诸方中之准绳也。

甘姜苓术汤，一名肾著汤，盖因其治肾著之证而得名也。肾著一证，依《金匮》所述症状测之，乃寒湿滞着不化之恙。治以甘姜苓术汤，药证殊相吻合，方中苓、术乃治湿之圣药，甘、姜辛甘化阳气而逐寒也。此病亦颇多见，惟证见腰以下冷，则暖下之药，亦未始不可酌加也。

（《新中医刊》1940 年 3 月）

《金匮》积聚病中之肝著肾著病解

黄文东[①]

［原文］肝著，其人常欲蹈其胸上，先未苦时，但欲饮热，旋覆花汤主之（旋覆花、新绛、葱）。

［原文］肾著之病，其人身体重，腰中冷，如坐水中，形如水状，反不渴，小便自利，饮食如故，病属下焦，身劳汗出，衣里冷湿，久久得之，腰以下冷痛，腹重如带五千钱，甘姜苓术汤主之。

［解释］著者，留着也，不行之谓着。虽著而无形，则其为病，犹噚矢耳。《金匮》但言肝著、肾著，而不言肺著、心著、脾著者，以肺主气之呼吸，心主血之循环，脾主谷之运化，凡脏气之主动者，皆不病著，不若肝主藏血，肾主藏精，静多动少，乃有此病。

---

① 黄文东（1902—1981）：字蔚春，江苏吴江（今属苏州）人。毕业于上海中医专门学校，师从丁甘仁，后任母校教务长，历任上海中医学院（现上海中医药大学）中医内科教研组主任、龙华医院内科主任、上海中医学院院长、中华医学会上海分会副会长、上海市中医药学会理事长、上海市政协委员等职。毕生倾心中医学术和中医教育事业，著有《丁氏学派的形成和学术上的成就》《黄文东医案》《黄氏论医集》《金匮新辑》、中医院校教材《中医内科学》等。

肝因气血之不得畅行而病，其位在胸膈之下，故觉胸脘不舒，而常欲蹈其胸上。"蹈"字本作"足蹈"，修园以为足蹈人胸，殊非常情，当以手按击为是。尝见背部牵强者，喜击其背，腿膝酸楚者，喜击腿膝，则胸脘之分，有似痛非痛、似胀非胀之不快现状者，若非重加按摩间以拊击，不能伸张其郁伏之气，发泄其难言之困。先未苦时，但欲饮热，则言留着之前，竟有先兆，人欲赖热饮以贯通，然终不免于留着者，可知不仅气病而已。此证较之胸痹，有同样之痹着而无显著之见证，故病轻一等，较之诸痞，更不相侔。故用葱白以通胸中之气，如胸痹而用薤白之例；用旋覆以利胸中之气，各胸满噫气，而用旋覆、代赭之例；新绛可以入络行瘀，正是肝经血着之要药，如不效时，应从蓄血治，用当归活血汤可也（当归、赤芍、生地、桂心、桃仁、茯苓、枳壳、柴胡、甘草、干姜、红花，水煮去滓，后入地黄，蒸数沸，加陈酒服之）。

　　肾因寒湿之日渐侵袭而病，其位在于腰部，故腰冷如坐水中，形如水状，冷而且肿也。腰以下冷痛，阳气之痹着可知；腹重如带五千钱，寒湿之沉滞可见。由于腰冷腹重，以至身体亦重，乃受局部之影响也。不渴而小便自利，此内无停水，与水肿显有不同。饮食如故，此中焦无病，和脾胃并无关系，故曰病属下焦，乃是肾中阳气，为寒湿湮没而不彰，输化无权，日趋沉重，轻者仅在腰部，重者下腰入腹，病情扩大，不易收拾。溯其原因，身劳汗出之时，阳气已虚，适为冷湿之渍，乘虚而入，久而久之，乃成此患。治以干姜散寒，苓、术行湿，加入甘草之和平，一名肾著汤，实则力有未逮，不如独活寄生汤为妙。此方本治风寒湿痹，与此证至为切近，验邪于外，湿固其中，有足多焉。既言肝肾之主静者，故能病著，心、肺、脾之主动者，则不病著，何以积聚之病，脏腑皆？就病而论，著固轻于积聚也，所谓积者脏病也，终不移，聚者腑病也，发作有时，展转痛移为可治，姑无论可移不可移，要皆有形可见，又不若病著之无形也。盖尝闻之五脏之积，因于忧愁悲哀，思虑郁结，情志先伤，阳气不运，而后阴血痰泠，得了蒐积，六腑之聚，因于劳逸无常，饮食不节，气之流动，或缓或急，乃与肠外汁沫，互相凝聚。今于肝著、肾著则不然，皆因劳力之后，气乏肝伤，而饮冷过寒者，则病肝著，腰酸肾弱，而坐卧湿地者,则病肾著,此以外因为主,故与积聚之属内因者,有泾渭之分耳。

（《中医世界》1935 年 11 月）

《金匮》肝著之蠡见

王培槐

《金匮》:"肝著之病,其人常欲蹈其胸上,先未苦时,但欲饮热,旋覆花汤主之。"注家多谓以手按摩,既为按摩,何以用"蹈"字? 古人用字,名实切合,必为足蹈,可见以字直解,最为了当,何须牵强,以生纠缠。余幼时,曾见有人病此,谓胸中不快,如黏著干枯之状,颇为不安,欲令人蹈其胸上,微觉松活。《金匮》列此病在五脏风寒积聚中,大约为劳动汗出、拓胸贪凉所致,寒舍于胸,阻遏肝血条达上行之路,亦犹太阳病之误下,邪陷于胸也。蹈胸者,欲流通其血也;饮热者,欲热气涤寒以为快也。故用旋覆花蠕滞,葱白祛寒,新绛行血。古人识病之精确,用药之简当,诚为今人莫能及也。任他具百倍科学之眼光,终难探其奥妙,淘汰百出,铁案难更,仰我医界同道,各宜反求,再莫替他人芸苗补疮,虚延岁月,予日望之。

（《中医世界》1937 年 3 月）

论《金匮》小肠有热者必痔

孙连茹

《金匮·五脏风寒积聚病脉证》篇云,小肠有热者必痔。予闲尝揣思,不觉窃有疑焉。夫痔者,消化器病之一也,其症状,肛门周围,忽生红瘰,先痒后疼,常有脓汁漏出。《巢源》别之为痔五,《千金》《外台》别之为七痔,《医宗金鉴》分之为二十四痔,名称虽繁,总不外内、外两种,外者发于肛门皮下,内者发于直肠下部之黏膜面。至其病因,则或由醉饱入房,或由劳倦持重,或由忧思愤郁,与夫风也、寒也、暑也、湿也、燥也、火也,咸能为害。《生气通天论》曰:"因而饱食,筋脉横解,肠澼为痔。"夫病无定体,随人而异,今乃谓小肠有热者必痔,岂确然欤?忆予行医之始,一岁中,医痔不下十余人,属热者,果居其大半,于是深韪《金匮》有热必痔之言。及后经验稍多,细察虚实,随病制宜,乃有用参、术而愈者,有用归、地而愈者,有用硝、黄而愈者,有用升、葛而愈者,治黄某之因寒而痔,陶某之湿而痔,皆与热无干,始知斯言之不尽然也,非惟有热必痔之不尽然,且认小肠有热之语不甚可靠。盖肛门又曰魄门,魄门上连大肠,大肠上接小肠,《灵兰秘典论》云:"小肠者,受盛之官,化物出焉。"又云:"大肠者,传道之宜,变化出焉。"肛门为作病之所,大肠较小肠为近,《金匮》不曰大肠,而曰小肠,生理上其可通乎?且小肠之病多矣,如咽痛颔肿、肩如拔、臑似折、虚则遗尿、耳前热、面白苦寒,有气则小腹痛,有血则小便涩,经训昭然,《金匮》何见云然耶?徐彬注云:"小肠有热,则大肠传导其热,而气结于肛门,故痔。"陈修园注云:"有热者,流蓄肛门,必病痔。"以二说言之,则宜云小肠有热移于肛门所致则可,但云小肠,则惑人矣。《骨空论》督脉生病癃痔,亦未尝明言必由于小肠也。故谓痔必由热固不可,谓痔必由小肠有热则更不然。偶述鄙意,以待研究《金匮》者一正之。

(《自强医学月刊》1930 年 7 月)

【编者按】

　　本篇论述五脏中风、中寒、死脏脉证,其间有"问曰师曰"诸条,疑非仲景原文,或为仲景弟子,或为后世岐黄诸家羼入之说。历代注家对此篇文字,或阙而不释,或望文生义,皆不足取。篇中惟肝著、脾约、肾著三条方治,具有一定临床指导价值。

　　"肝著,其人常欲蹈其胸上,先未苦时,但欲饮热",其人常欲蹈其胸上,重压以缓解其痛也,此瘀积证也。仲景用旋覆花汤,方用旋覆花、新绛、葱,旋覆花《本经》"味咸温,主结气胁下满,惊悸,除水,去五脏间寒热,补中下气"。新绛历代认识不一,有认为是用熊血或猩猩血所染的绯帛,有认为是茜草,其意皆取活血化瘀之效。旋覆花汤亦载于《金匮》妇人杂病篇,治妇人半产漏下,亦有人谓其方治半产漏下与肝著之证不合。清王旭高治肝有"疏肝通络"一法,其曰"如疏肝不应,营气痹窒,络脉瘀阻,宜兼通血络,如旋覆、新绛、归须、桃仁、泽兰叶等",以此以治肝著。

　　脾约,此条亦载于《伤寒论》247条,为胃热伤津,致使大便干结,小便频数,故用麻子仁丸泄热润肠通便。本方即小承气汤加麻子仁、杏仁、芍药组成,后世之增液承气汤,亦仿此法而来。

　　肾著,症见"其人身体重,腰中冷,如坐水中,形如水状,反不渴,小便自利,饮食如故,病属下焦,身劳汗出,衣里冷湿,久久得之,腰以下冷痛,腹重如带五千钱",此为寒湿痹着腰部,下焦寒湿,阳气不行,故用甘姜苓术汤温阳化湿利水,本方又名肾著汤。

　　本篇虽然脱简较多,历代医家对于诸多内容也有歧义,但其中也有部分理法方药对临床有一定指导意义,仍需进一步探讨研究,以期古为今用。